外傷 1

内因性疾患 2

小児 3

その他 4

症状・症候からアプローチする 救急撮影コツとポイント

監修 中尾彰太
りんくう総合医療センター
大阪府泉州救命救急センター　所長

編集 坂下惠治
りんくう総合医療センター
教育研修企画調整監

西池成章
りんくう総合医療センター
放射線技術科

藤村一郎
りんくう総合医療センター
放射線技術科

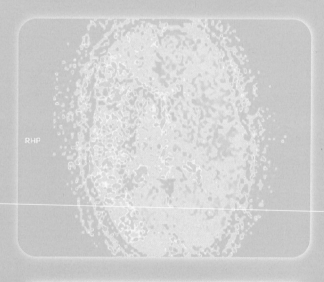
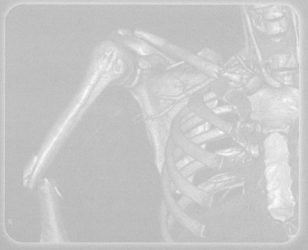
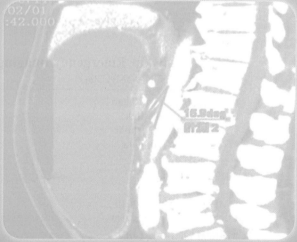

MEDICAL VIEW

本書では，厳密な指示・副作用・投薬スケジュール等について記載されていますが，これらは変更される可能性があります．本書で言及されている薬品については，製品に添付されている製造者による情報を十分にご参照ください．

Tips & Points for Emergency Imaging: Symptoms-and-Signs Approach
(ISBN 978-4-7583-1940-9 C3047)

Chief Editor: Shota Nakao
Editors: Keiji Sakashita
　　　　 Shigeaki Nishiike
　　　　 Ichiro Fujimura

2019. 9. 10　1st ed

©MEDICAL VIEW, 2019
Printed and Bound in Japan

Medical View Co., Ltd.
2-30 Ichigayahonmuracho, Shinjyukuku, Tokyo, 162-0845, Japan
E-mail　ed@medicalview.co.jp

監修の序

　近年，画像診断機器の性能のみならず，診療放射線技師の撮影技術は飛躍的に進歩しており，日常診療において，診断や治療のために有用な画像情報が供給されることが，あたかも当然の状況になりつつある。これらは，科学的根拠に基づいて整理された各専門分野の撮影技術に関する理論や，診療放射線技師がこれまで培ってきた経験をもとに，綿密に立てられた撮影計画に裏付けられたものである。

　しかしながら，救急医療における撮影は，このような定型的なアプローチが時として通用しない世界である。例えば，患者の全身状態がわるく，撮影の迅速性が求められるかもしれない。さらには想定される疾患群の不明確さが加わり，部位別の撮影技術に関する各論的な知識が役に立たないかもしれない。疼痛コントロールがままならず，患者のポジショニングが困難かもしれない。このような過酷な環境下においても，最適な画像を安定して供給するためには，日常診療における撮影とは異なるアプローチが必要である。

　なかでも特に重要なのは，医師をはじめとするスタッフとの間で共通認識を醸成し，チームワークを発揮することである。すなわち，各傷病の急性期における病態を把握したうえで，どのような画像が，どのようなタイミングで必要とされているのか，また安全に撮影を実施するためにはどのように対応すべきかなど，撮影に関する戦略・戦術について，チーム内で情報を共有するとともに，撮影の専門家の立場から，必要があればチームにフィードバックしつつ，迅速かつ的確に撮影を実施する役割を果たすことが求められる。

　以上のことを背景に，今回メジカルビュー社の協力を得て本書が出版されることとなった。本書は救急医療において頻度や重症度・緊急度が高い疾患群に焦点を絞り，症状・症候から想定される疾患群やその病態，さらには病態に合わせた撮影のコツやポイント，代表的な画像所見がシンプルに整理され，診療放射線技師の視点でわかりやすく記載されている。本書を読んでいただき，救急医療における撮影技術にとどまらず，そこで求められる診療放射線技師の役割についてより理解を深め，ここで得た知識を現場で活用いただければ幸いである。

2019年8月

中尾彰太

編集の序

　わが国における救急放射線技術は，放射線撮影技術の体系化に向けた取り組みとその普及経路について，独自の体制が構築されている。2010（平成22）年に発足した日本救急撮影技師認定機構は，その認定制度と救急撮影ガイドラインの発刊，講習会の開催，調査・研究活動に対する研究助成などにより，救急放射線技術の高度化および技術の普及に尽力してきた。加えて，救急診療に携わる診療放射線技師を中心とするSNSのグループやメーリングリストを構成し，リアルタイムな討論や情報発信により，多くの情報を地域を問わず提供している。また，各地域において発足した救急放射線技術にかかわる研究会は，着実に地域におけるコミュニティーを形成し，目に見える同士として放射線技術者間の強固な連帯を達成している。

　世界的にみて，救急放射線医学領域における広範囲の研究結果とそのデータによる知識の蓄積はあるが，救急領域における純然たる放射線技術の研究成果は乏しい状況である。一方，日本独自の社会的・医学的背景により，ハイブリッドERの普及や高度なCT画像処理技術の研究と適応の検討など，今日では世界に類をみない日本独自の救急診療のあり方や救急放射線技術にかかわる情報発信がなされている。救急診療における画像情報の共有の在り方についても，本年（2019年）日本医療安全調査機構の再発防止に向けた提言が発刊されている。診療放射線技師による読影の補助推進については，2010（平成22）年の厚生労働省医政局長通知により進められてきているが，診療放射線技師から，依頼医および放射線科医への異常所見の報告については，臨床において十分に達成されておらず，診療放射線技師が異常所見を認識する能力を備え，時間を問わず情報を共有可能とする良好な関係および体制の構築が必要であると提言されている。

　本書は，日本救急撮影技師認定機構による救急撮影認定技師制度が発足して10周年を迎えようとするこの時期に，これまでの各種の活動により創出した技術や蓄積された知識を臨床の現場で生かすことを目標に，各執筆者の協力のもと発刊に至った実践書である。世界には類をみない，救急撮影認定技師の生み出した救急診療における放射線技術，安全管理にかかわる情報を網羅した情報の集大成ともいえる本書を活用し，急性期の病状により苦痛を抱える多くの方々の診療に役立てていただきたいと願っている。

2019年8月

編者を代表して

坂下惠治

執筆者一覧

■ 監修
中尾彰太　　りんくう総合医療センター
　　　　　　大阪府泉州救命救急センター　所長

■ 編集
坂下惠治　　りんくう総合医療センター　教育研修企画調整監
西池成章　　りんくう総合医療センター　放射線技術科
藤村一郎　　りんくう総合医療センター　放射線技術科

■ 執筆者（掲載順）
藤村一郎　　りんくう総合医療センター　放射線技術科
宇内大祐　　聖路加国際病院　放射線科
大保　勇　　名古屋第二赤十字病院　医療技術部　放射線科
稲垣直之　　済生会横浜市東部病院　放射線部
相良健司　　りんくう総合医療センター　放射線技術科
米田　靖　　横浜市立大学附属市民総合医療センター　放射線部
井川　健　　横浜市立大学附属市民総合医療センター　放射線部
蛸　佳代子　横浜市立大学附属市民総合医療センター　放射線部
西池成章　　りんくう総合医療センター　放射線技術科
高尾由範　　大阪市立大学医学部附属病院　中央放射線部
前田啓明　　兵庫県立こども病院　検査・放射線部
高橋大樹　　国立病院機構仙台医療センター　放射線科
丸山智之　　国立成育医療研究センター　放射線診療部
木村恭彦　　国立成育医療研究センター　放射線診療部
三好利治　　岐阜大学医学部附属病院　放射線部
坂下惠治　　りんくう総合医療センター　教育研修企画調整監

CONTENTS

本書の使い方……………………………… xi

1 外傷

胸部外傷……………………………藤村一郎
致死的胸部外傷………………………………2
- 想定される疾患………………………………2
- 症状・症候……………………………………2
- order「胸部単純X線撮影」…………………4
- 撮影のコツ……………………………………4
- 救急撮影 example……………………………5
  フレイルチェスト…5／開放性気胸…6
  緊張性気胸…9／大量血胸…10
  心タンポナーデ…11
- 再撮影を防ぐpoint…………………………12

血管損傷………………………………………13
- 想定される疾患……………………………13
- 症状・症候…………………………………13
- order「胸部単純X線，胸部(〜骨盤)単純・造影CT」………………………………14
- 撮影のコツ…………………………………14
- 救急撮影 example…………………………15
  胸部大動脈損傷…15／鎖骨下動脈損傷…16
  肋間動脈損傷…18／内胸動脈損傷…19
  肺動静脈損傷…20／奇静脈損傷…21

臓器損傷………………………………………23
- 想定される疾患……………………………23
- 症状・症候…………………………………23
- order「胸部単純X線撮影，胸部(〜骨盤)単純CT」…………………………………24
- 撮影のコツ…………………………………24
- 救急撮影 example…………………………25
  肺挫傷…25／肺裂傷…26
  気管・気管支損傷…27／鈍的心損傷…29
  横隔膜損傷…29／食道損傷…32

骨折……………………………………………35
- 想定される疾患……………………………35
- 症状・症候…………………………………35
- order「胸部単純X線撮影，胸部(〜骨盤)単純CT」…………………………………36
- 撮影のコツ…………………………………36
- 救急撮影 example…………………………37
  肋骨(肋軟骨)骨折…37／胸骨骨折…38
  胸椎骨折…39／肩甲骨骨折…40
  胸鎖関節脱臼…42／肩鎖関節脱臼…42

腹部外傷……………………………宇内大祐
実質臓器損傷…………………………………44
- 想定される疾患……………………………44
- 症状・症候…………………………………44
- order「腹部単純・造影CT(胸腹部単純・造影CT)」…………………………………45
- 撮影のコツ…………………………………45
- 救急撮影 example…………………………47
  実質臓器損傷に共通すること…47
  肝損傷…48／脾損傷…49／腎損傷…50
  膵損傷…51
- 再撮影を防ぐpoint…………………………52

骨盤外傷………………………………大保　勇
骨盤骨折………………………………………54
- 想定される疾患……………………………54
- 症状・症候…………………………………54
- order「骨盤単純X線撮影」………………55
- 撮影のコツ…………………………………55
- order「骨盤単純・造影CT」………………58
- 撮影のコツ…………………………………58
- 救急撮影 example…………………………58
  後腹膜出血…58／尿管損傷…60
  膀胱損傷…61／尿道損傷…61
  性器損傷…62／(骨盤内)管腔臓器損傷…62

- 再撮影を防ぐpoint……………………64

頭部・顔面外傷……………稲垣直之
頭蓋内損傷……………………………66
- 想定される疾患………………………66
- 症状・症候……………………………66
- order「頭部単純CT」…………………67
- 撮影のコツ……………………………67
- 救急撮影example……………………68
  - 急性硬膜外血腫…68／急性硬膜下血腫…69
  - 脳挫傷・外傷性脳内血腫…70
  - 外傷性くも膜下出血…71
  - びまん性軸索損傷…72／びまん性脳腫脹…73
- 再撮影を防ぐpoint……………………74

血管損傷………………………………75
- 想定される疾患………………………75
- 症状・症候……………………………75
- order「頭頸部造影CT（CTA）」………76
- 撮影のコツ……………………………76
- 救急撮影example……………………76
  - 内頸動脈損傷（閉塞）…76
  - 中大脳動脈損傷（出血）…77
  - 内頸動脈海綿静脈洞瘻（CCF）…78
- 再撮影を防ぐpoint……………………79

骨折……………………………………80
- 想定される疾患………………………80
- 症状・症候……………………………80
- order「頭部・顔面単純CT」…………82
- 撮影のコツ……………………………82
- 救急撮影example……………………83
  - 線状骨折　円蓋部…83
  - 陥没骨折　円蓋部…83／頭蓋底骨折…84
  - 前頭骨（および前頭蓋）底骨折…84
  - 眼窩壁骨折（吹き抜け骨折）…85
  - 頬骨骨折（体部・頬骨弓）…85
  - 側頭骨骨折…86
  - 上顎骨骨折（Le Fort型骨折）…86
  - 下顎骨骨折（体部・角部・顎関節突起）…87
- 再撮影を防ぐpoint……………………88

頸椎（椎体）外傷……………相良健司
頸椎（椎体）外傷……………………89
- 想定される疾患………………………89
- 症状・症候……………………………89
- order「頸部単純CT」…………………89
- 撮影のコツ……………………………89
- 救急撮影example……………………90
  - 上位頸椎損傷（環椎後頭関節脱臼）…90
  - 上位頸椎損傷（環椎骨折）…90
  - 上位頸椎損傷（軸椎歯突起骨折）…91
  - 上位頸椎損傷（軸椎関節突起間骨折）…92
  - 中下位頸椎損傷…93／血管損傷…96
- 再撮影を防ぐpoint……………………96

四肢外傷
　　……………米田　靖, 井川　健, 蛸　佳代子
四肢外傷………………………………98
- 想定される疾患………………………98
- 症状・症候……………………………98
- 基礎知識………………………………99
- order「四肢単純X線撮影」…………101
- 撮影のコツ……………………………101
- 救急撮影example……………………102
  - 骨折・脱臼…102
  - コンパートメント症候群…112
  - 血管損傷…115／デグロービング損傷…117
- 再撮影を防ぐpoint……………………119

Appendix　特殊な救急撮影①………西池成章
外傷全身CT…………………………121
- 基礎知識………………………………121
- 想定される疾患………………………121
- 症状・症候……………………………121
- 撮影のコツ……………………………122
- 救急撮影example……………………125
  - 鈍的脳血管損傷…125／体幹部損傷…125

- 再撮影を防ぐpoint……………128

2 内因性疾患

胸痛……………………………高尾由範
胸痛（胸背部痛）……………………130
- 基礎知識……………………………130
- 診療の流れ…………………………130
- 想定される疾患……………………131
- 症状・症候…………………………131
- order「胸部単純X線撮影」………132
- 撮影のコツ…………………………132
- 救急撮影example…………………132
  胸痛…132
- 再撮影を防ぐpoint…………………134

Appendix　特殊な救急撮影②………高尾由範
胸痛を伴う致死的疾患のトリプルルールアウト
……………………………………………135
- 基礎知識……………………………135
- 想定される疾患……………………135
- 症状・症候…………………………135
- 撮影のコツ…………………………135
- 救急撮影example…………………136
  トリプルルールアウトを目的とした
  X線CT撮影…136
- 再撮影を防ぐpoint…………………137

急性心筋梗塞……………………………138
- 基礎知識……………………………138
- 症状・症候…………………………138
- order「胸部単純X線撮影」
      「心臓超音波検査」
      「経動脈的冠動脈造影検査＋経皮的
      冠動脈インターベンション（PCI）」
      ……………………………………139
- 撮影のコツ…………………………139
- order「頭部単純CT」………………140
- 撮影のコツ…………………………140
- order「心臓CT（冠動脈CT）」………140
- 撮影のコツ…………………………140
- 救急撮影example…………………141
  急性心筋梗塞…141
- 再撮影を防ぐpoint…………………142

急性大動脈解離…………………………144
- 基礎知識……………………………144
- 症状・症候…………………………145
- order「胸部単純X線撮影，心臓超音波検
      査，胸部単純CT＋造影CT，胸部
      ステントグラフト内挿術」………145
- 撮影のコツ…………………………145
- 救急撮影example…………………146
  急性大動脈解離…146
- 再撮影を防ぐpoint…………………153

急性肺血栓塞栓症………………………154
- 基礎知識……………………………154
- 症状・症候…………………………154
- order「胸部単純X線撮影，心臓超音波検
      査，造影CT（肺動脈＋下肢静脈），
      経カテーテル肺動脈血栓破砕術，下
      大静脈フィルタ留置術」…………154
- 撮影のコツ…………………………154
- 救急撮影example…………………156
  急性肺血栓塞栓症…156
- 再撮影を防ぐpoint…………………158

Appendix　特殊な救急撮影③………高尾由範
経皮的心肺補助装置導入下の
X線CT撮影（造影）……………………161
- 基礎知識……………………………161
- 症状・症候…………………………162
- 撮影のコツ…………………………162
- 救急撮影example…………………163
  体外補助循環導入下X線CT撮影…163
- 再撮影を防ぐpoint…………………164

腹痛 ………………………… 前田啓明

上腹部痛 ……………………………… 165
- 想定される疾患 …………………… 165
- 症状・症候 ………………………… 165
- order「上腹部単純・造影CT」……… 166
- 撮影のコツ ………………………… 166
- 救急撮影example ………………… 167
  急性胆嚢炎…167／肝細胞癌…168
  上腸間膜動脈症候群…169
  腎盂腎炎…170／急性膵炎…172
- 再撮影を防ぐpoint ………………… 174

下腹部痛 ……………………………… 175
- 想定される疾患 …………………… 175
- 症状・症候 ………………………… 175
- order「下腹部単純・造影CT」……… 176
- 撮影のコツ ………………………… 176
- 救急撮影example ………………… 176
  虫垂炎…176／尿管結石…177
  腸閉塞…178／大腸憩室出血…180
- 再撮影を防ぐpoint ………………… 181

腹部全体 ……………………………… 183
- 想定される疾患 …………………… 183
- 症状・症候 ………………………… 183
- order「全腹部単純・造影CT」……… 184
- 撮影のコツ ………………………… 184
- 救急撮影example ………………… 184
  腹部大動脈瘤破裂…184
  上腸間膜動脈閉塞症…186
  腸重積症…188／消化器穿孔…189
- 再撮影を防ぐpoint ………………… 190

意識障害 ……………………… 高橋大樹

意識障害 ……………………………… 191
- 想定される疾患 …………………… 191
- 症状・症候 ………………………… 191
- order 意識障害の精査を目的とした
  「頭部CT・頭部MRI」…………… 192
- 撮影のコツ ………………………… 192
- 救急撮影example ………………… 193
  脳卒中（脳梗塞，くも膜下出血，
  脳実質内出血）…193
  頭部外傷（脳挫傷，急性硬膜外血腫，
  急性硬膜下血腫，脳ヘルニア）…197
  脳腫瘍…201
- 再撮影を防ぐpoint ………………… 202

3 小児

小児 ………………… 丸山智之，木村恭彦

外傷（四肢外傷） …………………… 204
- 想定される疾患 …………………… 204
- 症状・症候 ………………………… 204
- order「外傷部左右X線撮影（2方向）」
  ……………………………………… 205
- 撮影のコツ ………………………… 205
- 救急撮影example ………………… 206
  若木骨折…206
  よちよち歩き骨折（toddler's fracture）…206
  上腕骨顆上骨折…207
  上腕骨外顆骨折…208
  上腕骨内顆骨折…208
- 再撮影を防ぐpoint ………………… 209

虐待 …………………………………… 210
- 想定される疾患 …………………… 210
- 症状・症候 ………………………… 210
- order「外傷部左右単純X線撮影（2方向）」
  ……………………………………… 210
- 撮影のコツ ………………………… 210
- 救急撮影example ………………… 211
  骨幹端骨折…211／らせん骨折…211
- order「全身骨撮影」………………… 213
- 撮影のコツ ………………………… 213
- 救急撮影example ………………… 213
  多発肋骨骨折…213
- 再撮影を防ぐpoint ………………… 214

疾病(呼吸器)……………………………215
- 想定される疾患………………………215
- 症状・症候……………………………215
- order「胸部単純X線撮影」……………215
- 撮影のコツ……………………………215
- 救急撮影example……………………216
  下気道感染症…216／気管支喘息…217
  クループ症候群…217
- 再撮影を防ぐpoint……………………218

誤嚥・異物誤飲………………………219
- 想定される疾患………………………219
- 症状・症候……………………………219
- order「胸部単純X線撮影」(吸気・呼気撮影)
  「異物誤飲のため胸腹部臥位
  単純X線撮影」………………………219
- 撮影のコツ……………………………219
- 救急撮影example……………………220
  気管支異物…220／異物誤飲…221
- 再撮影を防ぐpoint……………………222

4 その他

造影剤……………………………三好利治
- 造影剤について………………………224
- 造影剤の特性…………………………224
- 事前準備………………………………225
- 造影剤の投与手法……………………225
- 造影検査に関する撮影手法…………227
- 造影剤の投与経路……………………229
- 造影検査の安全性……………………232
- 造影剤との併用注意薬………………233
- 造影剤副作用発生時の対応…………235
- 副作用対策の前処置…………………237
- ヨード造影剤による臓器への影響……237
- ガドリニウム造影剤による臓器への影響
  ……………………………………239

危機管理・安全管理…………坂下惠治
危機管理……………………………………241
- 患者急変時の対応(心肺蘇生法)………241
- 感染対策………………………………243
安全管理……………………………………246
- 放射線診療の安全管理………………246

索引…………………………………………249

本書の使い方

- 各項目は，救急症例に対して行われる画像検査の流れに沿った構成となっています。
- 救急現場で最適な画像を撮影するためのコツとポイントを，一目で参照することができます。

傷病情報から想定される疾患と，それらの症状・症候

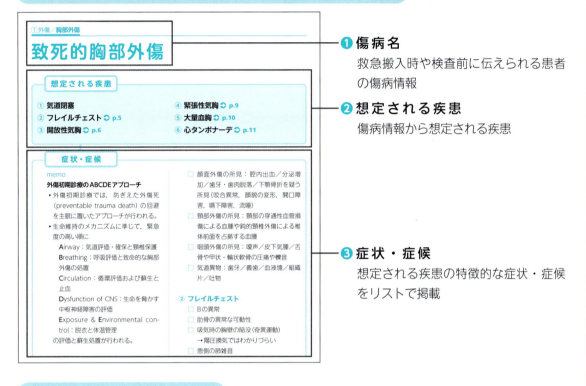

❶ 傷病名
救急搬入時や検査前に伝えられる患者の傷病情報

❷ 想定される疾患
傷病情報から想定される疾患

❸ 症状・症候
想定される疾患の特徴的な症状・症候をリストで掲載

撮影オーダーと撮影のコツ

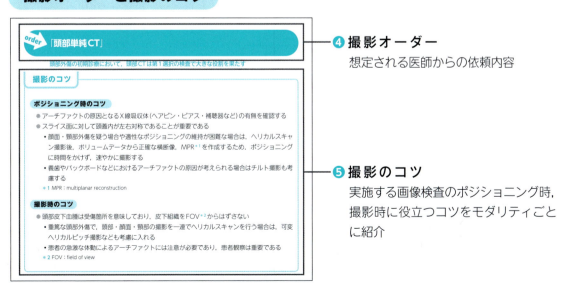

❹ 撮影オーダー
想定される医師からの依頼内容

❺ 撮影のコツ
実施する画像検査のポジショニング時，撮影時に役立つコツをモダリティごとに紹介

救急画像の撮影例とそのポイント

❻ 救急撮影 example
救急撮影の症例を疾患別に掲載。描出すべき画像のポイントを紹介

❼ 追加を検討すべき検査
病変を見逃さないために追加を検討すべき検査

その他

❽ 再撮影を防ぐpoint
再撮影による被検者の負担とタイムロスを軽減し，迅速な治療につなげるためのポイントを掲載

❾ 臨床現場からの声
- もう少しこうしてよけばよかった
- 今の自分はこうしている

1 外傷

胸部外傷
腹部外傷
骨盤外傷
頭部・顔面外傷
頸椎（椎体）外傷
四肢外傷

1 外傷／胸部外傷

致死的胸部外傷

想定される疾患

① 気道閉塞
② フレイルチェスト ➡ p.5
③ 開放性気胸 ➡ p.6
④ 緊張性気胸 ➡ p.9
⑤ 大量血胸 ➡ p.10
⑥ 心タンポナーデ ➡ p.11

症状・症候

memo
外傷初期診療のABCDEアプローチ
- 外傷初期診療では，防ぎえた外傷死（preventable trauma death）の回避を主眼に置いたアプローチが行われる。
- 生命維持のメカニズムに準じて，緊急度の高い順に
  Airway：気道評価・確保と頸椎保護
  Breathing：呼吸評価と致命的な胸部外傷の処置
  Circulation：循環評価および蘇生と止血
  Dysfunction of CNS：生命を脅かす中枢神経障害の評価
  Exposure & **E**nvironmental control：脱衣と体温管理
  の評価と蘇生処置が行われる。

① 気道閉塞
- ☐ Aの異常
- ☐ 気道閉塞の所見：呼び掛けに対し返答がない／嗄声／ストライダー※／陥没呼吸（胸骨上窩，鎖骨上窩，肋間の陥凹）／シーソー型呼吸／喘ぎ呼吸／気管牽引（のどぼとけが上下に動く）／無呼吸／チアノーゼ／意識障害

※ストライダー：喉頭や中枢側の気管支の狭窄や閉塞により生じる連続性ラ音の一つ。「グーグー」や「ゼーゼー」など低調な音が吸気相に聞こえる）

- ☐ 顔面外傷の所見：腔内出血／分泌増加／歯牙・歯肉脱落／下顎骨折を疑う所見（咬合異常，顔貌の変形，開口障害，嚥下障害，流涎）
- ☐ 頸部外傷の所見：頸部の穿通性血管損傷による血腫や鈍的頸椎外傷による椎体前面を占拠する血腫
- ☐ 咽頭外傷の所見：嗄声／皮下気腫／舌骨や甲状・輪状軟骨の圧痛や軋音
- ☐ 気道異物：歯牙／義歯／血液塊／組織片／吐物

② フレイルチェスト
- ☐ Bの異常
- ☐ 肋骨の異常な可動性
- ☐ 吸気時の胸壁の陥没（奇異運動）
  →陽圧換気ではわかりづらい
- ☐ 患側の肺雑音
- ☐ 血性気道分泌物
- ☐ 激しい疼痛
- ☐ 低酸素血症
- ☐ 高二酸化炭素血症
- ☐ 胸骨骨折を疑わせる受傷機転と身体所見

③ 開放性気胸
- ☐ Bの異常
- ☐ 低換気と低酸素

- ☐ 患側の胸痛
- ☐ 患側の呼吸音減弱
- ☐ 頻呼吸
- ☐ チアノーゼ
- ☐ 低血圧
- ☐ 胸壁開放創
- ☐ sucking chest wound（開放創が大きくない場合，吸気時に創から血液と空気が胸腔内に吸い込まれる現象）

④ 緊張性気胸
- ☐ B，Cの異常
- ☐ 胸痛
- ☐ 呼吸促迫
- ☐ 苦悶
- ☐ 頻呼吸
- ☐ 循環不全の所見（頻脈，低血圧）
- ☐ 患側の胸郭膨隆
- ☐ 頸静脈怒張
- ☐ 一側呼吸音の減弱・消失
- ☐ 皮下気腫
- ☐ 頸部気管偏位
- ☐ 鼓音
- ☐ 穿通性外傷の既往

⑤ 大量血胸
- ☐ B，Cの異常
- ☐ 胸痛
- ☐ 頻呼吸
- ☐ 呼吸困難
- ☐ 胸部打診にて患側の濁音
- ☐ 呼吸不全が起きた場合，患者に不安，不穏，昏迷状態，チアノーゼ
- ☐ 呼吸音の減弱
- ☐ FASTによる胸腔内のecho-free spaceの存在

memo
FAST
- 外傷初期診療において，心嚢腔，腹腔および胸腔の液体貯留（出血）の検索を目的に行う迅速簡易超音波検査法（図1）

図1 FAST（focused assessment with sonography for trauma）

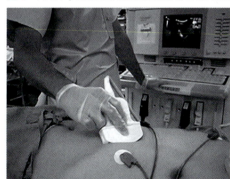

a 検査風景

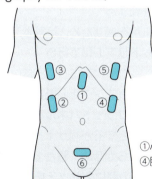

b 液体貯留の観察場所と検索順

①心窩部，②モリソン窩，③右肺，④脾周囲，⑤左肺，⑥ダグラス窩

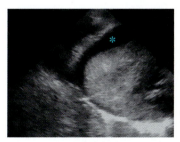

c 心窩部

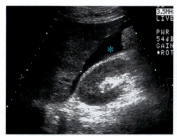

d モリソン窩

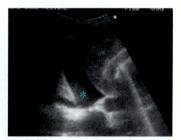

e 肺

＊は液体貯留を意味するecho-free space

⑥ 心タンポナーデ
- [ ] Cの異常
- [ ] Beckの三徴（頸静脈怒張※，血圧低下，心音減弱）
  ※出血による循環血液量減少を合併している場合，頸静脈の怒張を認めない
- [ ] muffled heart sound（綿でくるんだような，くぐもった心音）
- [ ] 心筋裂傷の患者で輸液療法にも反応せず低血圧の状況が継続
- [ ] 奇脈（自発吸気時の収縮期血圧の生理的低下が10 mmHgを超える場合）
- [ ] Kussmaul sign（自発呼吸下の吸気時の中心静脈圧上昇）
- [ ] 中心静脈圧上昇にもかかわらず30 mmHg以下の脈圧などの所見
- [ ] FASTによる心嚢内の液体および凝血塊貯留所見（→ p.3 FASTの項目を参照）
- [ ] 臨床症状で診断するのは難しい

order「胸部単純X線撮影」

撮影のコツ

ポジショニング時のコツ
- 血液汚染に備え，カセッテはビニール袋などで覆う
- 障害陰影になりうるもの（体温計，湿布，ネックレス，ボタン類，ファスナー，下着のホック，バックボードの金属フック，アンビューバッグ，マスクのリザーバーなど）は極力取り除くか，可能な限り照射野外に移動する
- 皮膚の皺も映り込み，気胸を模すため，高齢者では皮膚をのばして撮影する
- **カセッテの挿入はフラットリフトにて行う**
- 正面性の低いポジショニングで撮影された画像は，縦隔が偏位し緊張性気胸を模すため，**可能な限り正面性の高いポジショニングを心掛ける**
- **カセッテのサイズは半切，フラットパネルならば半角が望ましい**
- **半切サイズは縦置きを基本とするが両サイドが欠けそうな場合は横置きとする**
- **バックボード装着時は，あらかじめ，寝台上に置いた2本のスペーサーの上にバックボードを降ろし，2本のスペーサーの間にカセッテを挿入する**（図2）。スペーサーは胸部と骨盤の単純

図2 バックボード装着時の胸部単純X線撮影の様子

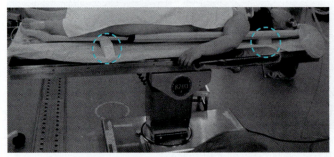

◯は発泡スチロールを加工したスペーサー

X線撮影を想定し，頭部と下肢の位置に配置するのが基本であるが，バックボードの種類や患者の体格によってはバックボードがたわみ，カセッテの挿入が困難になるため配置位置には注意が必要である

撮影時のコツ

- 仰臥位では縦隔や心臓の拡大などの解剖学的変化が病気を模すため，X線管－カセッテ間距離の延長を検討する。60〜72 inch（約150〜180 cm）まで離すべきという報告もある[1]。特にバックボード装着時は被写体－検出器間距離が増加し，さらに画像が拡大する傾向にあるため注意が必要である
- 息止めが困難な場合や体動が激しい場合は短時間照射を検討する
- 体動が激しい場合は体動範囲を想定し，大きいカセッテを選択し，照射野も広めに設定しておく
- バックボード装着時は線量の増加を検討する

救急撮影 example

フレイルチェスト

画像のポイント

- 胸部単純X線画像
  - 多発肋骨骨折
  - 2本以上の連続する肋骨が2カ所以上で骨折
  - 5本以上の連続する肋骨が列をなして骨折
  - 胸郭の変形（図3a）

図3 フレイルチェスト

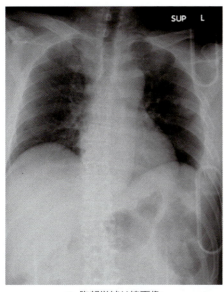
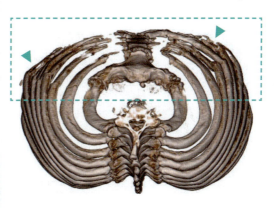

a 胸部単純X線画像　　　　b 3D-CT画像

胸部単純X線画像（a）では，左多発肋骨骨折と胸郭の変形を認める。肋骨の3D-CT画像（b）では多発肋骨骨折（▶）に伴うフレイルセグメント（□）がより明瞭である

- 血胸，気胸，皮下気腫，患側胸郭の容積減少（フレイルチェストの原因となる肋骨骨折を疑う間接的所見）
- 胸部の後方よりも前方・前側方で，また上部よりも下部で生じやすい

追加を検討すべき検査
- 胸部（〜骨盤）単純・造影CT
  → 造影では動脈相と実質相（造影剤注入100秒前後）を撮影
- 胸壁（肋骨）の3次元画像表示（three-dimensional reconstructed CT：3D-CT）（図3b）

開放性気胸

画像のポイント
- 胸部背臥位単純X線画像
  - 背臥位が基本となる外傷診療ではoccult pneumothorax（胸部単純X線撮影で見逃された気胸は42.2％にのぼる[2]）。occult pneumothoraxはanteromedial recess（前内側部）とsubpulmonic recess（肺下部）の気胸が多く[3]，表1に示すシルエットサイン[4,5]の検出により12〜24％のoccult pneumothoraxを低減できる[6]

表1　胸部背臥位単純X線撮影における気胸のシルエットサイン

anteromedial recess（前内側部）	
medial stripe sign（図4a）	縦隔・心臓辺縁の異常透亮像
crisp cardiac silhouette	心陰影の鮮鋭化
subpulmonic recess（肺下部）	
basilar hyperlucency（図4a）	肺底部の透過性亢進
double diaphragm sign（図4b，図7）	横隔膜の二重輪郭像
distinct cardiac apex	心尖部の明瞭化
depressed diaphragm	横隔膜下方偏位
apical pericardial fat tags（図5）	心尖部に付着する脂肪層の描出
inferior edge of collapsed lung	虚脱した肺の下縁
deep sulcus sign（図4b）	横隔膜角の深い切込み

図4 胸部背臥位単純X線撮影における気胸のシルエットサイン（各右画像は胸腔ドレナージ後）

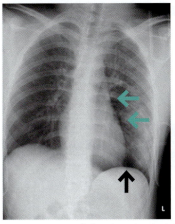 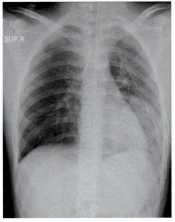

a medial stripe sign（→）とbasilar hyperlucency（→）

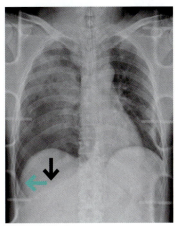 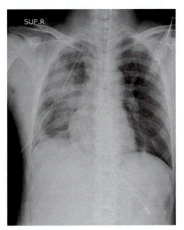

b double diaphragm sign（→）とdeep sulcus sign（→）

図5 apical pericardial fat tags

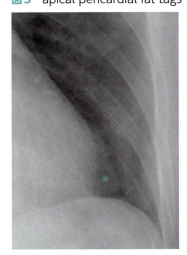 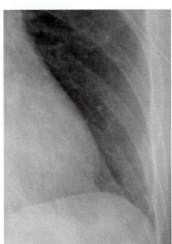 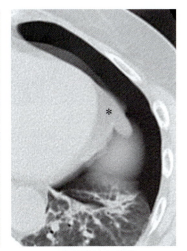

a 胸部単純X線画像　　　　b 胸部単純X線画像　　　　c 胸部単純CT画像
　　　　　　　　　　　　　　（胸腔ドレナージ後）

胸部単純X線画像（a）ではapical pericardial fat（＊）が明瞭であるが，胸腔ドレナージ後の胸部単純X線画像（b）でははっきりしない。
胸部単純CT画像（c）ではapical pericardial fat（＊）の周囲を気胸が取り囲む

- 皮下気腫，縦隔気腫，肋骨骨折の存在（図6）
- 上記のシルエットサインは症例によってはわかりにくく，画像処理条件を調整するのもコツである（図7）

図6　皮下気腫を伴う気胸

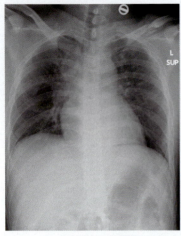 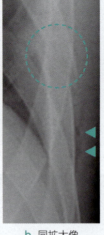 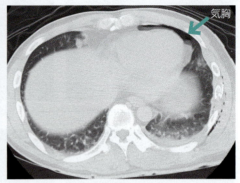

a 胸部単純X線画像　　b 同拡大像　　c 胸部単純CT画像

胸部単純X線画像（a）では気胸は明らかでないが左側胸部皮下に微量の皮下気腫（▶）と肋骨骨折（○）を認める（b）。胸部CT画像（c）で左肺前面に気胸を認めた（→）

図7　double diaphragm sign（濃度・階調が異なる同一画像）

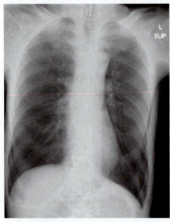 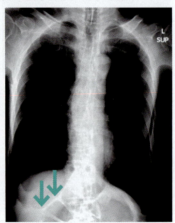

a 標準画像　　b 濃度・階調を調整した画像

軟部が見やすいように，濃度・諧調を調整した画像（b）では，double diaphragm sign（→）がより明瞭

追加を検討すべき検査

- EFAST（図8）
- 胸部座位単純X線撮影，cross-table lateral view[7]（図9b），胸部背臥位斜位単純X線撮影[8, 9]
  →バイタルが不安定でCT室へ移動できない場合，検討すべきであるが，あまり現実的ではない
- 胸部単純X線撮影（呼気）
- 胸部（〜骨盤）単純・造影CT（図9c）

図8　EFAST (extended focused assessment with sonography for trauma)

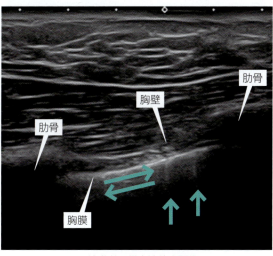
a　健常者の超音波検査画像

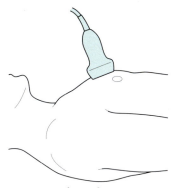
b　プローブの位置

lung-sliding sign：呼吸運動に伴い胸膜が横にスライドする動き（⇄）が気胸では消失
comet-tail sign：胸膜から下に向かって伸びるエコー状のアーチファクト（↑）が気胸では消失

図9　開放性気胸

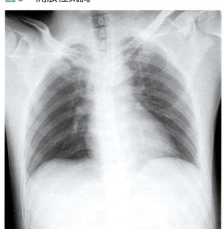
a　胸部背臥位単純X線画像（正面像）

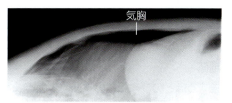
b　cross-table lateral view

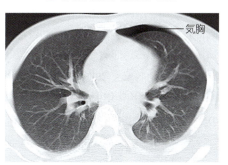
c　胸部単純CT画像

単純X線画像（a）では指摘困難な気胸をcross-table lateral view（b）およびCT（c）では指摘可能

緊張性気胸

画像のポイント

- **胸部単純X線画像**
  - **身体所見で診断することを原則**とし，胸部単純X線撮影は胸腔ドレナージ後で良い
  - 縦隔の偏位を伴う気胸（図10）
  - 患側横隔膜の平坦化
  - 肋間の拡大
  - 患側肋間の拡大を伴う患側胸郭の容積増大
  - **胸腔ドレナージ施行後はチューブ位置と，緊張性気胸が解除されたか確認する**

図10 緊張性気胸

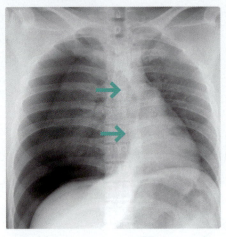

縦隔の偏位を認める(→)

追加を検討すべき検査
- 胸部(〜骨盤)単純・造影CT

大量血胸

画像のポイント
- **胸部単純X線画像**
  - 肺紋理が消失するほどのびまん性の不透明化(図11a),縦隔の偏位(図11a)および肺の虚脱(図11b)
  - 横隔膜付近の肺底部血管陰影の消失,不透明化
  - **両側性の血胸はわかりにくい**　・気胸,肋骨骨折の合併
  - 壁側胸膜の損傷がない場合,血胸をきたさず,壁側胸膜と胸内筋膜との間に**胸膜外血腫**を形成するため血胸との鑑別が必要である。胸部単純X線画像では**直線,円型,アルファベットのD字型の胸壁の陰影**(D-shaped outline)を呈する[10-12](図12)

図11 大量血胸の胸部単純X線画像

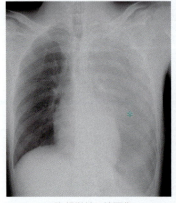

a 胸部単純X線画像
左肺野の肺紋理が消失するほどのびまん性の不透明化(＊)と縦隔偏位(左→右)

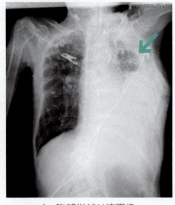

b 胸部単純X線画像
左肺野の虚脱(→)

図12　胸膜外血腫の胸部単純X線画像

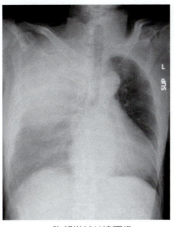
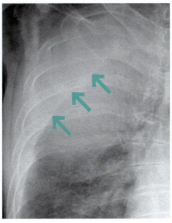
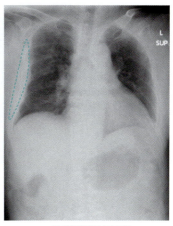

　　　a　胸部単純X線画像　　　　　　　　b　同拡大像　　　　　　　c　胸部単純X線画像
a，b：右の上中肺野の外側に直線状の陰影を認める（→）　c：D-shaped outline（ ）

追加を検討すべき検査

- 胸部座位または側臥位単純X線撮影（少量の血胸を検出可能であるが，CTが普及する今，現実的ではない）
- 胸部（～骨盤）単純造影CT
  → 活動性出血の評価や胸膜外血腫との鑑別が可能。dislocated extrapleural fat sign（胸膜外の脂肪層の胸腔側への偏位）[13]を認めれば胸膜外血腫と診断可能（図13）

図13　胸膜外血腫のCT画像（図12a，bと同じ症例）

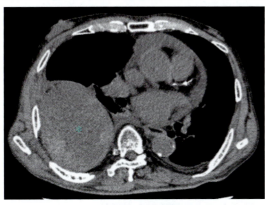
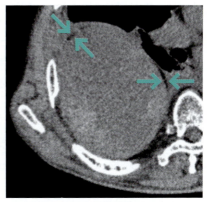

　　　　　a　胸部単純CT画像　　　　　　　　　　　　b　同拡大像
単純CTにて巨大な血腫（＊）を認めるがdislocated extrapleural fat sign（胸膜外の脂肪層の胸腔側への偏位）（→）から胸膜外血腫と鑑別できる。

心タンポナーデ

画像のポイント

- 胸部単純X線画像
  - 心拡大および両側血胸　　・球状の心陰影
  - 肺水腫，血胸，胸骨骨折または他の胸部外傷の所見　　・第1～4弓の直線化（図14）
- 胸部単純X線画像の感度は低く，あくまで補助的診断方法として位置付けられる

図14　心タンポナーデの胸部単純X線画像

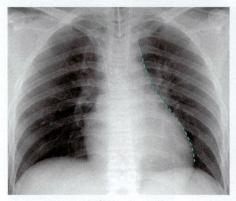
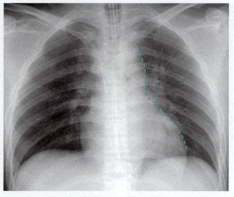

　　　　a　心嚢ドレナージ前　　　　　　　　　　b　心嚢ドレナージ後

aで描出された第1～4弓の直線化が，bの心嚢ドレナージ後の画像では消失している（---）

追加を検討すべき検査
- 胸部（～骨盤）単純・造影CT
- 経食道心臓超音波検査

再撮影 を防ぐpoint

▶ 外傷患者は安静臥位が原則で，カセッテの挿入も1回のフラットリフトで済ませたいところだが，うまく配置できなかった場合は，妥協せずに修正の必要性を医師に伝え協力を得るべきである。

▶ 胸部外傷の胸部単純X線撮影では半切サイズのカセッテを使用するのが一般となっているが，バックボードの下にカセッテを配置して撮影する場合，被写体の拡大に加えて，バックボードに隠れてカセッテの位置が把握しにくいため，再撮影となるケースも少なくない。従って，半切サイズのカセッテを横置きで使用するか，フラットパネルならば，半角サイズを選択すべきである。焦点－カセッテ間距離を長く設定するのも拡大やボケ防止に多少有効である。

【参考文献】
1) 今　明英, ほか監訳：11. 外傷の画像診断. ザ・トラウマメニュアル第4版, メディカルサイエンス社：107-117, 2017.
2) Zhang M, et al：Occult pneumothorax in blunt trauma: is there a need for tube thoracostomy? Eur J Trauma Emerg Surg, 42(6)：785-790, 2016.
3) Tocino IM, et al：Distribution of pneumothorax in the supine and semirecumbent critically ill adult. AJR Am J Roentgenol, 144(5) 901-905, 1985.
4) Ziter FM Jr, et al：Supine subpulmonary pneumothorax. AJR Am J. Roentgenol, 137(4)：699-701, 1981.
5) 佐伯光明：気胸の胸部単純撮影所見の検討-仰臥位写真を中心として. 日本医学放射線学会雑誌. 48(11)：1371-80, 1998.
6) Ball CG, et al：Are Occult Pneumothoraces Truly Occult or Simply Missed?, J Trauma, 60(2)：294-299, 2006
7) Hoffer FA, et al：The Cross-table lateral view in neonatal pneumothorax. AJR Am J Roentgenol. 142(6)：1283-1236, 1984.
8) Matsumoto S, et al：Diagnostic accuracy of oblique chest radiograph for occult pneumothorax:comparison with ultrasonography. World J Emerg Surg, 11: 5, 2016.
9) Tulay CM, et al：Oblique Chest X-Ray: An Alternative way to Detect Pneumothorax. Ann Thorac Cardiovasc Surg, 24(3)：127-130, 2018.
10) 樫見文枝, ほか：胸部外傷の画像診断. 外傷の画像診断とIVR：2012 －Preventable trauma death ゼロへの挑戦－, 臨床画像, 28(suppl-2)：58-75, 2012.
11) Rashid MA, et al：Nomenclature, classification, and significance of traumatic extrapleural hematoma. J Trauma, 49(2)：286-290, 2000.
12) Goh BK, et al：Massive traumatic extrapleural hematoma mimicking hemothorax：a potential pitfall of penetrating chest trauma. J Trauma, 61(4)：995-997, 2006.
13) Aquino SL, et al：Displaced Extrapleural Fat as Revealed by CT Scanning: Evidence of Extrapleural Hematoma. AJR Am J Roentgenol, 169(3)：687-689, 1997.

① 外傷／胸部外傷

血管損傷

想定される疾患

① **胸部大動脈損傷** → p.15
② **鎖骨下動脈損傷** → p.16
③ **肋間動脈損傷** → p.18
④ **内胸動脈損傷** → p.19
⑤ **肺動静脈損傷** → p.20
⑥ **奇静脈損傷** → p.21

その他，気管支動脈，上大静脈損傷，無名静脈損傷など

症状・症候

memo
- 活動性出血を伴う場合，ショック症状を呈するほか，虚血症状や神経症状を呈する。部位によっては出血による皮下の腫脹を認めるが，外表所見が乏しいケースも少なくない。

① **胸部大動脈損傷**
- [ ] 水平方向または垂直方向の減速作用機序による外傷
- [ ] 血胸の症状
- [ ] 上肢の血圧の左右差と上肢の高血圧
- [ ] 無症候性もしくは胸痛
- [ ] 脈圧の拡大
- [ ] 胸壁の打撲傷
- [ ] 背側の肋骨骨折痛
- [ ] 肩甲骨痛，肩甲骨部の雑音
- [ ] 心タンポナーデを疑うBeckの三徴（頸静脈怒張，奇脈，心音微弱）
- [ ] 胸郭出口の拡大する血腫
- [ ] 胸部のシートベルト痕（図1）

図1　シートベルト痕

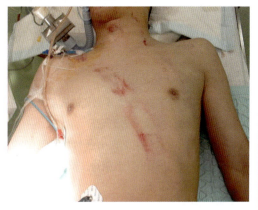

② **鎖骨下動脈損傷**
- [ ] 胸痛
- [ ] 上縦隔，頸部の血腫，腫脹
- [ ] 血胸の症状（近位の損傷の場合）
- [ ] シートベルト痕
- [ ] 上肢血圧の左右差
- [ ] 上肢の虚血所見（拍動消失，疼痛，蒼白，知覚異常，運動麻痺，冷感）
- [ ] 腕神経叢引き抜き損傷（上肢のしびれ，肩の挙上や肘の屈曲困難）

③ **肋間動脈損傷**
- [ ] 血胸の症状
- [ ] 肋骨骨折痛
- [ ] 皮下血腫

④ **内胸動脈損傷**
- ☐ 肋骨・鎖骨・胸骨骨折に伴う直接外力もしくは加速・減速中の剪断力を起こすような受傷機転（シートベルト痕，ハンドル痕，蘇生時の胸骨圧迫）
- ☐ 心タンポナーデの症状
- ☐ 血胸の症状
- ☐ 右心室の圧迫
- ☐ 血圧低下や頻呼吸などのバイタルサインの変化

- ☐ 胸痛・胸部圧迫感や頸静脈怒張などの異常な身体所見
- ☐ 12誘導心電図の波形変化

⑤ **肺動静脈損傷**
- ☐ 血胸の症状（損傷側）

⑥ **奇静脈・半奇静脈損傷**
- ☐ 右血胸の症状
- ☐ 背部痛（胸椎骨折を疑う症状として）

「胸部単純X線，胸部（～骨盤）単純・造影CT」

撮影のコツ（胸部単純・造影CT）

ポジショニング時のコツ

- 胸部単純X線撮影 ➡ p.4 致死的胸部外傷の項目を参照
- 胸部（～骨盤）単純・造影CT
  - 身体所見および事前に撮られた胸部単純X線画像を基に上肢を挙上可能かどうか確認し，**上位肋骨骨折と肩甲帯（上腕骨，肩甲骨，鎖骨，胸骨，肋骨で構成）の損傷が疑われる場合は上肢を下垂し撮影する**[1]
  - 静脈に貯留する造影剤からのアーチファクトを避けるため，**造影剤は健側から注入**する
  - 撮影範囲および有効視野を決定するため**打撲痕，皮下血腫の有無**を確認する
  - 呼吸停止の確実な説明

撮影時のコツ

- 胸部単純X線撮影 ➡ p.4 致死的胸部外傷の項目を参照
- 胸部（～骨盤）単純造影CT
  - 単純CTは省略可
  - 造影CTは動脈相と実質相（造影剤注入100秒前後）を撮影
  - 内因性疾患の胸部大動脈解離との鑑別が必要な場合，心電図同期撮影を検討する
  - 肩部は横方向のX線の減弱が大きく，すりガラス状アーチファクトの好発部位であるため，高電圧撮影や逐次近似（応用）再構成などのノイズ低減に有効な撮影プロトコルを検討する
  - 長時間の息止めが困難な場合，時間分解能を優先した撮影および尾頭方向に撮影する（呼吸性アーチファクトは肺尖部よりも横隔膜領域の方が強いため）
  - 多発外傷などの複数部位の損傷が考えられる場合，位置決め画像の撮影範囲も広めに撮影しておく

救急撮影 example

胸部大動脈損傷

画像のポイント

- 胸部単純X線画像[2]（図2a）
  - **縦隔拡大（> 8 cm）**（最も病態と一致した所見）
  - 第1～3肋骨骨折，肩甲骨または胸骨骨折，あるいはその両方の骨折
  - aortic knob（大動脈弓部）の消失
  - 気管の右方偏位
  - pleural (apical) cap（胸膜頂帽）の出現（通常左側が多いが時に両側性もある）
  - 右主気管支の挙上と右方偏位
  - 左主気管支が水平線から40°を超えて低下
  - 大動脈肺動脈窓の消失
  - 経鼻胃管（食道）の右方偏位 → 最も頻度は低いが信頼性の高い所見である
  - 左血胸
- 単純CT画像（図2b）
  - 縦隔血腫
  - 大動脈の輪郭異常
  - 左血胸
- CT angiography（CTA）画像（図2c）
  - 大動脈の仮性動脈瘤

    大動脈峡部（isthmus）が好発部位であり，CTの軸位断と平行に存在することと，直下を走行する肺動脈とのpartial volume effectを回避するために，**診断にはthin-slice画像およびMPR*を用いる**

    * MPR：multiplanar reformation

  - 血管壁の不整

    左血胸と左背部の肋骨骨折（特に転位の大きい）を認める場合，骨折の近傍に下行大動脈損傷を示唆する大動脈壁の不整がないか観察する（図3）。血胸の出血源が大動脈の場合，専門医による外科的手術が必要である

図2 胸部大動脈損傷

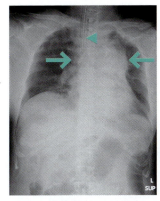 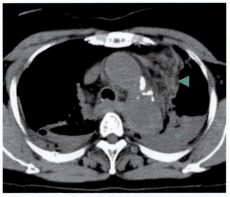

a 胸部単純X線画像　　b 胸部単純CT画像　　c CTA画像（斜位矢状断）

胸部単純X線画像（a）では上縦隔拡大（→）と気管の右方偏位（▶）を認める。単純CT画像（b）では血胸（＊）と縦隔血腫（▶）を認め，CTA画像（c）では大動脈峡部に仮性動脈瘤を認める（→）

図3　下行大動脈損傷

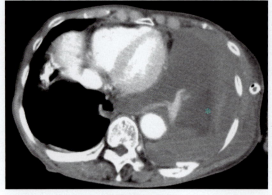

a　胸部造影CT画像

胸部造影CT画像(a)では大量血胸(＊)を認めるが活動性出血は認めない。3D-CTA画像(b〜d)では左背部肋骨骨折(▶)近傍の下行大動脈に血管壁の不整を指摘できることから大量血胸の原因と推測できる(□)

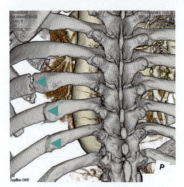

b　3D-CTA画像

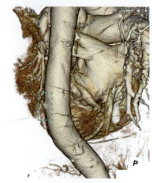

c　同骨除去画像

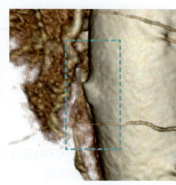

d　同拡大画像

追加すべき検査
- 大動脈血管内超音波(intravascular ultra-sound：IVUS)

鎖骨下動脈損傷

画像のポイント
- 胸部単純X線画像
  - 鎖骨骨折(図4a，b)
  - 上位肋骨骨折
  - 肩甲骨骨折
- 単純CT画像
  - 骨折
  - 鎖骨周辺の血腫(図4c)
- 造影CT画像
  - **閉塞(図4)，狭窄，活動性出血，血管の不整，内膜剥離，仮性動脈瘤(図5，6)**をthin slice画像，MPR，3D-CTAで評価する
  - 損傷が近位の場合，大量血胸の原因となりうる

図4 鎖骨下動脈損傷（閉塞）

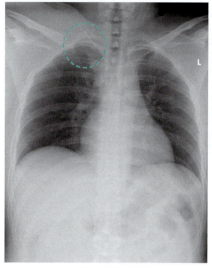
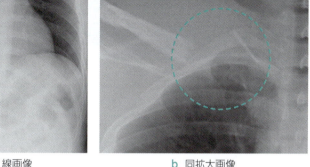

a 胸部単純X線画像　　　　　b 同拡大画像

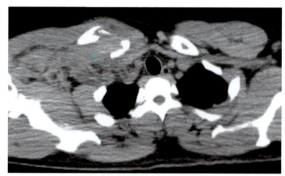
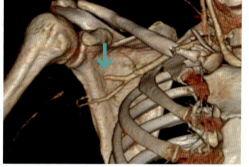

c 胸部単純CT画像　　　　　d 3D-CTA画像

胸部単純X線画像（a，b）では右鎖骨骨折（◯）を認める．単純CT画像（c）では鎖骨周辺に血腫（＊）を認め，3D-CTA（d）では右鎖骨下動脈閉塞を認める（→）

図5 鎖骨下動脈損傷（遅発性仮性動脈瘤）：初療時

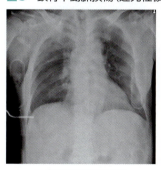
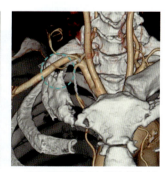

a 胸部単純X線画像　　　b 胸部単純CT画像　　　c 3D-CTA画像（右鎖骨を除去）

胸部単純X線画像（a）では右第一肋骨骨折と右肩甲骨骨折を認める．単純CT画像（b）では血腫（＊）と大きく偏位した第一肋骨を認める．3D-CTAでは血管損傷は認めないが，骨折した右第一肋骨の断端が右鎖骨下動脈に接触している様子がわかる（c，◯）

図6 鎖骨下動脈損傷(遅発性仮性動脈瘤):第12病日

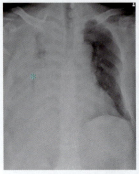
a 胸部単純X線画像

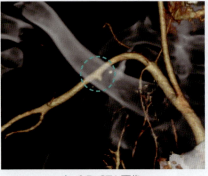
b 3D-CTA画像

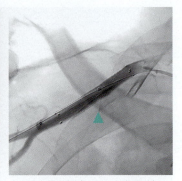
c 血管造影(ステント留置後)

胸部単純X線画像(a)にて右大量血胸(*)を認めたため,3D-CTA(b)が施行され,右鎖骨下動脈に仮性動脈瘤(○)が判明。引き続きステント留置術(c)が行われた(▶)

追加すべき検査
- 血管造影(図6c)

肋間動脈損傷

画像のポイント
- 胸部単純X線画像
  - 肋骨骨折
- 単純CT画像
  - 肋骨骨折
  - 血腫
- 造影CT画像
  - 肋骨骨折付近の活動性出血(図7)

図7 肋間動脈損傷

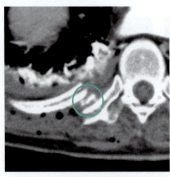
a 造影CT画像　　　　b 3D-CTA画像　　　　c 同仮想透視画像[16]

造影CT画像(a)において肋骨骨折近傍に肋間動脈からの活動性出血(○)を認める。仮想透視画像(c)は3D-CTA画像(b)では描出できない肋間動脈の大動脈起始部(○)を同定でき,アンギオ支援に役立つ(➡は活動性出血の位置)

追加すべき検査
- 血管造影

内胸動脈損傷

画像のポイント

- **胸部単純X線画像**
  - 縦隔拡大
  - 右第1,2弓の明瞭化(図8a)
  - 血胸
  - 上位肋骨骨折
  - 鎖骨骨折
- **単純CT画像**
  - 上縦隔,縦隔中央の血腫(図8b)
  - 胸膜外血腫
  - 上位肋骨骨折
  - 胸骨骨折(図8c)
- **造影CT画像**
  - 活動性出血(図8d,e)

図8 内胸動脈損傷

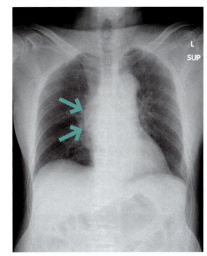

a 胸部単純X線画像

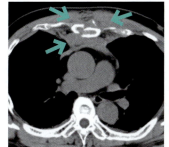

b 単純CT画像

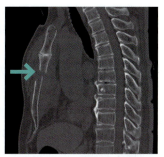

c 単純CT矢状断像(同骨条件)

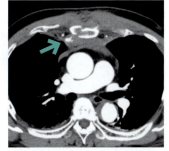

d 造影CT画像(動脈相)

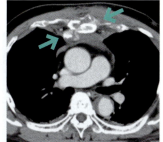

e 造影CT画像(実質相)

胸部単純X線画像(a)にて右第1弓の突出を認める(→)。単純CT画像(b)にて胸骨骨折前・後面に血腫(→)と矢状断像(同骨条件)(c)にて胸骨骨折(→)を認める。造影CT画像(d, e)にて活動性出血を認める(→)

追加すべき検査

- **血管造影**
  - →活動性出血(図9)を認めない場合は,保存的に経過観察可

図9　内胸動脈損傷（図8の症例の血管造影）

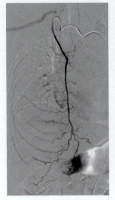
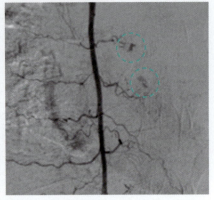

右内胸動脈の分枝に活動性出血（◯）を認める

肺動静脈損傷

画像のポイント

- 胸部単純X線画像
    - 肺挫傷 ➡ p.25 臓器損傷の項目を参照
    - 血胸 ➡ p.10 大量血胸の項目を参照
    - 肋骨骨折 ➡ p.37 骨折の項目を参照
- 単純CT画像
    - 肺挫傷 ➡ p.25 臓器損傷の項目を参照
    - 肺内血腫（図10 a）
    - 血胸 ➡ p.10 大量血胸の項目を参照
    - 肋骨骨折 ➡ p.37 骨折の項目を参照
- 造影CT画像
    - 肺野内の活動性出血（図10 b，c）

図10　肺動静脈損傷

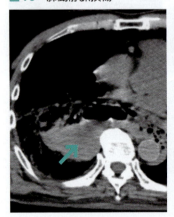
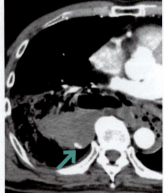
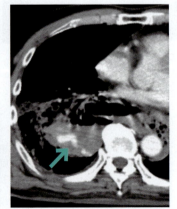

　　a　単純CT画像　　　　　b　造影CT画像（動脈相）　　　c　造影CT画像（実質相）
単純CT画像（a）において肺内血腫を認め（→），造影CT画像（b，c）では活動性出血を認める（→）

追加すべき検査

- 特になし
  - →肺循環系の活動性出血に対する止血術は，IVRではなく開胸術が適応される

奇静脈損傷

画像のポイント

- 胸部単純X線画像
  - 胸椎骨折 ⇒ p.39 骨折の項目を参照
  - 右血胸
- 単純CT画像（図11 a, b）
  - 胸椎骨折
  - 右血胸
- 造影CT画像（図11 c, d）
  - →活動性出血が動脈相では認められないが実質相で認められる

図11　奇静脈損傷

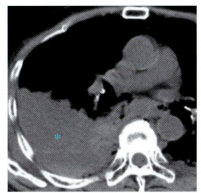
a 胸部単純CT画像

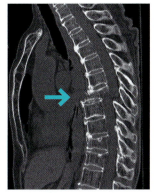
b 胸部単純CT矢状断像（同骨条件）

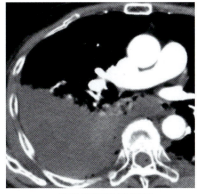
c 造影CT画像（動脈相）

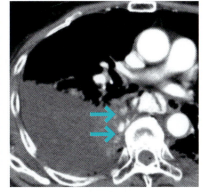
d 造影CT画像（実質相）

単純CT画像（a, b）において右血胸（＊）と胸椎骨折（→）を認める。造影CT画像（c, d）では胸椎骨折近くに動脈相では認められない活動性出血（→）が実質相にて認められる

追加すべき検査

- 特になし
  - →静脈系の活動性出血に対する止血術は，IVRではなく開胸術が適応される

> **今の自分ならこうしている**
>
> 　外傷患者の造影CTで，検査終了後に鎖骨骨折の存在に気付いた症例であるが，骨折側から造影剤が注入されていたため，鎖骨下静脈に貯留する造影剤からのアーチファクトにより，鎖骨骨折に合併する鎖骨下動脈損傷の評価ができなかった．
> 　造影CTの前には事前に撮られた胸部単純X線画像，CTの位置決め画像，単純CT画像で骨折などの損傷がないかよく確認し，造影剤の注入側を検討するよう心掛けている．

【参考文献】
1) Nguyen D, et al：Evaluation of a single-pass continuous whole-body 16-MDCT protocol for patients with polytrauma. AJR Am J Roentgenol, 192(1):3-10, 2009.
2) 今　明英, ほか監訳：28. 胸部外傷. ザ・トラウママニュアル第4版, メディカルサイエンス社：308-331, 2017.
3) 一ノ瀬嘉明, ほか：外傷IVRにおける仮想透視画像(Virtual Fluoroscopy)の活用〜1分1秒でも早く出血を止めるために(http://www.innervision.co.jp/suite_ws/ziosoft/4dimaging/201209.html)

臓器損傷

想定される疾患

① 肺挫傷 ➡ p.25
② 肺裂傷 ➡ p.26
③ 気管・気管支損傷 ➡ p.27
④ 鈍的心損傷 ➡ p.29
⑤ 横隔膜損傷 ➡ p.29
⑥ 食道損傷 ➡ p.32

症状・症候

① **肺挫傷**
- ☐ 呼吸困難
- ☐ 頻呼吸
- ☐ 頻脈
- ☐ 喀血

memo
- 広範囲の肺挫傷は呼吸不全と急性呼吸窮迫症候群（ARDS）に伸展することがある（死亡率約30%）。

② **肺裂傷**
- ☐ 喀血（気道出血）
- ☐ 胸痛
- ☐ 呼吸困難
- ☐ 二次的な感染
- ☐ 肺挫傷と比較し治癒が遅い

③ **気管・気管支損傷**
- ☐ 損傷部からの空気の漏れ（開放性気管損傷）
- ☐ 明らかな気道閉塞を伴わない換気障害
- ☐ 喘鳴
- ☐ 喀血
- ☐ 酸素化の低下
- ☐ 呼吸困難
- ☐ 血痰
- ☐ 胸腔ドレナージ留置後も継続する大量の空気漏出と肺の再拡張が得られにくい気胸
- ☐ 気管挿管患者ではチューブのバルーンが過膨張している場合、その部位での気管損傷が疑われる
- ☐ 気管離断で舌骨の上昇を認めることがある（舌骨の位置がC3レベルより上に上昇する）
- ☐ 握雪感（皮下気腫の症状）
- ☐ 血痰
- ☐ 窒息の症状（Aの異常）

④ **鈍的心損傷**
- ☐ 破裂部位および心膜構造の完全性に依存する
- ☐ 約30%は縦隔あるいは胸郭への出血を伴った心膜損傷、約70%は心タンポナーデが初期所見
- ☐ Beckの三徴
- ☐ 重篤な不整脈
- ☐ 心不全
- ☐ 心腔の破裂
- ☐ 弁膜症
- ☐ 冠動脈閉塞
- ☐ 他に明らかな原因を認めない低血圧や中心静脈圧の上昇

⑤ 横隔膜損傷
- ☐ 胸痛
- ☐ 呼吸減弱
- ☐ 酸素飽和度の低下
- ☐ 頻呼吸
- ☐ 頻脈
- ☐ 胸部にて腸雑音聴診
- ☐ 打診濁音
- ☐ 発熱
- ☐ 舟状腹
- ☐ 腹痛
- ☐ 腹膜炎
- ☐ 症状がない場合もある

⑥ 食道損傷
- ☐ ほとんどが鋭的外傷によるもので鈍的外傷による発症はまれ
- ☐ 血性嘔吐（頸部食道）
- ☐ 口腔咽頭出血
- ☐ 縦隔気腫
- ☐ 胸腔内液体貯留
- ☐ 食道後部のガス像
- ☐ 損傷から24時間以内の説明のつかない発熱（縦隔食道）
- ☐ 受傷直後は無症候性であることが多い
- ☐ 腹腔内遊離ガス像
- ☐ 腹腔内出血
- ☐ 急性の腹膜刺激症状を呈することがある（腹部食道，胃食道接合部）
- ☐ Mackler's triad（皮下気腫，胸痛，嘔吐など）
- ☐ 損傷部位や関連する組織損傷に応じて，痛みが背中または左肩に放射される
- ☐ 呼吸困難
- ☐ 頻脈
- ☐ 嚥下困難
- ☐ 食事時，食道部分に違和感や痛み
- ☐ 感染症
- ☐ 頸部の腫れ
- ☐ 胸椎骨折の症状（胸椎骨折に合併することがある）

「胸部単純X線撮影，胸部（〜骨盤）単純CT」

撮影のコツ

ポジショニング時・撮影時のコツ

- 胸部単純X線撮影 ➡ p.4 致死的胸部外傷の項目を参照
- 胸部（〜骨盤）単純CT
  - 撮影範囲の見直し
    → 気管・気管支損傷の症状・症候：頸部を含める
    → 横隔膜損傷の損傷の症状・症候：腹部を含める
  - 横隔膜損傷（主に右側）が疑われる場合 high pitch scan を検討[1]
  - このほかのチェックポイント ➡ p.14 血管損傷の項目を参照

救急撮影 example

肺挫傷

画像のポイント

- **胸部単純X線画像，胸部単純CT画像**
  - 肺区域に従わない境界不明瞭な斑状・網状陰影（図1）
  - 誤嚥による融合影（consolidation）は区域性を呈し区別できる
  - 気管支透亮像（air bronchogram）が認められるもあるが（図2），多くは気管内への出血のため気道は不明瞭な場合が多い
  - 胸部単純X線撮影では**心臓の背部や横隔膜付近の肺挫傷は見逃されることがある**

図1　肺挫傷

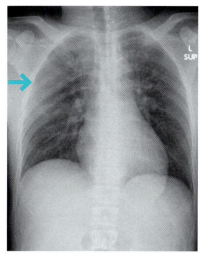
a　胸部単純X線画像

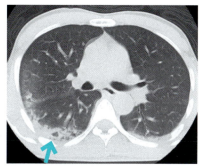
b　胸部単純CT画像

右肺野に非区域性の境界不明瞭な斑状・網状陰影（→）を認める

図2　肺挫傷

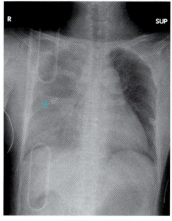
a　胸部単純X線画像

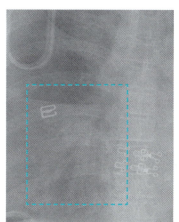
b　同拡大画像

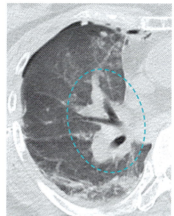
c　胸部単純CT画像

右肺野に血胸を疑う透過性の低下（＊）を認めるが，air bronchogram（□）の存在から肺挫傷の存在も指摘できる．CT画像（c）ではair bronchogramを伴う浸潤影が明瞭（○）

- 肺内血腫による腫瘤様高濃度陰影
  - → X線画像上，初期には明らかな異常を呈さない場合もあり，受傷1時間以内に約85％の症例で斑状陰影が認められ，数時間以内に明らかになることが多い
- 上縦隔もしくは頸部の血腫

追加を検討すべき検査
- 特になし

肺裂傷

画像のポイント
- 胸部単純X線画像，胸部単純CT画像
  - 裂傷部位に空気が貯留する外傷性肺気瘤（traumatic pneumatocele）と血液が貯留し，液面形成（air-fluid level）を伴う肺内血腫を認める（図3）
- 初期には周囲に挫傷を伴うことにより裂傷ははっきりしないが，通常，1週間以内に挫傷は消失し，裂傷が認知可能あるいは顕在化する
- 肺の弾性により円型を呈するが，周囲の肺挫傷が消失するまでの最初の数日間は典型的な円型陰影は描出しない。従って，CT画像では診断可能であるが胸部単純X線画像では指摘できないことも少なくない
- 片側性よりも両側性のほうが重症

図3 肺裂傷

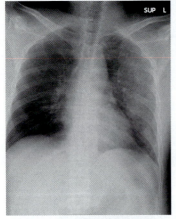
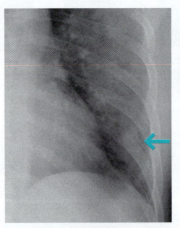
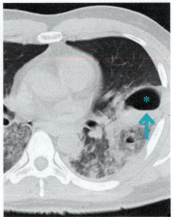

a 胸部単純X線画像　　b 同拡大画像　　c 胸部単純CT画像

胸部単純X線画像（a，b）では肺内血腫（→）を指摘できるが外傷性肺気瘤を指摘するのは難しい。単純CT画像（c）ではair-fluid level（→）を有する外傷性肺気瘤が明瞭（＊）である

追加を検討すべき検査
- 胸部（〜骨盤）造影CT

気管・気管支損傷

画像のポイント

- 胸部単純X線画像
  - **縦隔気腫（特に気管周囲や椎体周囲筋膜に沿う深頸部気腫，図4a，5a）**
  - 縦隔気腫に伴う気胸
  - medial-stripe sign[2]→主気管支損傷を示唆する気胸の所見
  - double wall sign（tracheobronchial stripe，図4b）
    →通常は見えない気管の辺縁が描出。ただし高齢者などでは気管支壁の石灰化が診断の障害となる

図4 気管・気管支損傷

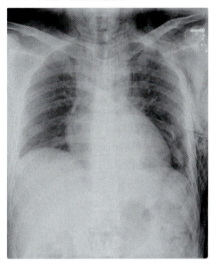
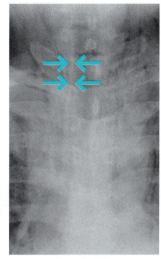
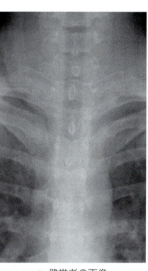

a 胸部単純X線画像　　b 同拡大像　　c 健常者の画像

皮下気腫と縦隔気腫に加えてdouble wall sign（→）も確認できる。
健常者の画像（c）と比較するとわかりやすい

図5 気管・気管支損傷

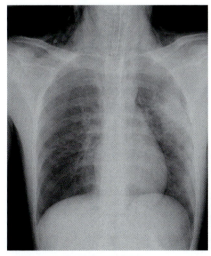
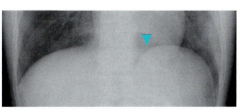

b 同拡大像

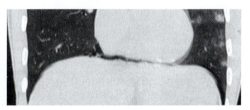

a 胸部単純X線画像　　c 胸部単純CT冠状断像

胸部単純X線画像（a，b）では頸部皮下気腫とcontinuous diaphragm sign（▶）を認める

- continuous diaphragm sign[2] (図5a, b)
  → phrenic pericardial recess内の空気の貯留の描出で，左右の横隔膜の線が心陰影に重なり一本の線に連なって見える。腹腔内のfree airが横隔膜下部に貯留した場合にも同様のCT signが見られる。これはcupola sign[3]とよばれ鑑別が必要である
- Naclerio's V sign[4]
  → 下行大動脈の左外側縁に沿う線状透亮像と左横隔膜内側部に沿う線状透亮像が合わさってV字型に見える。本来，食道損傷を疑う所見として認知されているが，必ずしも食道損傷に特異的な所見ではない
- 上位多発肋骨骨折　・気管支分岐角陰影の消失　・気管内バルーンの過膨張[5-7]
- 気管内チューブの位置異常　・血胸　・縦隔血腫
- 損傷部周囲の血腫像　・上位多発肋骨骨折

● 胸部単純CT画像
- 皮下気腫　・縦隔気腫（特に気管周囲の縦隔気腫と椎体に沿う深頸部気腫，図6a）
- fallen lung sign（下垂肺）（図6b）　・上位多発肋骨骨折
- 鎖骨，胸骨および肩甲骨骨折（高い相関性を有する）
- 気管の離断（図6c），裂傷（図7a, b），変形（図7c）
  → 微細な直接所見の採取にはthin slice，MPRが有効。検索は気管・気管支損傷の約80％が発症する気管分岐部から2cm以内[8]を中心に行う

図6 気管・気管支損傷（気管離断）の胸部単純CT画像

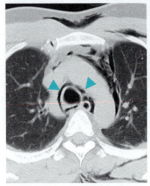 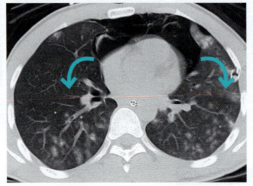 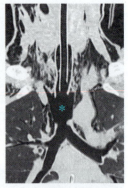

a　気管周囲の縦隔気腫（▶）　　b　fallen lung sign（下垂肺）（→）　　c　同冠状断像（離断部：＊）

図7 気管・気管支損傷（裂傷と変形）

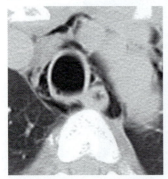 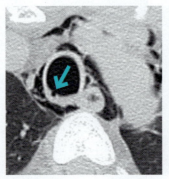 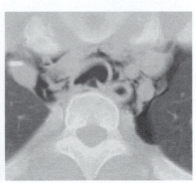

a　裂傷（5mm厚画像）　　b　裂傷（1mm厚画像）　　c　変形

裂傷は5mm厚画像（a）よりも1mm厚画像（b）のほうが明瞭

追加を検討すべき検査

- 頸部単純X線撮影
  → 皮下気腫および舌骨の位置の評価。気管離断で舌骨の位置がC3レベルより上に上昇する[9]
- 側臥位胸部正面X線撮影
- 気管支鏡検査
- 食道損傷の検査（所見が類似する食道損傷との鑑別） ⮕ p.32 食道損傷の項目を参照

鈍的心損傷

画像のポイント

- 特になし。胸骨骨折との関連性も低いとされている

追加を検討すべき検査

- 十二誘導心電図検査
  → 多発する心室期外収縮や他の原因からは説明のできない洞性頻脈，心房細動，右脚ブロック，ST変化を調べる
- 心臓超音波検査（心電図異常があれば）
  → 心室収縮壁運動，弁・乳頭筋などの異常の評価を行う

横隔膜損傷

画像のポイント [10-19]

- 胸部単純X線画像
  - 胸腔内消化管ガス像（図8a）　・左胸腔内の胃管
  - 横隔膜の挙上（図8b）
  - 下葉の無気肺を伴う横隔膜陰影の不鮮明化，びまん性の透過性低下（血胸，図8c）
  - 右横隔膜損傷は肝臓があるため診断されにくい
    → 横隔膜の挙上とわずかな血胸が唯一の所見であることが多い

図8　横隔膜損傷の胸部単純X線画像

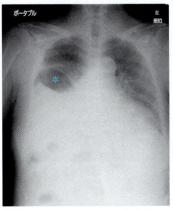
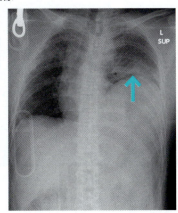
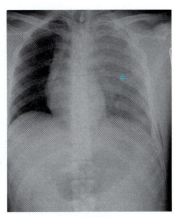

a 右胸腔内消化管ガス像（＊）　　b 左横隔膜の挙上（→）　　c 左血胸（＊）

- 心臓と交通する横隔膜損傷では，心陰影の拡大や心嚢内の消化管ガス像が認められる
- 縦隔偏位
- **患側の胸部拡張の減少**
● 胸部単純CT画像

直接所見（表2，図9，10）
- **軸位断のみでは診断困難な場合もあり，MPRを追加する**
- 右の横隔膜損傷の診断ではChilaiditi症候群（右横隔膜と肝との間に結腸が嵌入，図11）やモーションアーチファクトとの鑑別が必要

間接所見
- 位置決め画像における横隔膜の挙上
- 胸水
- 下位肋骨骨折
- 肝損傷
- 横隔膜周囲の活動性出血
- 脾損傷
- 膵損傷
- 腹腔内液体貯留

表2　横隔膜損傷のCT所見（直接所見）

dependent viscera sign（図9a）	胃・腸管が後部の肋骨に隣接
dangling diaphragm sign（図9b）	破裂した横隔膜の自由端が胸壁から離れて直角に離れた腹部の中心に向かって内側にカールしているように見える
collar sign（図9c，10a）	臓器ヘルニア：部分的なウエスト様の狭窄
hump sign（右の横隔膜損傷）（図10b）	肝臓のこぶ状に突出した丸いヘルニア部分の描出
thickening of the diaphragm（図11b）	横隔膜の肥厚
band sign（右の横隔膜損傷）	横隔膜の避けた辺縁に沿って見られる肝臓の帯状の低級域で，モーションアーチファクトとの鑑別が必要
diaphragm discontinuity（図11c）	横隔膜の連続性の欠損で左に多い。横隔膜の欠損は横隔膜損傷に特異的でなく，先天性無症候性Bochdalek孔ヘルニアと考えられている
intrathoracic visceral herniation	胸腔内への臓器突出

図9　横隔膜損傷の胸部単純CT画像

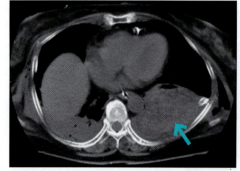
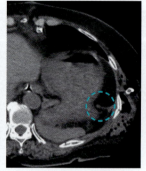
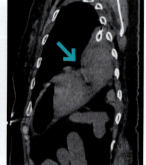

a　胸部単純CT画像　　　　b　胸部単純CT画像　　　　c　同矢状断像

胸部単純CT画像（a，b）にてdependent viscera sign（→）およびdangling diaphragm sign（○）を認める。矢状断像（c）ではcollar sign（→）を認める

図10　右横隔膜損傷の胸部単純CT画像

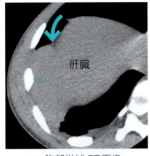 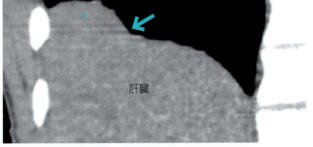

a　胸部単純CT画像　　　　　　　　　　b　同冠状断像

胸部単純CT画像（a）では，collar sign（→）から，＊の箇所が胸腔内にヘルニアを起こした肝臓（◯）であることが明瞭であり，冠状断像（b）ではhump signを読みとれる。

図11　Chilaiditi症候群と横隔膜損傷との鑑別

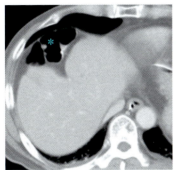 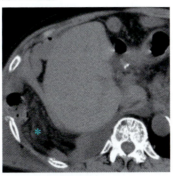 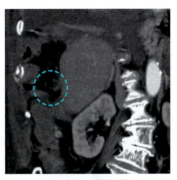

a　胸部造影CT画像　　　　b　胸部単純CT画像　　　c　症例bの冠状断像

a，bではともに消化器（＊）が横隔膜（→）と肝臓に挟まれておりChilaiditi症候群を指摘できるが，bでは肥厚した横隔膜（→）の外側に消化器（＊）が描出されており右横隔膜損傷を疑う。同症例の冠状断像（c）ではdiaphragm discontinuity（◯）も確認できる

追加を検討すべき検査※

※開腹術，腹腔鏡，胸腔鏡で直接観察するのが確定診断のスタンダードである

- 胸部〜骨盤造影CT
- 上部消化管造影
- CT gastrography[20]（図12b）
- 注腸検査
- MRI（CTの診断が不確実な場合）
- 超音波検査（図13）
- 診断的腹腔洗浄法（diagnostic peritoneal lavage：DPL）

図12 横隔膜損傷

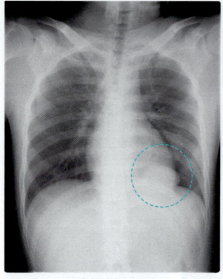
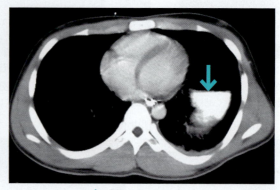

a 胸部単純X線画像　　　　　　　　　b CT gastrography

胸部単純X線画像（a）にて左胸腔内に突出した臓器を認める（◯）。CT gastrographyの追加により造影剤を認め胃であることがわかる（→）

図13 右横隔膜損傷（図11と同じ症例）の腹部超音波像

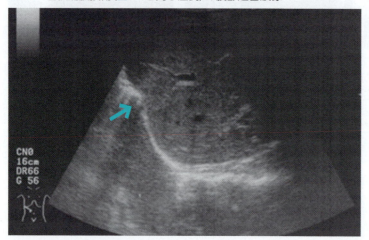

超音波像でcollar sign（→）が描出されている

食道損傷

画像のポイント

● 胸部単純X線画像
- 縦隔気腫（上縦隔）　・皮下気腫
- Naclerio's V sign ➡ p.28 気管・気管支損傷の項目を参照
- 肺野透過性低下（胸腔内液体貯留）
- 食道後部のガス像（縦隔食道）
- 片側胸水
- 胸椎骨折に合併[21]

- 胸部単純CT画像[22-23)]
  - 深部頸部気腫
  - 縦隔気腫（食道周囲ガス像，図14）
  - 片側胸水
  - 食道肥厚
  - 縦隔炎
  - 腹腔内遊離ガス像
  - 腹腔内出血（腹部食道）
  - 膿胸
  - 血気胸
  - 遠位食道裂傷は食道の左側に発生

図14 鈍的外傷による食道損傷が疑われた症例の胸部単純CT画像

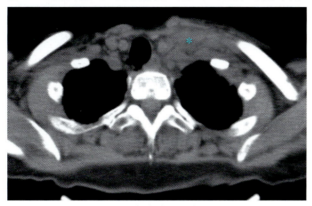
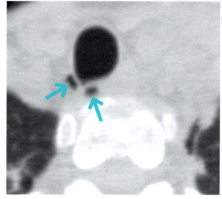

a 胸部単純CT画像　　　　　　　　　b 胸部単純CT画像（エア条件）

aでは左前胸部に血腫を認める（＊）。エア条件（b）にて気管支後部にガス像を認める（→）。
気管支損傷と食道損傷が疑われ気管支鏡検査と食道造影（図15）が行われた

追加を検討すべき検査

- 食道鏡
- 食道造影（図15）
- 気管支鏡検査（気管支損傷との鑑別）
- CT esophagography

図15 食道造影（図14の症例）

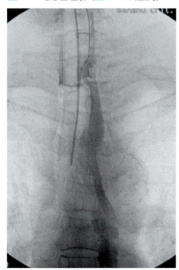
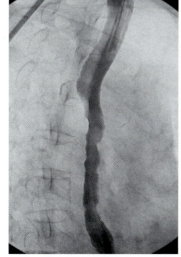

a 正面像　　　　　　b 右前45°斜位像

造影剤のリークは認められないため気管支損傷の可能性が高い

【参考文献】

1) Liang T, et al：Dual-source CT in blunt trauma patients: elimination of diaphragmatic motion using high-pitch spiral technique. Emerg Radiol, 23(2)：127-132, 2016.
2) Nishiumi N, et al ： Chest radiography assessment of tracheobronchial disruption associated with blunt chest trauma. J Trauma, 53(2)：372-377, 2002.
3) Mindelzun RE, et al：The cupola sign of pneumoperitoneum in the supine patient. Gastrointest Radiol, 11(3)：283-285, 1986.
4) Sliker CW, et al：Emergency radiology eponyms: part 2--Naclerio's V sign to Fournier gangrene. Emerg Radiol, 20(3)：185-195, 2013.
5) Chen JD, et al：Using CT to Diagnose Tracheal Rupture. AJR Am J Roentgenol, 176(5)：1273-1280, 2001.
6) Rao PM, et al：The spherical endotracheal tube cuff: A plain radiographic sign of tracheal injury. Emerg Radiol, 3(2)：87-90, 1996.
7) Rollins RJ, et al：Early radiographic signs of tracheal rupture. AJR Am J Roentgenol, 148(4)：695-698, 1987.
8) Riley RD, et al：Trauma, 5th ed, pp539-552, McGraw-Hill, New York, 2004.
9) 中島康雄 監訳：画像診断ポケットガイド　救急外傷Top100診断, p134-136,メディカル・サイエンス・インターナショナル, 2006.
10) Iochum S, et al：Imaging of diaphragmatic injury: a diagnostic challenge? Radiographics, 22(1)：S103-116, 2002.
11) Desir A, et al：CT of Blunt Diaphragmatic Rupture. Radiographics. 2012; 32(2)：477–498, 2012.
12) Bergin D, et al：The "dependent viscera" sign in CT diagnosis of blunt traumatic diaphragmatic rupture. AJR Am J Roentgenol, 177(5) 1137-1140, 2001.
13) Bocchini G, et al：Diaphragmatic injuries after blunt trauma: are they still a challenge? Emerg Radiol, 19(3)：225–235, 2012.
14) Turmak M, et al：Evaluation of the multi-slice computed tomography outcomes in diaphragmatic injuries related to penetrating and blunt trauma. Clin Imaging, 47：65-73, 2018.
15) Desser TS, et al：The dangling diaphragm sign: sensitivity and comparison with existing CT signs of blunt traumatic diaphragmatic rupture. Emerg Radiol, 17(1)：37-44, 2010.
16) Ho ML, et al：Chest radiography in thoracic polytrauma. AJR Am J Roentgenol, 192(3)：599-612, 2009.
17) Roche CJ, et al：Selections from the buffet of food signs in radiology. Radiographics, 22(6)：1369-1384, 2002.
18) Hussain M, et al：Food signs in radiology. Int J Health Sci (Qassim), 1(1)：143-154, 2011.
19) Desir A, et al：CT of blunt diaphragmatic rupture. Radiographics, 32(2)：477-498, 2012.
20) Koroglu M, et al：Traumatic diaphragmatic rupture: can oral contrast increase CT detectability? Emerg Radiol, 10(6)：334-336, 2004.
21) Delappe RS Jr, et al：Esophageal entrapment with blunt thoracic spinal trauma. Emerg Radiol, 20(3)：243-246, 2013.
22) Kaewlai R, et al：Multidetector CT of blunt thoracic trauma. Radiographic, 28(6)：1555-1570, 2008.
23) Costantino M, et al：The ABC's of thoracic trauma imaging. Semin Roentgenol, 41(3)：209-225, 2006.

骨折

想定される疾患

① 肋骨(肋軟骨)骨折 ➡ p.37
② 胸骨骨折 ➡ p.38
③ 胸椎骨折 ➡ p.39
④ 鎖骨骨折 ➡ p.16
　鎖骨下動脈損傷の項目を参照
⑤ 肩甲骨骨折 ➡ p.40
⑥ 胸鎖関節脱臼 ➡ p.42
⑦ 肩鎖関節脱臼 ➡ p.42

症状・症候

① **肋骨(肋軟骨)骨折**
- フレイルチェストでは重篤な換気不全を生じるため早急な蘇生が必要となる
- 骨折部位に一致した疼痛および圧痛, 腫脹, 皮下出血
- 第1〜2肋骨骨折は強い外力により生じるため胸腔内損傷を合併しているリスクは高い
- 第3〜8肋骨骨折では痛みと換気の制限により, 静的および動的コンプライアンスの両方が損なわれる。肺挫傷と鈍的心損傷の合併で重症度はさらに高まる
- 第9〜12肋骨骨折では腹腔内臓器損傷(肝損傷, 脾損傷, 腎損傷)のリスクが高い
- 骨折部を軽く圧迫した時に軋轢音(あつれきおん)(骨折部で骨がきしむ音)が生じる
- 呼吸運動に伴って疼痛が強まるため, 呼吸の際, 患側の胸郭の動きを抑制するために, 患者は骨折側の方に身体を曲げる動きが見られる
- 折れている本数と重症度は比例する

② **胸骨骨折**
- 自動車運転中の事故でハンドルに前胸部を強打するなど, 強い外力が前胸部正中に作用した時に発生する
- 骨折部位に一致した疼痛および圧痛, 腫脹, 皮下出血が現れるほか, 胸骨を上から下へ軽く圧迫した時に骨折部に段差が生じる
- 骨折場所から離れた胸を圧迫した際も, 痛みを伴う場合もある
- 痛みは肋骨骨折ほどではない

③ **胸椎骨折**
- 胸椎骨折の症状
  - 背部痛
  - 腰部痛
  - 骨折した椎体の破片が脊柱管内に入り込み神経を圧迫すると, 下肢のしびれや痛み, 麻痺, 筋力低下が生じる
- 胸椎椎間間接脱臼の症状
  - 伸展制限
  - 局所的背部痛
  - 約60〜70%で神経学的続発症を発症
- 胸椎伸展損傷／Chance骨折[1](シートベルト骨折)の症状
  - 椎体から椎弓を通る水平方向骨折
  - 胸腰椎移行部に好発
  - 神経症状の発症率は低い(約20%)
  - 小児に多い
  - 腸管損傷の症状

- ☐ 胸椎脱臼骨折の症状
  - 高度の背部痛
  - 変形
  - Th4-5，Th5-6に多い
  - Th5-8に発症すると神経症状はほぼ必発

④ **鎖骨骨折**
- ☐ 骨折した領域が痛んで腫れ上がり，痛みが肩に広がる
- ☐ 筋肉がほとんどないため，骨折している部分が盛り上がって見える
- ☐ 鎖骨骨折の後方脱臼は致死的な縦隔損傷を伴っている可能性がある
- ☐ 腕神経叢麻痺

⑤ **肩甲骨骨折**
- ☐ 薄い板状骨であり，外力に弱い構造であるが，多くの筋群に囲まれているため実際の骨折頻度は少ない
- ☐ 高所転落や交通事故などの高エネルギー外傷で折れることがあり，肩甲骨部に強い疼痛，圧痛を伴う
- ☐ 肋骨骨折の症状（単独で折れることは少なく，肋骨骨折を伴っていることが多い）
- ☐ 体部骨折では上肢の挙上が困難になる

⑥ **胸鎖関節脱臼**
- ☐ 患側胸鎖関節の疼痛
- ☐ 触診，視診による形態異常
- ☐ 25歳以下の若年者に多い
- ☐ 後方脱臼よりも前方脱臼のほうが多い
- ☐ 後方脱臼では大血管，気管，食道損傷の合併の可能性があり，それぞれの症状が出現する

⑦ **肩鎖関節脱臼**
- ☐ 肩からの転倒，転落で発症する
- ☐ ラグビー，アメフト，柔道などのコンタクトスポーツ，スキー，スノーボードによる受傷が多い
- ☐ 肩鎖靱帯や烏口鎖骨靱帯の損傷・断裂による激しい痛み，腫れ，圧痛，運動痛
- ☐ 肩鎖関節周囲の左右差
- ☐ 鎖骨遠位端の突出
- ☐ 上方に持ち上がった鎖骨を上から押すと，ピアノの鍵盤のような上下の動き（浮動感）（ピアノキーサイン）が確認できる

---

order 「胸部単純X線撮影」「胸部（〜骨盤）単純CT」

撮影のコツ

memo
- 骨折の評価には，各部位に応じた一般撮影が第一選択であるが，外傷初期診療における胸部の骨折の評価は胸部単純X線撮影や胸部CT撮影により代用される場合が多い。従って，ここでは胸部単純X線撮影と胸部単純CT撮影について述べる

ポジショニング時・撮影時のコツ
- 胸部単純X線撮影 ➡ p.4 致死的胸部外傷の項目を参照
- 胸部単純CT ➡ p.14 血管損傷の項目を参照

救急撮影 example

肋骨（肋軟骨）骨折

画像のポイント

- 胸部単純X線画像
  - **胸郭の変形**
  - **骨折線，肋骨辺縁の滑らかなラインの消失**
  - 約50％が見逃される[2]
  - 前側の骨折および肋軟骨は評価困難
  - 肋骨骨折を疑う間接的な所見として，血胸，気胸，皮下気腫，患側胸郭の容積減少
- 胸部単純CT画像
  - MPRによる1mm厚以下の3断面（軸位断，冠状断，矢状断）画像再構成が適する[3]
  - 3D-CT画像では何番の肋骨が折れているかを把握しやすい
  - 3D-CT画像では内⇒外方向への観察（図1b）や肩甲骨に隠れた領域も観察する（図1d）
  - 肋軟骨骨折は，**軟部関数による再構成画像や最大値表示（maximum intensity projection：MIP）が適する**（図2）

図1　肋骨骨折の3D-CT画像

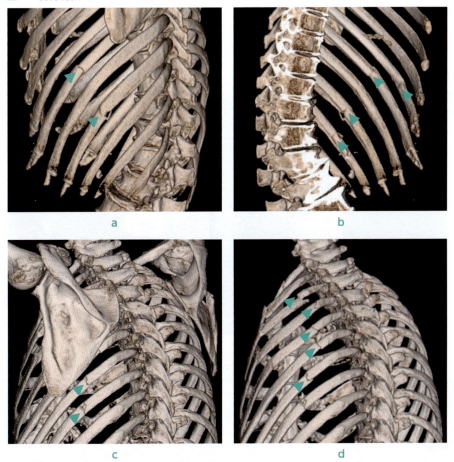

内⇒外への観察（a→b）や肩甲骨や鎖骨を除去（c→d）することで骨折（▶）の検出能が高まる

図2 肋軟骨骨折

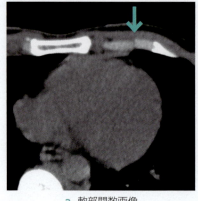
a 軟部関数画像

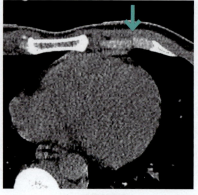
b 骨関数画像

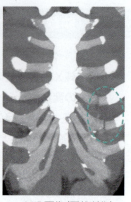
c MIP画像（冠状断像）

骨関数画像（b）はノイズが目立ち軟部関数画像（a）のほうがわかりやすい（→）。MIP画像（c）は冠状断とすることで全体像が得られるため、骨折も指摘やすい（⋯）

追加を検討すべき検査

- 頸部〜胸部（骨盤）造影CT
  - 上部（第1〜2）肋骨骨折：胸郭の出口付近の血管損傷の評価 ➡ p.16 胸部大動脈損傷およびp.17 鎖骨下動脈損傷の項目を参照
- 胸部〜骨盤造影CT
  - 下部（第9〜12）肋骨骨折：腹腔内臓器損傷（肝臓，脾臓，腎臓）の評価（図3）

図3 左下位肋骨骨折に合併した脾損傷

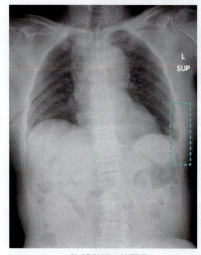
a 胸部単純X線画像

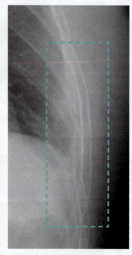
b 同拡大画像

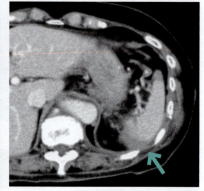
c 腹部造影CT画像

胸部単純X線画像（a，b）にて左下位肋骨骨折を認める（⋯）。引き続き行われた造影CT（c）において脾損傷（→）を認める

胸骨骨折

画像のポイント

- 胸部単純X線画像
  - 指摘するのはほぼ不可能。側面撮影は有用であるが，CTで診断がつくことが多く，需要は少ない

- 胸部単純CT画像
  - **胸骨骨折は一般に横骨折で軸位断では見逃される場合があるため MPRが有効**であり，転位の程度を評価する(図4)。転位を伴わない場合は保存的治療の対象となる

図4　胸骨骨折

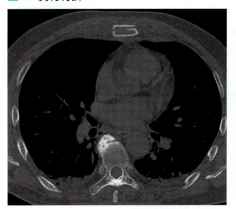 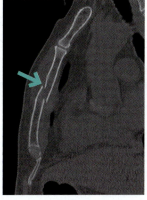 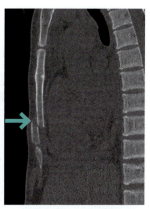

　　a　胸部単純CT軸位断像(骨条件)　　　　b　同矢状断像　　　　　　　c　転位が大きい症例

矢状断像(b)は軸位断像(a)と比較し転位の程度を評価しやすく(→)，転位が大きい症例(c)は手術の適応が検討される

追加を検討すべき検査
- 胸部(〜骨盤)造影CT
  → 心大血管損傷が疑わしい場合，血腫が存在する場合

胸椎骨折

画像のポイント
- 胸部単純X線画像
  - 胸部単純X線撮影時はprimary surveyの評価を行った後，濃度および階調を調節し，椎体の脱臼・変形，異常陰影がないか観察する(図5)

図5　第12胸椎破裂骨折(○)

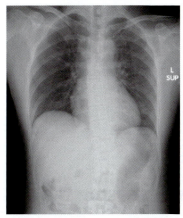 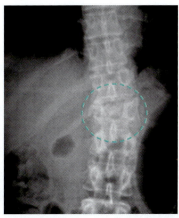 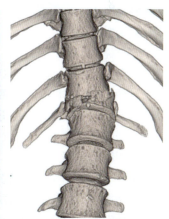

　　a　胸部単純X線画像(骨条件)　　b　濃度，階調を脊椎に合わせた画像　　c　3D-CT画像

胸部単純X線画像(a)では脊椎骨折の評価は困難であるが，濃度，階調を脊椎に合わせた画像(b)では第12胸椎骨折を指摘できる。cは同症例の3D-CT画像

- 胸部単純CT画像
  - Denisら[4)]は胸腰椎の支持機構を①anterior column（椎体前方1/2），②middle column（椎体後方1/2）および③posterior column（椎弓などの後方構造）の3つのcolumn（柱）に分けるthree column theoryを提唱し，最も役割の大きいmiddle columnを含む骨折を不安定骨折に分類した
  - 臨床上，この椎体前方1/2にとどまる骨折は破裂骨折，これにとどまらない骨折は破裂骨折と区別され（図6），治療方針がそれぞれ保存的治療と外科的手術と異なるため鑑別が必要である

図6　胸椎骨折の胸部単純CT画像

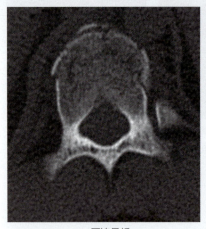
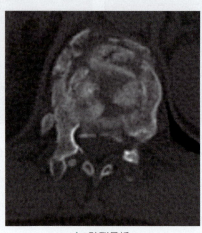

a　圧迫骨折　　　　　　　　　　b　破裂骨折

追加を検討すべき検査

- 胸部（〜骨盤）造影CT
  - →血腫，血胸を認める場合（→ p.21 奇静脈損傷の項目を参照）
- 胸部〜骨盤造影CT
  - →腸管損傷の合併率が高いChance骨折[5)]を認める場合

肩甲骨骨折

画像のポイント

- 胸部単純X線画像
  - 肩甲骨骨折は，体部骨折（肩甲棘骨折），肩峰骨折，肩甲頸骨折，関節窩骨折，烏口突起骨折に分類される。体部骨折が最も頻度が高い
  - 体部骨折は胸部単純X線画像でも指摘可能であるが，その多くは肋骨が障害陰影となり見逃されやすくCT撮影で明らかとなることが多い
- 胸部単純CT画像
  - 単純CT画像は関節窩，烏口突起骨折（図7 c）の評価に適する
  - 肩甲骨骨折は保存的治療が適応されることが多いが，**関節窩骨折，烏口突起骨折，肩峰骨折は手術の適応となり注意が必要である**
  - 関節窩骨折は肩関節の脱臼に伴い発症することが多いため，肩関節の脱臼を認める場合は関節窩骨折を疑う

- 3D-CT画像は骨片の転位や，上腕骨骨頭を除去することで関節窩骨折を評価しやすい
- 体部骨折は保存的治療の対象となるが，骨が薄く転位も少ないため注意深い観察が必要（図8）

図7　右烏口突起骨折

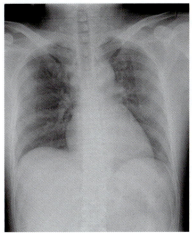

a　胸部単純X線画像

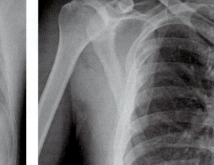

b　肩関節正面単純X線画像

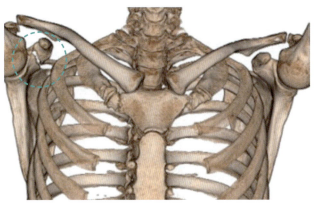

c　3D-CT画像

胸部単純X線画像（a）および肩正面単純X線画像（b）では指摘困難な烏口突起骨折が3D-CT（c）では明瞭（⋯）

図8　左肩甲骨体部骨折

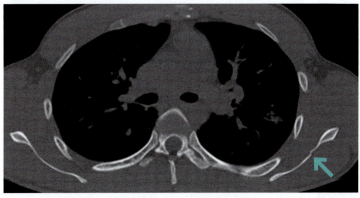

a　胸部単純CT画像（骨条件）

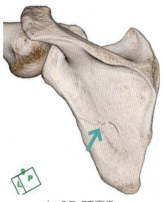

b　3D-CT画像

胸部単純CT画像（a）にて認めた左肩甲骨体部骨折（→）。骨折線は細く，転位もわずかである。bは同症例の3D-CT画像

追加を検討すべき検査

- 胸部(〜骨盤)造影CT
  - → 高エネルギー外傷を示唆する所見であり，血管損傷などの重篤な合併症を精査

胸鎖関節脱臼

画像のポイント[6]

- 胸部単純X線画像
  - 鎖骨が非対称に描出される
  - 縦隔陰影の拡大や気腫を認める場合もある
- 胸部単純CT画像
  - 鎖骨と胸骨柄との乖離(3次元画像表示により詳細な位置関係を把握できる。特に前方脱臼，後方脱臼の鑑別が重要)
  - 後方脱臼に合併する大血管損傷や気管支損傷の所見である血腫や気腫の存在

追加を検討すべき検査

- 頸部〜胸部(骨盤)造影CT
  - → 後方脱臼では胸郭の出口付近の血管損傷を精査

肩鎖関節脱臼

画像のポイント

- 胸部単純X線画像
  - 肩鎖間節の間隔が広く投影(図9b)
  - 患側の肩甲骨が下垂(図9a)

図9 右肩鎖関節脱臼

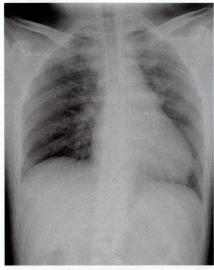

a 胸部単純X線画像

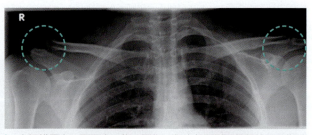

b 半切横置きで両肩を1枚の画像に収めた両側肩鎖関節正面単純X線画像

胸部単純X線画像(a)では右肩甲骨の下垂を認めるが，左右の肩鎖関節が十分に撮影範囲内に収まっておらず評価が難しい。半切横置きで両肩を1枚の画像に収めた両側肩鎖関節正面単純X線画像(b)では右の肩鎖関節の間隔が左と比較し広く投影されており(◯)，右肩鎖関節脱臼と診断できる

- 胸部単純CT画像
  - 合併する骨折や血腫・血胸の存在

追加を検討すべき検査
- 左右の肩鎖関節を1枚の画像に含めた肩鎖関節正面X線撮影(図9b)
  → 左右の比較読影に適する
- 荷重ストレス撮影

今の自分ならこうしている

　通常，胸部CTはアーチファクト除去のため上肢を挙上させて撮影するが，損傷によっては無理をせずに上肢を下ろして撮影する。過去に意識障害患者の撮影で上腕骨骨折の存在に気付かず上肢を挙上させて撮影してしまったことがあった。

　意識障害患者は所見の採取が困難なため，損傷の見逃しが多く発生することが明らかになっているので，意識障害患者のポジショニングは慎重に行っている

【参考文献】
1) Bemstein MP, et al ： Chance-type fractures of the thoracolumbar spine: image analysis in 53 patients. Am J Roentgenol, 187(4)：859-868, 2006.
2) Bhavnagri SJ, et al：When and how to image a suspected broken rib. Cleve Clin J Med, 76(5)：309-314, 2009.
3) Petrović K, et al：Blunt trauma of bone structures of the chest--computed tomography vs multidetector computed tomography. Vojnosanit Pregl, 70(8)：757-761, 2013.
4) Denis. F：The three column spine and its significance in the classification of acute thoracolurnbar spinal injuries. Spine(Phila Pa 1976), 8(8)：817-831, 1983.
5) Bemstein MP, et al：Chance-type fractures of the thoracolumbar spine: image analysis in 53 patients. Am J Roentgenol, 187(4)：859-68. 2006.
6) 中島康雄 監訳：画像診断ポケットガイド 救急外傷Top100 診断, p116-118, メディカル・サイエンス・インターナショナル, 2006.

① 外傷／腹部外傷

実質臓器損傷

想定される疾患

① 肝損傷 ➡ p.48
② 脾損傷 ➡ p.49
③ 腎損傷 ➡ p.50
④ 膵損傷 ➡ p.51

症状・症候

memo
- 腹部外傷の原因として最も多いのは鈍的外傷で，受傷機転として交通事故と高所からの墜落や転落が大多数を占める。
- 単一臓器損傷は少なく，胸腹部臓器損傷を伴った損傷が複数箇所に及ぶことが多い。

① 肝損傷
- ☐ 腹部の痛みや圧痛（右上腹部痛など）
- ☐ 腹部の膨隆（出血が激しい場合）
- ☐ 出血性ショック
- ☐ 腸雑音の消失
- ☐ トランスアミナーゼの上昇
- ☐ 嘔気や嘔吐
- ☐ 下部肋骨の骨折

② 脾損傷
- ☐ 腹部の痛みや圧痛
- ☐ 左肩に放散する左上腹部痛
- ☐ 腹部の膨隆（出血が激しい場合）
- ☐ 出血性ショック
- ☐ 吐血（脾臓の内側に位置する胃粘膜の損傷による）
- ☐ 嘔気や嘔吐
- ☐ 下部肋骨の骨折

③ 腎損傷
- ☐ 腰背部痛
- ☐ 血尿（血尿の程度と腎損傷の程度は相関しない）
- ☐ 出血性ショック（後腹膜腔はフリースペースではないため，鈍的外傷であれば緊急手術を必要とするような大出血をきたすことはまれ）
- ☐ 背部の打撲痕，腎臓部の痛み
- ☐ シートベルト痕
- ☐ 側腹部の挫傷
- ☐ 上位腰椎の椎体または横突起骨折
- ☐ 嘔気や嘔吐

④ 膵損傷
- ☐ 上腹部痛
- ☐ 激しい腹痛，背部痛，嘔吐
- ☐ 出血性ショック
- ☐ 経過中に血清アミラーゼが高値になることがある（受傷直後は偽陰性のことが多い）
- ☐ シートベルト痕
- ☐ ハンドル外傷

order 「腹部単純・造影CT」（「胸腹部単純・造影CT」）

撮影のコツ

ポジショニング時のコツ

- 常に患者の保温に努める
  - 低体温は外傷死の三徴の一つであり，病院前から初療中まで保温が行われている．CT室内において，急な体温変化が起きないように留意する
  - 検査室内の室温が下がりすぎていないか注意する（特に直前の検査から時間が経過しているときなど）
  - 撮影中も毛布などを使い，患者の保温に努める
- 上肢骨に起因するアーチファクトの低減に努める
  - 腹部外傷は単独での発生に加えて，高エネルギー外傷などで全身を含めて撮影・評価が行われることが多い
  - 上肢骨に起因するアーチファクトは診断能を著しく低下させる可能性があるので，できる限り上肢挙上を行う
  - 意識障害や強い痛みなどで上肢挙上が困難な症例においては，**上肢骨と椎体に挟まれた部位**（肝臓・腎臓・脾臓など）へのアーチファクト低減に努める（図1）
  - 可能であれば片方でも挙上させ，両側挙上できないときには非対称な形にする
  - 固定具やバスタオルを巻いたものなどを肘の下に入れ，上肢を**体幹の前面にポジショニングする**（バックボードのまま撮影する際は体幹より後面にポジショニングする方法もある）
  - 常に血管造影やIVR (interventional radiography) への移行を意識し，thin slice (1 mm以下) においても評価が可能となるような画質を得るためのポジショニングを工夫する
- デバイス類や輸液ラインなどの取り回しに十分注意する
  - 障害陰影や巻き込み事故の原因となりうる生体モニター（心電図・血圧計・パルスオキシメーターなど）をできる限り撮影範囲から取り除く（図2）
  - 必ず救急医の許可を得てからはずす．自分の判断で勝手にはずすのではなく，救急スタッフとコミュニケーションを取り，確実に確認を行う
  - テーブル移動が大きくなることに備え，輸液ラインや生体モニターなどがCT寝台などに引っ

図1 上腕骨からのストリークアーチファクト

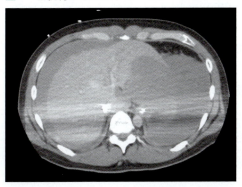

図2 デバイスからのアーチファクト

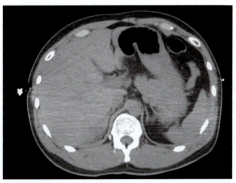

- かからないことを確認する
- たとえオーダーの範囲が腹部骨盤のみであっても，急な範囲変更に対応できるように，常に胸腹部領域について注意を払う

撮影時のコツ

- **FASTの結果を最大限活用する**
  - 外傷症例ではCT検査に来る前に必ずFAST（→ p.3 FASTの項目を参照）が行われている。その結果を参考に損傷部位を予測し，**ポジショニングや撮影プロトコル**の選択に活用する
  - FASTは心のう・モリソン窩・右胸腔・脾周囲・左胸腔・膀胱周囲について，液体貯留のみを検出する目的で行われる
  - オーダーコメントやチャートにFAST所見の記載がなくても，救急医とコミュニケーションを取ることで情報を得ることができる
- **撮影法の注意点**
  - 造影CTは**動脈相と門脈相（実質相）**を撮影する
  - 息止めできない場合は回転速度を速くする，ヘリカルピッチを調整するなどの工夫を行う
  - 可能であれば**ボーラストラッキング法**を使用し，確実な動脈相を撮影する
  - 常にIVRに進む可能性を念頭に置き，オーダーが「胸腹部」や「腹部骨盤」であっても，必ず鼠径部を撮影範囲に含め，アクセスルートのチェックに活用できるようにする
- **位置決め画像の活用**
  - 大まかな骨折等の確認をする
  - 受傷部位が大腿に及ぶ場合は受傷部位も含め広めに撮影する
  - 撮影範囲内に気胸の所見があれば，胸部からの撮影を提案する
- **単純CTの活用**
  - FAST所見を参考にした観察を行い，撮影タイミングや造影プロトコルの決定に生かす
  - 画像観察の時間的制約を考慮し，あらかじめ観察ポイントを意識しておく
  - 腹腔内出血のCT値は30～45 HUであり，腹腔内に液体貯留があれば，それが腹腔内出血なのかあるいは元から存在する腹水なのかを判断する際の参考となる（貧血や時間の経過とともに30 HUより低くなることもある）
  - さらに，凝固した血液はより高い吸収値（45～70 HU）を示すので「出血源近くの凝血塊」と「離れた場所の凝血していない血液」のHU値の差によって，大量腹腔内出血であっても出血源を同定できることがある（**sentinel clot sign**）
- **画像再構成**
  - 3DやMPRの作成を前提としたthin slice（0.5～1 mmが望ましい）の再構成が必要とされる
  - 最大値投影法（maximum intensity projection：MIP）は微小構造物の精査に適しており，仮性動脈瘤や軽微な血管損傷の評価に効果的なことがある
- **フォローアップ時の注意点**
  - 依頼医や放射線科医に確認し，必要であれば，可能な限り初回検査と同じ撮影タイミングで撮影する

救急撮影 example

実質臓器損傷に共通すること

- ●画像観察のポイント
  - 臓器損傷そのものより，**出血のリスク**（血管外漏出像や仮性動脈瘤のような致死的な病態）を判断することが最も重要である
  - 血腫の分布と濃度で，どこが高い吸収値を示しているかを知ることは，出血の原因や臓器損傷を知るうえで重要である
  - **損傷部位は1つだけとは限らない**
  - 単に臓器に損傷があるかないかを見るだけではなく，損傷の程度を重症度に基づいて分類することを念頭に置く
- ●活動性出血
  - 早急な加療が必要とされる最重要所見
  - 造影CT画像において，動脈相にて血管外に結節状の濃染，血腫内に不整形の高吸収域を示す（図3）
  - 造影CT画像の動脈相から平衡相にかけて，**血腫の形状や広がりが変化する**
  - 超選択的TAE (transcatheter arterial embolization) では，できる限り出血部に近い部位を塞栓する必要があり，出血血管を同定するためにも末梢血管の描出が重要となる
- ●仮性動脈瘤
  - 損傷臓器内や血腫と隣り合う血管と**同程度のCT値を示す**（図5）
  - 撮影位相によって形状が変化しない

図3　活動性出血

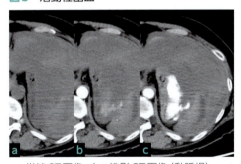

a：単純CT画像，b：造影CT画像（動脈相），c：造影CT画像（平衡相）

図4　のちに仮性動脈瘤を形成

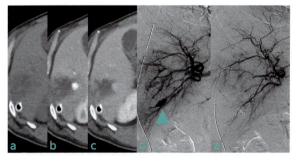

a：単純CT画像，b：造影CT画像（動脈相），c：造影CT画像（平衡相），d：血管造影（仮性動脈瘤：▶），e：血管造影（塞栓術施行後）

図5　腸間膜仮性動脈瘤

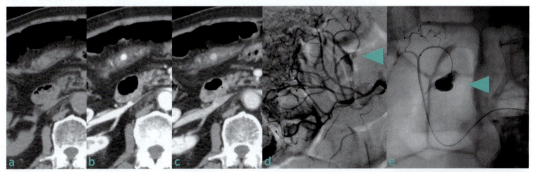

a：単純CT画像，b：造影CT画像（動脈相），c：造影CT画像（平衡相），d, e：血管造影（仮性動脈瘤：▶）

- 仮性動脈瘤も瘤の拡大や破裂のリスクがあるので，しっかりとした経過観察を行い，位置やサイズによっては早急なIVRが必要とされる
- 日本外傷学会臓器損傷分類
  - 臓器の損傷形態を，血腫の存在部位，被膜からの損傷の深度を主体とし分類している
  - CT所見のみで判断されるものではないが，撮影や画像再構成，画像観察を行う際に念頭に置くことによって，医師が必要とする情報を提供することができる
- 臓器損傷分類2008（肝・膵・脾・腎）
  - Ⅰ型：被膜下損傷[※1]
      a. 被膜下血腫
      b. 実質内血腫
  - Ⅱ型：表在性損傷[※2]
  - Ⅲ型：深在性損傷
      a. 単純深在性損傷
      b. 複雑深在性損傷

※1：膵はa/bに分類されない　※2：肝は「創の深さが3cm未満」，その他は「実質の1/2の深さ未満」

肝損傷

画像のポイント

- 腹部単純CT画像
  - 液体貯留像（図6）　・実質濃度の不均一（低吸収域）
- 腹部造影CT画像
  - 活動性出血→造影剤の血管外漏出像
  - 仮性動脈瘤
  - 被膜下血腫→実質の不均一な低吸収域（図7）
  - 実質内血腫→実質の造影不良域
  - 被膜の断裂　・実質の断裂（深達度）（図8）　・動静脈瘻
  - 肝周囲血腫→近接する多臓器（右副腎，右腎，消化管など）や合併頻度の高い脾臓の損傷
  - 静脈損傷→肝静脈や下大静脈周囲の低吸収域
  - 胆道，門脈，肝動脈損傷（periportal low density：PLD）→周囲の低吸収

図6　肝臓周囲の液体貯留（腹部単純CT画像）

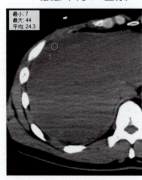

図7　extravasationを伴う肝被膜下血腫

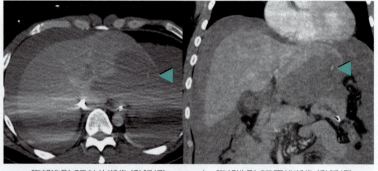

a　腹部造影CT軸位断像（動脈相）　　b　腹部造影CT冠状断像（動脈相）
▶：extravasationとみられる線状の高吸収域

図8 門脈損傷を伴う肝損傷Ⅲb型

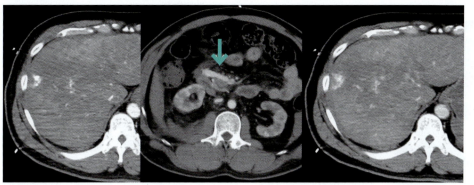

a 腹部造影CT画像（動脈相）　b 腹部造影CT画像（実質相）　c 腹部造影CT画像（平衡相）

a：造影剤の血管外漏出像を認める
b：上腸間膜静脈損傷と思われる造影剤の血管外漏出像（→）
c：肝右葉の広範囲に造影不良域

CT所見に基づく肝損傷分類[5]

- Ⅰ型：被膜下血腫，裂傷，実質内血腫・損傷＜1cm→保存的/経過観察不要
- Ⅱ型：裂傷，実質内血腫・損傷＞1cm→保存的/経過観察
- Ⅲ型：被膜断裂を伴わない実質内もしくは被膜下の活動性出血
  仮性動脈瘤および動静脈瘻門脈，肝静脈ないしはIVC周囲に達する血腫・損傷→厳重な経過観察/またはIVRを考慮
- Ⅳ型：被膜断裂部の実質内活動出血，仮性動脈瘤および動静脈瘻→IVR（開腹術）を考慮
- Ⅴ型：腹腔内へ注ぐ活動性出血，離断型損傷，門脈または肝静脈一次分岐以内の損傷→開腹術（IVR）を考慮

追加を検討すべき検査
- 血管造影

脾損傷

画像のポイント

- 腹部単純CT画像
  - 液体貯留像
  - 実質濃度の不均一（低吸収域）
- 腹部造影CT画像
  - 活動性出血→造影剤の血管外漏出像
  - 仮性動脈瘤
  - 被膜下血腫→実質の不均一な低吸収域
  - 実質内血腫→実質の造影不良域
  - 被膜の断裂（図9）
  - 実質の断裂（深達度）
  - 動静脈瘻
  - 脾内に局在する高濃度spot→**仮性動脈瘤を示唆**（contrast blush）
  - 動脈相における実質の造影効果の不均一な描出（図10）→特に出血性ショックなどの**血圧低下症例**ではこの現象が強調されるので，脾損傷との誤認に注意
  - 脾周囲血腫→近接する多臓器（左腎，膵，横隔膜，消化管など）の損傷や肋骨骨折

図9　被膜断裂を伴う脾実質損傷（Ⅲb型）　　図10　正常例における脾実質の不均一な造影効果

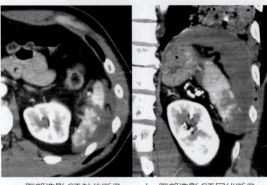
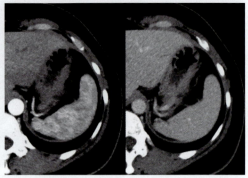

a　腹部造影CT軸位断像（動脈相）　　b　腹部造影CT冠状断像（動脈相）　　a　腹部造影CT画像（動脈相）　　b　腹部造影CT画像（平衡相）

CT所見に基づく脾損傷分類[6]

- Ⅰ型：被膜下血腫，裂傷，実質内血腫・損傷＜1cm→保存的/経過観察不要
- Ⅱ型：被膜下血腫，裂傷，実質内血腫・損傷＞1～3cm→保存的/経過観察
- Ⅲ型：被膜断裂/被膜下血腫，裂傷，実質内血腫・損傷≧3cm→厳重な経過観察/被膜断裂がある場合はIVRを考慮
- Ⅳ型：実質内もしくは被膜下の活動性出血/仮性動脈瘤および動静脈瘻/粉砕型損傷
　　　　→IVR（開腹術）を考慮
- Ⅴ型：腹腔内へ注ぐ活動性出血→開腹術（IVR）を考慮

追加を検討すべき検査
- 血管造影

腎損傷

画像のポイント
- 腹部単純X線画像
  - 腸腰筋陰影の消失→腎周囲腔内に出血をきたすと**腸腰筋陰影が消失する**（血腫のX線透過性が低い）。ただし，偽陽性が多いことを念頭に置く
- 腹部単純CT画像
  - 液体貯留像　　・実質濃度の不均一（低吸収域）
- 腹部造影CT画像
  - 活動性出血→造影剤の血管外漏出像
  - 仮性動脈瘤
  - 被膜下血腫→実質の不均一な低吸収域
  - 実質内血腫→実質の造影不良域（図11）
  - 被膜の断裂　　・実質の断裂（深達度）　　・動静脈瘻
  - 腎損傷を疑う場合は**遅延相**を追加撮影する→CT値が300HUを超えるような新たな高濃度造影剤の漏出を認めれば**尿路系の損傷**が疑われる（図12）

図11 髄質まで達する腎損傷

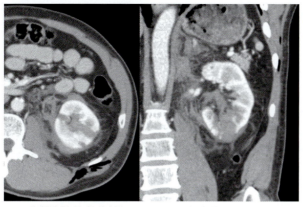

a 腹部造影CT軸位断像（動脈相）　　b 腹部造影CT冠状断像（動脈相）

図12 多発嚢胞腎症患者の外傷後尿路損傷

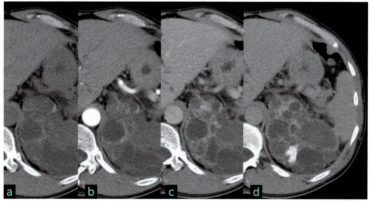

a：腹部単純CT画像，b：腹部造影CT画像（動脈相），c：腹部造影CT画像（平衡相），d：腹部造影CT画像（排泄相）

追加を検討すべき検査
- 血管造影

膵損傷

画像のポイント
- 腹部単純CT画像
  - 液体貯留像
  - 実質濃度の不均一（低吸収域）
- 腹部造影CT画像
  - 活動性出血→造影剤の血管外漏出像
  - 仮性動脈瘤
  - 実質濃度の不均一（低吸収域）（図13）
  - 膵断裂→膵実質に線状の低吸収域を呈する。断裂が実質の1/2以上に及ぶときは膵管損傷の可能性が疑われる→受傷直後は出血の有無，晩期は主膵管損傷の有無が治療成績を左右する
  - 膵腫脹（限局性またはびまん性）　　・膵内血腫

図13 膵頭部に造影不良域
　　　（腹部造影CT画像実質相）

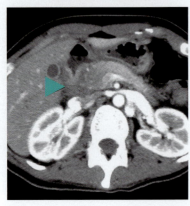

▶：造影不良域

- 脾静脈と膵背側面の間の液体貯留や左前腎筋膜の肥厚 → **膵周囲の血管**からの出血が疑われる
- 周囲脂肪織のhigh density
- 動静脈瘻

追加を検討すべき検査
● 血管造影

再撮影 を防ぐpoint

▶ 上肢挙上困難症例では，**上肢骨からのアーチファクト**をできる限り低減する。
▶ 生体モニターからのアーチファクトをできる限り取り除く（**特に接続部などの大きなもの**）。
▶ 輸液ライン等が撮影時（寝台移動時）にCT寝台に引っかからないかを事前に確認する。
▶ 造影CT撮影は**ボーラストラッキング法**を使用する。
　→ CT撮影に来る時点で循環動態は安定しているはずだが，万全を期す意味でもできる限り使用する。
▶ **検査中の画像所見による撮影範囲や造影タイミングの変更**に対応できるよう，常に心の準備をする（位置決め画像撮影後，単純CT撮影後，造影早期相撮影後など）。

今の自分ならこうしている

- 外傷症例では，重症であればあるほど同行するスタッフ(医師・看護師など)が多くなり，撮影時のギャラリーの多さに圧倒されてしまい，前述したような注意点を疎かにしてしまうことが多々あった．今思えば，逆に医師達と積極的にコミュニケーションをとることによって，緊張もほぐれ，検査に必要な情報も十分に得ることができたと思う．そのためには，**共通言語となる専門用語や検査値に対する理解**が必要とされる．
- アーチファクトは，それによって診断が難しくなってしまったり，IVRに必要な情報を十分提供することができず，IVR施行医の手技を難しくしてしまったことがある．われわれ診療放射線技師の工夫ひとつが，その後の診療に大きくかかわることを強く自覚すべきである．
- 輸液ラインは，**撮影範囲が下肢まで及ぶようなとき**や検査途中に撮影範囲が変更になったときなどに注意が必要である．動脈相撮影中などにラインにテンションがかかってしまい「スキャンを止めるか」「ライン抜去覚悟でスキャンを続けるか」という非常に困難な選択を迫られた経験があり，事前に十分に気を付けなければならないと痛感した．状況に応じて，造影剤ラインをつなぐ時点で，**十分な長さを確保するような工夫**が必要とされることがある．
- また，重症外傷症例を撮影した直後は，アドレナリンが分泌されたような興奮状態になることもあり，その次の検査でぽっかりと気が抜けてしまい，思わぬミスをすることがある．そのような状態を自覚したときには，次の検査を行う前に大きく深呼吸をしたり，手や顔を水で洗ったり，水分を補給するなどして，ほんのわずかでもいいので**リフレッシュ**を心がけるようにしている．

【参考文献】
1) 日本救急撮影技師認定機構 編：救急撮影ガイドラインー救急撮影認定技師標準テキスト. 改訂第2版, へるす出版, 2016.
2) 日本外傷学会外傷初期診療ガイドライン改訂第5版編集委員会 編：改訂第5版外傷初期診療ガイドラインJATEC. へるす出版, 2016.
3) 井田正博, ほか：すぐ役立つ救急のCT・MRI, 学研メディカル秀潤社, 2012.
4) 山下康行：知っておきたい泌尿器のCT・MRI, 学研メディカル秀潤社, 2008.
5) 日本外傷学会臓器損傷分類委員会：肝損傷分類 2008(日本外傷学会). 日外傷会誌, 22：262, 2008.
6) 日本外傷学会臓器損傷分類委員会：脾損傷分類 2008(日本外傷学会). 日外傷会誌, 22：263, 2008.
7) 日本外傷学会臓器損傷分類委員会：膵損傷分類 2008(日本外傷学会). 日外傷会誌, 22：264, 2008.
8) 日本外傷学会臓器損傷分類委員会：腎損傷分類 2008(日本外傷学会). 日外傷会誌, 22：265, 2008.
9) 中島康雄：文部科学省科学研究費補助金, 萌芽研究(研究課題番号：17659376), 研究成果報告書(平成19年度). 2008.
10) 西巻 博：脾損傷. 救急放射線研究会ERセミナー運営委員会 編, Emergency Radiologyー救急の画像とIVR, 日獨医報, 107-110, 南江堂, 2002.
11) 西巻 博：Emergency Radiologyー救急画像診断(IVRを含む)において放射線科医の知っておくべきポイント. 51(1)：51-71, 2006.
12) 藤村一郎, ほか：日本救急撮影技師認定機構による外傷患者の体幹部CT 撮影条件アンケート調査. 日本救急撮影技師認定機構 救急撮影技術データベース構築WG, 第15回日本臨床救急医学会総会学術集会における発表資料, 2012.
13) Benedetti N, et al：Delayed enhancement of ascites after IV contrast material administration at CT：time course and clinical correlation. AJR Am J Roentgenol, 193(3)：732-737, 2009.
14) Orwig D, Federle MP：Localized clotted blood as evidence of visceral trauma on CT：the sentineal clot sign. AJR, 153：747-749, 1989.

1 外傷／骨盤外傷

骨盤骨折

想定される疾患

① 後腹膜出血 ➡ p.58
② 小骨盤内臓器損傷
　1) 尿管損傷 ➡ p.60
　2) 膀胱損傷 ➡ p.61
③ 尿道損傷 ➡ p.61
④ 性器損傷 ➡ p.62
⑤ 管腔臓器損傷（直腸，結腸，小腸）➡ p.62

症状・症候

① 後腹膜出血（出血性ショック）

特に不安定型骨盤骨折に伴う大量出血（1,000〜4,000 mL）による出血性ショック

- ☐ 皮膚所見
  - →皮膚蒼白，皮膚温の低下，冷感，湿潤
- ☐ CRT（capillary refilling time：毛細血管再充満時間）
  - →2秒以上（環境による影響に注意）
- ☐ 脈拍→弱く速い脈（速脈，微弱）
- ☐ 呼吸→頻呼吸
- ☐ 意識レベル
  - →カテコラミン刺激により不穏，攻撃的，非協力的，ショックの進行により意識レベル低下
- ☐ 血圧
  - →収縮期血圧の数値だけではショックの早期認知の指標とならない。およそ30％までの血液減少では代償機能により収縮期血圧が維持される
  - →30〜40％の出血量では，収縮期血圧が90 mmHg以下，脈圧が正常では40〜60 mmHgであるが，30 mmHg以下は血管内容量の減少
- ☐ 尿量
  - →減少，乏尿，無尿

② 骨盤内臓器損傷

- ☐ 1) 尿管損傷
  - →外因性の尿管損傷はまれ，全尿路外傷の1〜2.5％とされる。穿通性外傷や減速機序による鈍的外傷は疑うべきである。血尿は尿管損傷の約50％でしか見られない
- ☐ 2) 膀胱損傷
  - →鈍的外傷に多く，穿通性外傷はまれである。挫傷と破裂に分類される。骨盤骨折による骨折片の膀胱への陥入や肉眼的血尿の存在は膀胱損傷を強く疑う
- ☐ 3) 尿道損傷
  - →主に男性，後部尿道損傷の原因はほとんどが骨盤骨折で，5〜20％にみられる。特に両側恥骨枝骨折に伴うことが多い。前部尿道損傷は，騎乗型損傷である
- ☐ 4) 性器損傷
  - →男性性器損傷は尿路性器損傷全体の10％近い。損傷として，精巣挫傷・精巣破裂，精巣脱出症，陰茎折症がある。女性性器損傷はきわめてまれである。

→強い外力により恥骨に精巣が押さえ付けられて起こる。自動二輪車事故やスポーツ外傷などで起こる。

☐ 5)（骨盤内）管腔臓器損傷
→直腸損傷の大部分は骨盤骨折が原因。結腸損傷と同じ腹膜炎症状

「骨盤単純X線撮影」

撮影のコツ

ポジショニング時のコツ

- ポジショニング時に恥骨や腸骨など**骨盤部を触らない**（二次損傷の回避）
- ピットフォールとなる**高位後腹膜を含めた撮影**が有用で，**半切を縦方向**に使用して撮影するのが良い。その場合の最適な検出器の位置は，目視によりカセッテの中心を**上前腸骨棘**にすると良い。わかりづらい場合には陰部や臍部で総合的に判断する。
- 正面性の乏しい画像は左右を比較して読影を行う際に支障をきたすため注意する。**恥骨結合上縁と左右の上前腸骨棘を結ぶ3点が水平**であるか確認する
- 障害陰影の排除に努める
- 撮影の基本である両下肢伸展位，両下肢を内旋することが望ましいが，二次損傷を与えてしまう可能性があり，臨機応変な対応が必要であり必須ではない
- 肢位異常，打撲痕や皮下出血，下肢長差，開放創の有無を確認し，受傷機転などあらゆる情報収集に努める
- 若年男性には生殖腺防護を考慮する

撮影時のコツ

- 息止めが困難な場合や体動が激しい場合は**短時間曝射**を考慮する
- バックボード装着時は線量の増加を考慮する
- 読影で必要となる仙腸関節や仙骨孔，腰椎横突起を描出させる必要があり，コントラストを意識した撮影が必要である
- 画像にマークを付ける場合には，骨盤部にかからない位置に置く

スペーサーの使用

- バックボードは早期離脱が理想ではあるが（JATEC[*1]では2時間以上使用しないこととされている），バックボードでの撮影が多くの施設で行われている
  [*1] JATEC：Japan advanced trauma evaluation and care
- カセッテが挿入しやすく微調整が可能な**スペーサー**（図1a）を使用する。迅速性と安全性にも役立つツールである
- スペーサーの置く位置は**頭部直下**と**大腿骨骨幹部直下**がベスト。あらかじめストレッチャーの置く位置に**マーキング**をしておくと良い（図1b）

図1　スペーサーの使用例

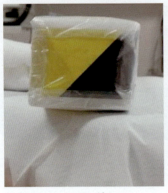
a　スペーサー

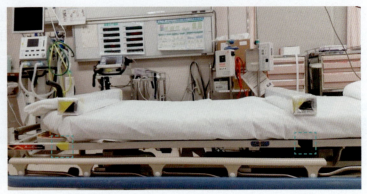
b　虎テープで置く位置をストレッチャーにマーキング（▭）

- スペーサーの材質による挿入のしやすさに変化は見られないが，軽量な硬質発泡スチロール（断熱材）が持ち運びや安全面で最適であり安価である。硬質発泡スチロールのみで使用すると破損するケースがある。その補強策としてベニヤ板やアクリル（約5mm）を硬質発泡スチロール（約3cm）で挟み込んで作成すると良い（高さ約6.5cm）
- 高さはストレッチャーのマットの材質に依存するが，約6〜7cmくらいが最適である
- バックボードは反るためCPR[*2]用のスペーサーも準備しておく

　*2 CPR：cardio pulmonary resuscitation

memo
　スペーサーは2004年に発刊された書籍「改訂第2版プレホスピタル外傷学」（永井書店）で紹介されており，救急に関連する勉強会やSNSなどにより全国に広まったと思われる。

スクープストレッチャー搬送時の対応

- JPTEC[*3]アップデート2016により，脊椎運動制限（spinal motion restriction：SMR）の概念が導入され，スクープストレッチャーによる搬送が増えてきている

　*3 JPTEC：Japan prehospital trauma evaluation and care

- スクープストレッチャーは身長によって長さが調整できるように円柱状のシャフトがあり，折り畳みのできる仕様となっており，それらの部分で金属が使用されているため障害陰影となる（図2）。シャフトを折り畳み時の最長に伸ばすことで，ネジなどの障害陰影やシャフトの重なりによる吸収を少なくして，アーチファクトを最小限にすることができる（図3）
- しかしながら，下肢の損傷時には不可能なことや迅速な撮影が望まれる外傷初期診療において現実的な方法ではない。CT撮影時においてもシャフトを最大限に伸ばすことで，骨盤までの撮影であればアーチファクトはさほど目立たない（図4）
- 一方で，下肢の血管損傷などがある場合には折り畳み部分が障害陰影となるであろう。よって，スクープストレッチャーは搬入時に離脱するべきであると考える
- その対応としては，**搬入時にバックボードやスパインボードなどを用意しておき，そのうえでスクープストレッチャーから離脱するのも良い**。画質や被ばくの面からはX線吸収の少ないプラスチック製のスパインボードが良い。救急科などとの**運用面での取り決め**が必要である

図2 スクープストレッチャーのシャフトおよび折り畳み部の写り込み(実際の症例)

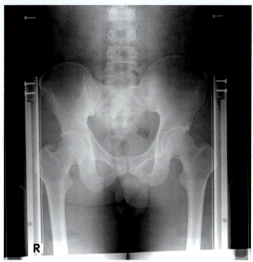
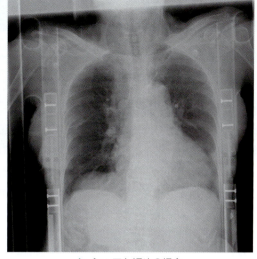

a シャフト長めの場合　　　　　　　　　b シャフト短めの場合
スクープエクセル モデル65 EXL®(FERNO社)

図3 スクープストレッチャーのシャフトおよび折り畳み部の写り込み(CTスカウト画像)

図4 シャフト部分によるCT画像への影響

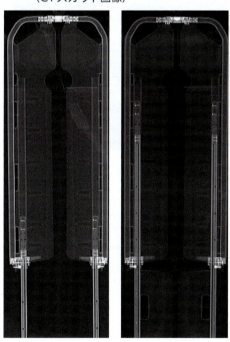
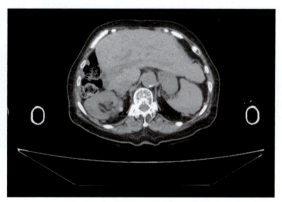

シャフトを最長に伸ばして撮影

a シャフト長めの場合　b シャフト短めの場合
スクープエクセル モデル65 EXL®(FERNO社の場合)

order 「骨盤単純・造影CT」

撮影のコツ

ポジショニング時のコツ

- ポジショニングで骨盤部に触れない（二次損傷の回避）
- 腕を挙上する。挙上できない場合には，骨盤の横や上で手を組むと骨盤腔内にビームハードニングによるアーチファクトが出る可能性がある（図5a）。バックボード装着時は**バックボードから前腕部を下垂させて**アーチファクトの影響を軽減させることができる（図5b）。さらに下垂させるために**スペーサーを使用する**とさらに下垂させることができる
- 肢位異常，打撲痕や皮下出血，下肢長差，開放創の有無を確認。両足背に触れて，冷感や脈が触れるのか確認し下肢の撮影も考慮する（撮影範囲の決定）

図5 前腕部によるアーチファクト対策

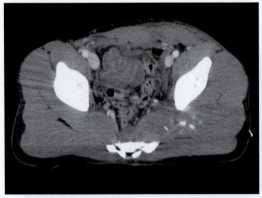
a 腕を横に置いた場合のアーチファクト
→ 骨盤腔内および血管外漏出像へ影響が見られる

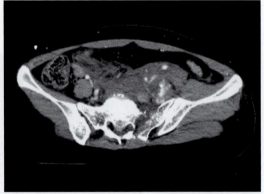
b 前腕をバックボードから下垂した場合
→ 骨盤腔内への前腕部のアーチファクトの影響は少ない

救急撮影 example

後腹膜出血

画像のポイント

- 骨盤単純X線画像（図6）
  - 骨盤の輪状構造の破綻（不安定型骨盤骨折）
  - 小骨盤の透過性低下
  - 腸腰筋陰影（psoas line）の消失（ただし，偽陽性が多い）
- 骨盤単純CT画像（図7a）
  - 血腫
- 骨盤造影CT画像（図7b）
  - 骨折，血腫近傍の造影剤漏出の有無
  - 仮性動脈瘤との鑑別（所見が平衡相で大きくなっていれば出血）

図6 骨盤単純X線撮影

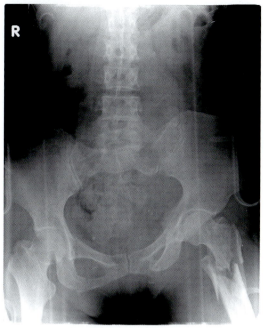

内腸骨動脈の後枝である腸腰動脈の損傷症例

図7 骨盤骨折による高位後腹膜出血の症例

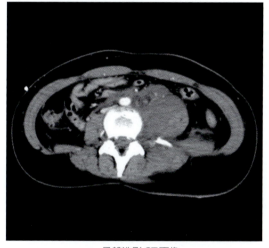

a 骨盤造影CT画像
上行する腸腰動脈損傷による腸腰筋周囲の血腫

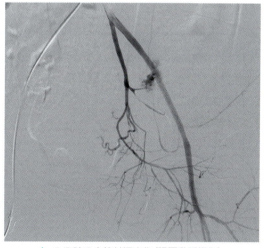

b IVR時の血管外漏出像（腸腰動脈損傷）

追加を検討すべき検査
- 血管造影（IVR）

追加を検討すべき画像再構成
- IVR前のPPP[*4]（仮想透視画像，図8）
- 単純CTと造影CTとのサブトラクション画像（骨折部からの出血や骨片との鑑別に有用）

　＊4 PPP：preprocedural planning（手技支援・術前計画）

図8 IVRのためのPPP（仮想透視画像）

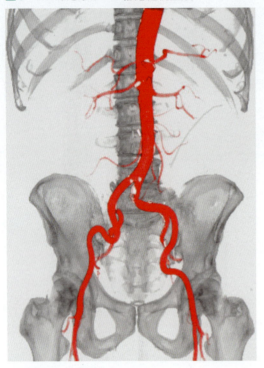

尿管損傷

画像のポイント
- 骨盤単純CT画像
  - 尿漏像
- 骨盤造影CT画像
  - 尿漏像
  - 造影剤の尿管外漏出（遅延相）
    → CT値が尿漏では400 HU以上，血管外漏出では200 HU以下であり尿漏のCT値のほうが高い

追加を検討すべき検査
- 造影CT遅延相もしくは造影後の腎尿管膀胱部単純（KUB[*5]）撮影や逆行性腎盂造影
  - *5 KUB：kidney ureter bladder

追加を検討すべき画像再構成
- 造影遅延相のthick slab MIP[*6]（図9）
  - *6 MIP：maximum intensity projection

図9 骨盤造影CT画像（遅延相）

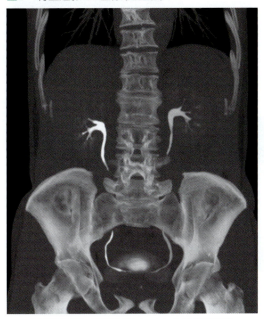

尿管損傷疑い症例のthick slab MIP（正常例）

膀胱損傷

画像のポイント
- 骨盤単純CT画像
  - 尿漏像
  - 膀胱壁の損傷，膀胱破裂時の萎縮虚脱
- 骨盤造影CT画像
  - 尿漏像
  - 膀胱壁の損傷，膀胱破裂時の萎縮虚脱
  - 造影剤の尿管外漏出（遅延相）
    → CT値が尿漏では400 HU以上，血管外漏出では200 HU以下であり尿漏のCT値のほうが高い

追加を検討すべき検査
- 逆行性膀胱造影（2倍希釈の造影剤300〜400 mL使用）

尿道損傷

画像のポイント
- 画像所見は特にない，尿に血液が混じることやバルーンが挿入しづらいなどの所見から判断

追加を検討すべき検査
- 逆行性尿道造影

性器損傷

画像のポイント
- 骨盤単純・造影CT画像
  - 精巣脱出・破裂像など（図10）

図10　重機の下敷きになった症例（精巣挫傷）

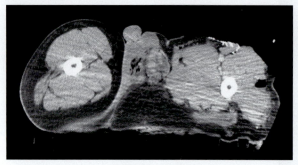

骨盤単純CT画像

追加を検討すべき検査
- 陰茎折症に対するMRI（図11）

図11　陰茎折症に対するMRI

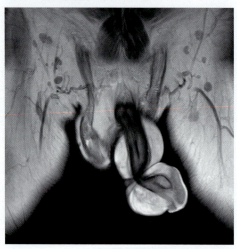

（骨盤内）管腔臓器損傷

画像のポイント
- 骨盤単純X線画像（図12a）
  - 腸管脱出など
- 骨盤単純CT画像
  - 脂肪織濃度上昇
  - 腸間膜肥厚
  - 腸管脱出
  - 遊離ガス像
  - 血腫，液体貯留

- 骨盤造影CT画像
  - 遊離ガス像
  - 腸間膜肥厚，腸間膜出血（造影剤漏出）
  - 腸管浮腫
  - 血腫，液体貯留
  - 腸管脱出（図12b）

図12　不安定型骨盤骨折，腸管脱出の症例

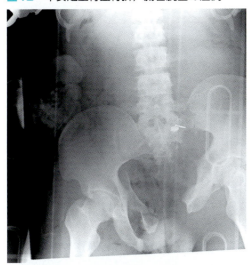

a　骨盤単純X線画像（不安定型骨盤骨折）

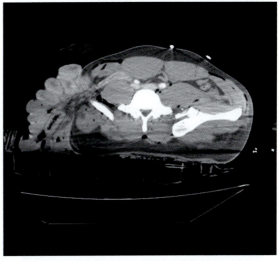

b　骨盤造影CT画像（腸管脱出）

追加を検討すべき検査
- 受傷早期では穿孔があっても画像所見として現れにくいため，フォローアップCTを考慮する

追加を検討すべき画像再構成
- 遊離ガス検出のため，MinIP*7（最小値投影像）の作成
  - *7 MinIP：minimum intensity projection

再撮影を防ぐpoint

- カセッテの中心は上前腸骨棘。
- バックボード装着時は，スペーサーを活用。
- 障害陰影の除去。
- 救急科などとの運用面での取り決めが必要である。
  → スクープストレッチャーは離脱する。

もう少しこうしておけばよかった

● 半切横方向での撮影を後悔した症例

外傷についての知識が浅い10年ほど前である。バイタルが安定していた高エネルギー事故の患者で，CT撮影中に血圧が低下し，CTで初めて腎損傷が判明した。すぐに輸血O（＋）を開始したという症例である（図13）。高位後腹膜出血は，JATECでは消去法での診断となっており，ピットフォールとして注意喚起されている（図14）。

当時は，何も考えず，primary surveyの骨盤単純X線撮影は骨盤が入っていればという考えから，半切を横方向に使用して撮影していた。もし，半切縦方向で撮影し高位後腹膜を描出

図13 高位後腹膜出血の症例

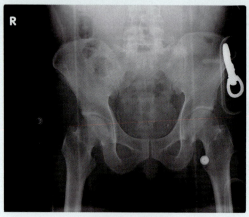
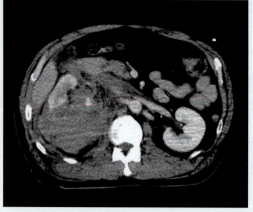

a 骨盤単純X線画像　　　　　　　　　　b 腎レベルの造影CT画像
　半切横方向撮影　　　　　　　　　　　　日本外傷学会臓器損傷分類2008における腎損傷Ⅲ-b型

図14 高位後腹膜出血の診断方法

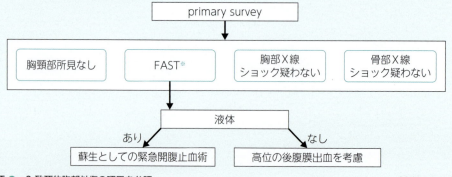

※FAST ⇒ p3 致死的胸部外傷の項目を参照　　　　　　　　　　（文献1より引用）

していたら，腸腰筋陰影(psoas line)の異常や腰椎横突起骨折を指摘できたかもしれない。早期からの輸血準備が行われた可能性がある。幸い命に別状はなかったが，診断の遅れが命を落としかねない，まさに「死のトンネル」となるところであった。

この振り返り症例以後，半切縦方向撮影に運用を変更し，現在では17×17インチサイズのFPD*8を使用している。後腹膜は3つのzoneに分類され，骨盤部だけではない。骨盤単純X線撮影というよりは，後腹膜単純X線撮影といったほうが良い。

また，障害陰影の除去は基本であり，搬入時早期から技師も参加し，情報収集や障害陰影の除去に努めるべきであり，迅速かつ安全な撮影につなげる必要がある。そういった面でも反省した症例であった。

＊8 FPD：flat panel detector

【参考文献】
1) 日本外傷学会初期診療ガイドライン改訂第5版編集委員会 編：外傷初期診療ガイドラインJATEC™，改訂第5版(日本外傷学会・日本救急医学会 監修)，へるす出版，2016.
2) 日本臨床救急医学会 編集協力：外傷初期看護ガイドラインJNTEC™(日本救急看護学会 監修)，へるす出版，2014.
3) 日本外傷学会外傷専門診療ガイドライン 編：外傷専門診療ガイドラインJETEC™(日本外傷学会 監修)，へるす出版，2014.
4) 石原 晋 編著：改訂第2版 プレホスピタル外傷学，p.92，永井書店，2004.

1 外傷／頭部・顔面外傷

頭蓋内損傷

想定される疾患

① **急性硬膜外血腫** ➡ p.68
② **急性硬膜下血腫** ➡ p.69
③ **脳挫傷・外傷性脳内血腫** ➡ p.70
④ **外傷性くも膜下出血** ➡ p.71
⑤ **びまん性軸索損傷** ➡ p.72
⑥ **びまん性脳腫脹** ➡ p.73

症状・症候

memo
- 頭部外傷において，初期重症度評価の基準は，意識障害の程度である。
- 意識障害の評価は，国際的なスケールであるGlasgow coma scale (GCS) が用いられる。
- JATECではGCSで，
  ・合計8点以下を重症
  ・合計9〜13点を中等度
  ・合計14〜15点を軽症
  の3段階に分類する。
- 特に重度頭部外傷では初期より気管挿管による呼吸管理が行われる。

① **急性硬膜外血腫**
- ☐ 頭痛，吐き気，頭部皮下軟部組織の腫脹
- ☐ 頭部挫創，皮下血腫，受傷部近傍の痛み(線状骨折)

memo
- 外傷直後は明らかな意識障害を伴わないことも多いが，時間経過とともに血腫が増大すると，徐々に意識状態がわるくなる。

② **急性硬膜下血腫**
- ☐ 頭痛，めまい，吐き気，嘔吐，痙攣，麻痺，感覚障害
- ☐ 頭部挫創，皮下血腫，鼻出血

- ☐ 意識障害
- ☐ 受傷直後から意識障害が出る場合がある

③ **脳挫傷・外傷性脳内血腫**
- ☐ 頭痛，嘔吐，頭部挫創，皮下血腫
- ☐ 意識障害
- ☐ (血腫)局所の症状
  麻痺，感覚障害，痙攣発作，言語障害，視野障害
  →血腫が生じた部位や大きさによって，神経症状が異なる

④ **外傷性くも膜下出血**
- ☐ 頭痛，吐き気，嘔吐，頭部挫創，皮下血腫
- ☐ 意識障害，頭蓋内血管損傷(出血量多い場合)
  →軽度であれば症状が出現しないケースもある
  →内因性の可能性も否定できない

⑤ **びまん性軸索損傷**
- ☐ 重篤な意識障害(著明な占拠性病変なし)
- ☐ 異常肢位(受傷直後から)，頭部挫創，皮下血腫
- ☐ 麻痺，記憶障害(後遺症として)

⑥びまん性脳腫脹

- ☐ 頭痛，嘔吐，目の痛み（頭蓋内圧上昇により）
- ☐ 低酸素，低血圧（脳血流障害，低酸素脳症：二次的因子）
    - →重度：痙攣，麻痺（神経症状出現）
    - →重篤：意識障害，呼吸抑制（脳幹の圧迫）

memo
- 若年者の頭部外傷によって生じることが多い

 「頭部単純CT」

頭部外傷の初期診療において，頭部CTは第1選択の検査で大きな役割を果たす

撮影のコツ

ポジショニング時のコツ

- アーチファクトの原因となるX線吸収体（ヘアピン・ピアス・補聴器など）の有無を確認する
- スライス面に対して頭蓋内が左右対称であることが重要である
    - 顔面・頸部外傷を疑う場合や適性なポジショニングの維持が困難な場合は，ヘリカルスキャン撮影後，ボリュームデータから正確な横断像，MPR[*1]を作成するため，ポジショニングに時間をかけず，速やかに撮影する
    - 義歯やバックボードなどにおけるアーチファクトの原因が考えられる場合はチルト撮影も考慮する

    *1 MPR：multiplanar reconstruction

撮影時のコツ

- 頭部皮下血腫は受傷箇所を意味しており，皮下組織をFOV[*2]からはずさない
    - 重篤な頭部外傷で，頭部・顔面・頸部の撮影を一連でヘリカルスキャンを行う場合は，可変ヘリカルピッチ撮影なども考慮に入れる
    - 患者の急激な体動によるアーチファクトには注意が必要であり，患者観察は重要である

    *2 FOV：field of view

救急撮影 example

急性硬膜外血腫

画像のポイント
- 頭部単純CT画像
  - 凸レンズ型の高吸収域(頭蓋骨に接した部位,図1)
  - 皮下血腫・頭蓋骨骨折を伴うことが多い(受傷側)
  - 縫合線を越えて広がらない(矢状縫合が例外)
  - 大脳鎌や小脳テントを越えて広がることがある
  - 境界が明瞭(図2)
  - 血腫内部に低吸収域が混在することがある(**swirl sign**,図3)

memo
  - テント上:中硬膜動脈損傷から出血(MPR冠状断)
  - テント下:静脈洞から出血によることが多い(中頭蓋窩に発生した場合は,典型的な意識清明期ののち急速な意識障害の進行を伴う)

図1 頭部単純CT横断像　　図2 頭部単純CT横断像　　図3 頭部単純CT冠状断像

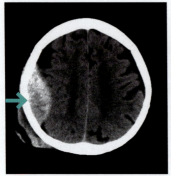 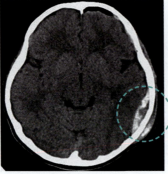 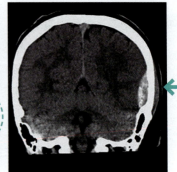

凸レンズ型の高吸収域(→)　　境界が明瞭(○)　　swirl sign(→)

追加を検討すべき検査
- follow-upの頭部単純CT

急性硬膜下血腫

画像のポイント

- 頭部単純CT画像
  - 三日月状の高吸収域（頭蓋骨内板に沿う，図4）
  - 外傷側（coup）にも対側（contre-coup）にも存在
  - 縫合線を越えて広がる
  - 大脳鎌や小脳テントを越えて広がらない
  - 頭蓋骨骨折を伴わないことが多い
  - 前頭–頭頂円蓋部に好発

memo
- **直撃損傷**（coup injury）→衝撃時に外力を受けた側の脳組織に損傷が生じる
- **反衝損傷**（contre-coup injury，図5，6）
  →外力が伝わった脳実質が受傷部位反対側の頭蓋骨に衝突し損傷が生じる（急性硬膜下血腫では生じやすい）

図4 頭部単純CT横断像

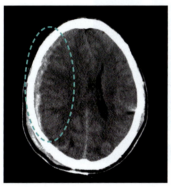

三日月状の高吸収域（◯）

図5 頭部単純CT横断像（contre-coup）

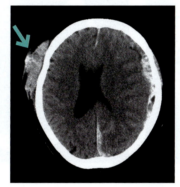

図6 頭部単純CT冠状断像（contre-coup）

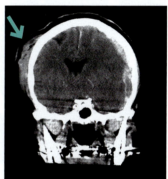

右打撲痕の対側に損傷（→）が生じている

追加を検討すべき検査

- follow-upの頭部単純CT
- 頭部MRI（少量の硬膜下血腫には有用）

脳挫傷・外傷性脳内血腫

画像のポイント

- 頭部単純CT画像
  - 前頭葉・側頭葉に好発（図7, 8）
  - 外傷側（coup）にも，対側（contre-coup）にも生じる
    → 浮腫を示す低吸収域のなかに，出血を示す高吸収域がごま塩状（salt and pepper）に混在して見られる場合がある（図7）
    → 時間とともに血腫が明瞭化（図8）

  memo
  - 遅発性外傷脳内血腫（delayed traumatic intracranial hematoma：DTICH）
    → 受傷後に遅れて脳内血腫が出現する場合がある（図8）

図7　頭部単純CT横断像（salt and pepper）

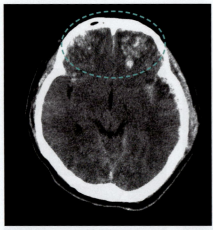

前頭葉にsalt and pepper像（○）を認める

図8　頭部単純CT横断像（外傷性脳内血腫）

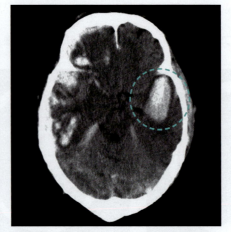

受傷後，数時間後に脳内血腫（○）を認める

追加を検討すべき検査

- follow-upの頭部単純CT

外傷性くも膜下出血

画像のポイント

- **頭部単純CT画像**
  - 脳槽や脳溝などの脳脊髄腔に高吸収域(図9, 10)
  - 外傷側やその対側,脳底槽の一部に薄く見られることがある
    → 出血量が多い場合は,鞍上槽〜大脳谷槽,シルビウス裂,側頭葉,頭頂葉などのくも膜下腔に高吸収域

  memo
  → 外傷性くも膜下出血では,脳動脈瘤破裂による内因性のくも膜下出血で意識障害をきたし,それが原因で事故や転倒により受傷した可能性も考える。
  → 経過観察中に脳血管攣縮を生じる場合もある。

図9　頭部単純CT横断像　　　**図10　頭部単純CT横断像**

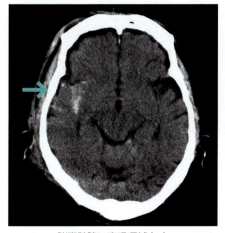 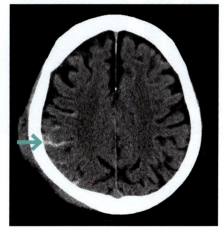

脳脊髄腔に高吸収域(→)　　　受傷側の脳溝に高吸収域(→)

追加を検討すべき検査

- **頭部CTA**
  - 出血量が多い場合は,内因性による脳動脈瘤破裂や外傷性血管損傷(仮性動脈瘤など)を考慮に入れる
- **頭部MRI**
  - MRA[*3]における動脈瘤の否定とFLAIR[*4]で脳溝に一致した高信号域

    *3 MRA：MR angiography
    *4 FLAIR：fluid attenuated inversion recovery

びまん性軸索損傷

画像のポイント

- 頭部単純CT画像
  - 軸索浮腫を示す小さな低吸収域：周囲組織の破綻に伴う点状の小出血（図11）

  memo
  → 微小出血や脳の組織損傷はCTでは検出できないことが多く，受傷直後より重篤な意識障害が遷延する場合はびまん性軸索損傷（diffuse axonal injury：DAI）を疑って，MRIを施行する（図12，13）

図11 頭部単純CT横断像　　図12 頭部単純MRI（DWI 横断像）　　図13 頭部単純MRI（DWI 横断像）

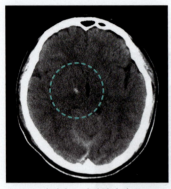 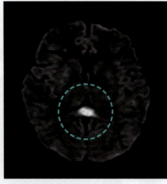 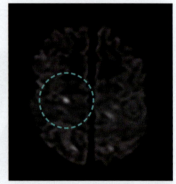

右内包に小出血（○）　　脳梁体部に高信号（○）　　両側大脳皮髄境界に高信号（○）

追加を検討すべき検査

- 頭部MRI
  - 拡散強調画像（DWI*5），FLAIR像，T2*強調画像が必須

    *5 DWI：diffusion weighted image

びまん性脳腫脹

画像のポイント
- 頭部単純CT画像
    - 脳溝，脳室系の著明な狭小化
    - 脳底部では迂回槽，四丘体槽が不明瞭化
    - 皮髄境界が消失し，大脳がびまん性低吸収域（図14）

    memo
    - pseudo-subarachnoid hemorrhage（pseudo-SAH，図15）
        → 高度な脳浮腫により，脳溝の血管が高吸収域を呈し，一見くも膜下出血と紛らわしい場合がある

図14 頭部単純CT横断像

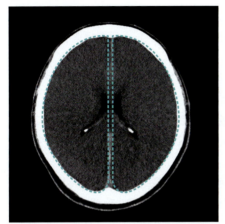

皮髄境界は不明瞭（○）

図15 頭部単純CT横断像

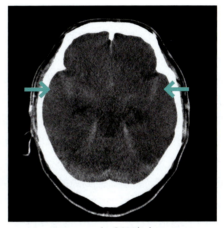

pseudo-SAH（→）

追加を検討すべき検査
- follow-upの頭部単純CT

再撮影を防ぐpoint

▶ 後頭蓋窩や頭頂部など，受傷部位が撮像範囲から欠けないよう十分に広い範囲を撮影する。
▶ 体動抑制が困難な頭部外傷患者には，モーションアーチファクトに強いヘリカルスキャンが有用である。
▶ 脳挫傷などの好発部位である頭蓋底の観察は，ヘリカルピッチの小さい撮影条件で，かつ薄いスライス厚での撮影が必要である。
▶ 診断に影響を及ぼすような急激な動きによるモーションアーチファクトには撮影中から注意が必要である。

今の自分ならこうしている

- 後頭部や側頭部に強い頭部外傷所見を生じている場合は，対側の前頭葉や側頭葉の小さな血腫・脳損傷を見落とさないように薄いスライス厚・MPR画像を提供し，反衝損傷（contre-coup injury）に注意する。
- 骨に隣接し，ごく薄い高吸収域を示す場合は，症例ごとにウィンドウ幅（WW）/ウィンドウレベル（WL）を調整して存在診断しやすい画像を提供する。
- 頭蓋底部に血腫が疑われる場合は，積極的にMPR画像（冠状断・矢状断）を作成，同時に頭蓋底骨折の評価も行い，内頸動脈損傷などの血管損傷除外目的で頭頸部CTAの撮影を考慮する。
- 外傷性くも膜下出血では，血腫が脳動脈瘤破裂の好発部位（前交通動脈部など）の周囲を主体としたのであれば内因性，外力の方向に一致して血腫があれば外因性を考慮に入れて，CTA[*6]・MRA・血管造影などの精査の準備を行う。

*6 CTA：CT angiography

1 外傷／頭部・顔面外傷

血管損傷

想定される疾患

【外傷性脳血管損傷】
① 内頸動脈損傷（閉塞） ➡ p.76
② 中大脳動脈損傷（出血） ➡ p.77
③ 内頸動脈海綿静脈洞瘻 ➡ p.78
　その他，顔面の血管損傷（顔面動脈，顎動脈などの損傷）

memo
- 外傷性くも膜下出血や脳内血腫などによる出血性病変，解離した動脈の閉塞などによる虚血性病変が生じることもある

症状・症候

① 内頸動脈損傷（閉塞）
- ☐ 頭蓋底骨折，顔面骨折（大量の鼻出血，耳出血）
- ☐ 意識障害，脳梗塞

② 中大脳動脈損傷（出血）
- ☐ 頭蓋骨骨折
- ☐ 頭蓋内損傷（外傷性くも膜下出血など）
- ☐ 意識障害

③ 内頸動脈海綿静脈洞瘻
（carotid-cavernous fistula：CCF）
- ☐ 拍動性眼球突出，結膜充血浮腫，視力障害
- ☐ 頭痛，雑音（耳鳴り）
- ☐ 顔面静脈の怒張，外眼筋麻痺・腫大
- ☐ 頭蓋底骨折

その他（顔面の損傷）
- ☐ 頭蓋底骨折，顔面骨折
- ☐ 大量の鼻出血
- ☐ 咽頭から喉頭にかけての出血
- ☐ 気道閉塞

memo
外傷性内頸動脈海綿静脈洞瘻
- 頭蓋底骨折により，内頸動脈と海綿静脈洞の間に直接短絡血行路が形成された状態
- 海綿静脈洞部の内頸動脈が破綻することによって生じる
- 受傷後24時間以内の発生と，2カ月以上経過してから発症するものも見られる
- 遅れて発症する原因としては，仮性動脈瘤が破裂するまでの時間経過が関係している
- 頭蓋底骨折を伴うような重症の頭部外傷で発生頻度が高いため，臨床的な追跡が必要となる

order 「頭頸部造影CT（CTA）」

頭頸部単純CTにて，頭蓋底骨折などによる外傷性脳血管損傷を疑う場合

撮影のコツ

ポジショニング時のコツ
- スライス面に対して頭蓋内が左右対称であることが重要である
- 頭蓋内・顔面・頸椎損傷の場合や適性なポジショニングの維持が困難な場合は，ボリュームデータから正確な横断像，MPRや3次元画像などを考慮する
- 可能な限りでの頭部保持固定を行い，ポジショニングに時間をかけすぎず，速やかに撮影する
- 義歯やバックボードなどにおけるアーチファクトの原因が考えられる場合はチルト撮影も考慮する

撮影時のコツ
- 撮影範囲は，受傷機転，臨床所見，単純CT画像所見などを踏まえて医師と造影CT撮影前に決定する
- 外傷頭部CTAの撮影条件は，通常の頭部CTA条件に準じるが，頭頸部撮影CTAでは，可変ヘリカルピッチ撮影も考慮する
- 骨の障害を除去するためにサブトラクション撮影が効果的である
- 造影ルートの確保，インジェクターとの接続などを事前に準備する

救急撮影 example

内頸動脈損傷（閉塞）

画像のポイント
- 頭頸部CTA画像
  - 内頸動脈の解離，狭窄（図1），閉塞（図2）
  - 頭蓋底・顔面骨骨折

図1 頭頸部CTA横断像

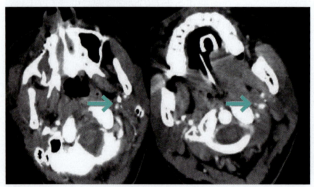

左内頸動脈の狭窄を認める（→）

図2 頭頸部CTA矢状断像

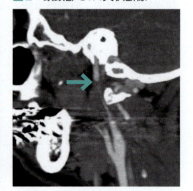

内頸動脈の閉塞（→）

追加を検討すべき検査
- 頭部MRA
- 血管造影（CTA・MRAでも評価できるが，閉塞や断裂以外は，偽陰性・偽陽性があり正確な診断には血管造影が必要）

中大脳動脈損傷（出血）

画像のポイント
- 頭部CTA画像
  - 頭蓋内損傷
    → 外傷性くも膜下出血（図3），脳内血腫，硬膜下血腫など
  - 血管損傷（図4），活動性出血（図5）

図3　頭部単純CT横断像

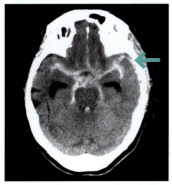

外傷性くも膜下出血（→）

図4　頭部CTA画像（VR*1像）

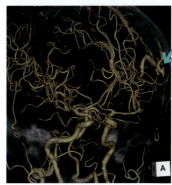

左中大脳動脈末梢の損傷（→）

図5　血管造影（l-ICA*2）

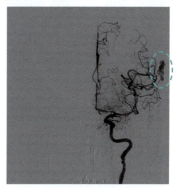

活動性出血（○）

追加を検討すべき検査
- 血管造影（末梢動脈損傷部位の同定目的や塞栓術）

*1 VR：volume rendering
*2 l-ICA：left internal carotid artery

内頸動脈海綿静脈洞瘻（CCF）

画像のポイント
- 頭部単純CT画像＋頭部単純MRI
  - 上眼静脈の拡張・怒張（図6）
  - 一側海綿静脈洞の拡張
  - 一側眼球突出
- 頭部MRA
  - 元画像より，海面静脈洞内に信号上昇を認め，動脈からの血流と考える（図8）

図6 頭部単純CT横断像　　図7 MRI横断像（T2強調画像）　　図8 MRA元画像

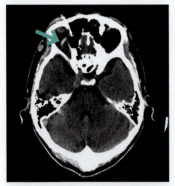 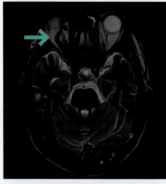 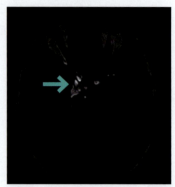

右上眼静脈の拡張を認める（→）　　上眼静脈の拡張（→）　　右海綿静脈洞内に信号上昇（→）

図9 血管造影（r-ICA）　　図10 CCF模式図（直接型）

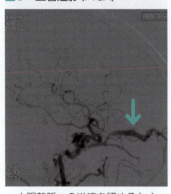

上眼静脈への逆流を認める（→）

海綿静脈洞部の内頸動脈が破綻し，直接短絡した状態。
静脈流出経路である上眼静脈への逆流により，眼球突出が見られる。
（文献14より筆者作図）

追加を検討すべき検査
- 頭部のMRI，MRA
- 頭部CTA
- 血管造影・塞栓術（内頸動脈と海綿静脈洞の瘻孔の閉鎖）

再撮影 を防ぐpoint

▶ 可能であれば頭部固定を行う。
▶ 事前に医師と撮影範囲を決定する。
▶ ボーラストラッキング法などを使用し，適切な造影タイミングを図る。
▶ 軟部組織などからの出血を認める場合は，動脈相・実質相の2相撮影を行う。
▶ 頭頸部CTA検査では急激な動きによるモーションアーチファクトには特に注意が必要であり，患者の状態によっては連続2相撮影も考慮に入れる。

今の自分ならこうしている

- 頭蓋底骨折などでは，血管損傷が生じるおそれもあるので，単純CTの時点で確認できれば，頭頸部CTA，血管撮影まで考慮する。
- 頭頸部CTAでは，骨障害除去目的と3次元画像作成における時間短縮も含めてサブトラクション撮影を用いる。
- 造影効果に応じて，症例ごとにウィンドウ幅（WW）／ウィンドウレベル（WL）を設定し，血管損傷，出血の検索を行う。
- 頭部・顔面外傷における血管損傷の発生率は低いが，閉塞や狭窄ではIVRの介入を考慮しなければならず，損傷形態によっては治療方針も変わるため，適切な撮影条件でかつ適切な造影タイミングで撮影する。
- 早急な治療方針の決定には，thin sliceにおける拡大再構成画像・MPR・CPR[*3]・MIP[*4]・VRの速やかな作成が必要となる。
- IVR[*5]支援画像の作成も考慮に入れる。

[*3] CPR：curvedplanar reconstruction
[*4] MIP：maximum intensity projection
[*5] IVR：interventional radiology

骨折

1 外傷／頭部・顔面外傷

想定される疾患

【頭蓋骨骨折】
① 線状骨折　円蓋部 ➡ p.83
② 陥没骨折　円蓋部 ➡ p.83
③ 頭蓋底骨折 ➡ p.84

【顔面骨骨折】
④ 前頭骨（および前頭蓋底）骨折 ➡ p.84
⑤ 眼窩壁骨折（吹き抜け骨折：blow-out fracture）➡ p.85

⑥ 頬骨骨折（体部・頬骨弓）➡ p.85
⑦ 側頭骨骨折 ➡ p.86
⑧ 上顎骨骨折（Le Fort型骨折）➡ p.86
⑨ 下顎骨骨折（体部・角部・顎関節突起）
　➡ p.87

その他
　鼻骨骨折，視神経管骨折，三脚骨折など

症状・症候

① 線状骨折　円蓋部
- ☐ 頭痛，頭部圧痛，頭部挫創，皮下血腫
- ☐ 硬膜外血腫（中硬膜動脈や静脈洞を横断する線状骨折）
- ☐ 頭蓋内損傷を伴っていなければ，経過観察

② 陥没骨折　円蓋部
- ☐ 頭部圧痛，頭部挫創，皮下血腫，頭部陥没痕
  - → 頭蓋内損傷あり（硬膜下・硬膜外血腫など）
- ☐ 吐き気，嘔吐，めまい，痙攣
- ☐ 髄液漏（陥没による硬膜損傷）・意識障害
- ☐ 外傷を受けた部位に一致して頭蓋骨に大きな変形をきたすことがある

③ 頭蓋底骨折
- ☐ Battle徴候（Battle's sign）：耳介後部の皮下出血

- ☐ パンダ目徴候（black eye, raccoon eye）：眼窩周囲の皮下出血
- ☐ 耳出血，鼻出血，髄液漏，髄液鼻漏，嗅覚異常
- ☐ 気脳症，脳神経障害（顔面神経麻痺）
  - → 血管損傷（解離，閉塞，仮性動脈瘤，内頸動脈海綿静脈洞瘻など）
- ☐ 静脈洞損傷

memo
顔面骨骨折
- 顔面外傷・顔面骨骨折において緊急度の高い病態は「気道閉塞」「大量外出血」

④ 前頭骨（および前頭蓋底）骨折
- ☐ パンダ目徴候（black eye, raccoon eye）：眼窩周囲の皮下出血
- ☐ 額部，眉間鼻根部の腫脹・変形，眼窩部腫脹，皮下出血
- ☐ 眼球位置異常（上下左右・突出陥凹），眼球運動障害（複視）

- ☐ 髄液鼻漏，鼻出血（大量であれば血圧低下）

⑤ 眼窩壁骨折（吹き抜け骨折：blow-out fracture）
- ☐ 眼窩部腫脹，皮下出血，眼窩縁の圧痛
- ☐ 眼球位置異常（上下左右，突出陥凹）眼球運動障害（複視）
- ☐ 鼻出血，視覚低下，上眼瞼下垂，眼球陥没・突出
- ☐ 視野異常・対光反射の異常・外眼筋麻痺

memo
- 痛みから眼球迷走神経反射を誘発し，悪心，吐き気，嘔吐，徐脈，顔面蒼白

⑥ 頬骨骨折（体部・頬骨弓）
- ☐ 頬部の陥没・変形・腫脹，眼窩部腫脹，皮下出血
- ☐ 鼻・咽頭・口腔内出血，開閉口障害（頬骨弓骨折）
- ☐ 頬部上口唇，上歯槽部の痺れ，知覚異常（眼窩下神経損傷）
- ☐ 眼球位置異常（上下左右，突出陥凹），眼球運動障害（複視）

⑦ 側頭骨骨折
- ☐ Battle徴候（Battle's sign）：耳介後部の皮下出血
- ☐ 耳部圧痛，耳閉感，外耳道出血
- ☐ めまい（末梢前庭性），顔面神経麻痺
- ☐ 伝音性難聴（鼓室内液体貯留・出血，耳小骨離断）

⑧ 上顎骨骨折（Le Fort型骨折）：両側上顎骨体部にまたがる横断型骨折
- ☐ 顔面全体の高度腫脹・変形（dish face）
- ☐ 眼窩部腫脹・皮下出血，頬部・眉間鼻根部腫脹・変形
- ☐ 鼻出血，咽頭出血，口腔内出血，咬合異常，開閉口障害
- ☐ 眼球位置異常（上下左右，突出陥凹），眼球運動障害（複視）
- ☐ 頬部上口唇・上歯槽部の知覚異常（眼窩下神経損傷）
- ☐ 髄液鼻漏（高位骨折や頭蓋底骨折を伴う場合）
- ☐ 血管損傷（解離，仮性動脈瘤，内頸動脈海綿静脈洞瘻）

memo
- 鼻出血は，鼻粘膜損傷と上顎骨体部，鼻副鼻腔骨折によるものが主体ではあるが，顎動脈（蝶口蓋動脈，下行口蓋動脈など）損傷による大量出血もまれではない

⑨ 下顎骨骨折（体部・角部・顎関節突起）
- ☐ 下顎部腫脹，咬合異常，開閉口障害
- ☐ 外耳道出血（顎関節突起骨折）
- ☐ 腔内出血（貫通創，歯牙の損傷，折損した歯牙）
- ☐ 下歯槽部，下顎部の知覚障害，麻痺（オトガイ神経損傷）
- ☐ 粉砕骨折などによる気道閉塞（舌が咽頭側へ落ち込む）

「頭部・顔面単純CT」

頭部・顔面骨折では，MPRや3次元画像が簡便に提供できる環境になり単純CTが第1選択となる

撮影のコツ

ポジショニング時のコツ

- Battle徴候，パンダ目徴候，耳・鼻出血，腫脹，変形などがあるか確認する
  - 顔面・頸椎損傷を疑う場合や適切なポジショニングの維持が困難な場合は，頭部外傷時と同様にヘリカルスキャンにおける撮影後，ボリュームデータから正確な横断像，MPRや3次元画像を考慮に入れて，ポジショニングに時間をかけず，速やかに撮影する
  - 義歯やバックボードなどにおけるアーチファクトの原因が考えられる場合はチルト撮影も考慮する

撮影時のコツ

- 顔面の微細構造の評価には，骨関数による画像が必要である
- 横断像に加えて冠状断（必要に応じて矢状断）画像や3次元画像が作成できるようにヘリカルスキャンで撮影する
- 眼窩内や副鼻腔内の軟部組織情報も必要なので軟部組織関数も作成する
- 皮下血腫は受傷箇所を意味しており，皮下組織をFOVからはずさない
- 患者の急激な体動によるアーチファクトには，注意が必要であり，患者観察は重要である

救急撮影 example

線状骨折　円蓋部

画像のポイント
- 頭部単純CT画像
  - 線状の骨折（転位や陥没なし，図2）
    → 前頭部・側頭部・後頭部に好発

memo
→ 骨折線が中硬膜動脈，静脈洞などを横切るときは注意（急性硬膜外血腫を生じる危険性）

図1　頭部単純CT冠状断像（骨条件）　　図2　頭部単純CT画像（VR像）

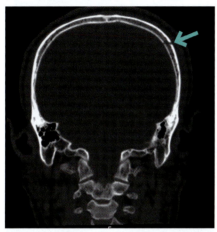
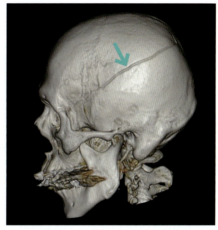

左側頭部の線状骨折（→）　　　側頭骨に線状骨折を認める（→）

追加を検討すべき検査
- 頭部単純X線撮影
- follow-upの頭部CT

陥没骨折　円蓋部

画像のポイント
- 頭部単純CT画像
  - 頭蓋骨が陥没（図3）
  - 周囲に皮下血腫，気脳症
  - 陥没した骨片による脳損傷

図3　頭部単純CT冠状断像（骨条件）

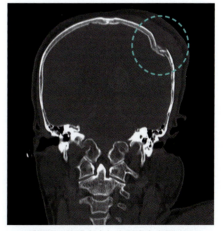

受傷側に陥没（○）と皮下出血を認める

追加を検討すべき検査
- 頭部単純X線撮影
- follow-upの頭部CT

頭蓋底骨折

画像のポイント
- 頭部・顔面単純CT画像
  - 頭蓋底の骨折線（図4）
  - 副鼻腔・乳突蜂巣内の血液を示唆する液体貯留
  - 気脳症

追加を検討すべき検査
- 頭頸部CTA（内頸動脈損傷の除外目的）

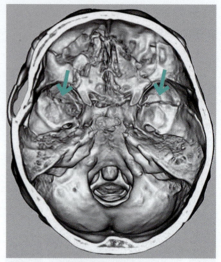

図4　頭部・顔面単純CT（VR像）

頭蓋底の骨折線（→）

前頭骨（および前頭蓋）底骨折

画像のポイント
- 頭部・顔面単純CT画像
  - 前頭洞に液体貯留（図5）
  - 脳実質内の微小出血
  - 気脳症

追加を検討すべき検査
- follow-upの頭部CT

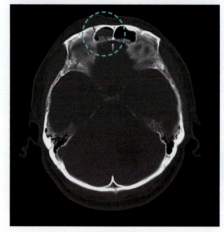

図5　頭部・顔面単純CT横断像

液体貯留（○）

眼窩壁骨折（吹き抜け骨折：blow-out fracture）

画像のポイント

- 顔面単純CT画像
    - 眼窩壁の骨折
    - 眼窩内脂肪織，直筋の逸脱および嵌頓
    - 眼窩内気腫や血腫（図6）
    - 上顎洞，篩骨洞内に出血を示唆する液体貯留
    - 外眼筋（下直筋）の偏位

図6　顔面単純CT冠状断像

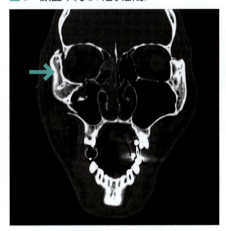

眼窩内の気腫も見られる（→）

図7　顔面単純CT画像（VR像）

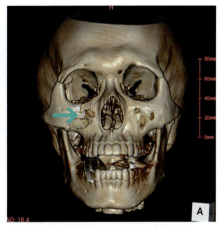

右眼窩の骨折を認める（→）

追加を検討すべき検査

- 頭部MRI（眼窩内容の逸脱評価）

頬骨骨折（体部・頬骨弓）

画像のポイント

- 顔面単純CT画像
    - 頬部皮下血腫
    - 外力方向への陥没・変形

追加を検討すべき検査

- 頭部単純X線撮影（頬骨弓軸位，頬骨正面）

図8　顔面単純CT横断像

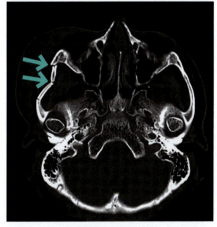

右頬骨弓の陥没（→）

側頭骨骨折

画像のポイント
- 側頭骨単純CT画像（図9）
  - 乳突蜂巣や耳小骨の骨折（離断），液体貯留，粘膜肥厚
  - 蝶形骨洞内に気腫・液体貯留

追加を検討すべき検査
- 側頭骨用関数で左右拡大再構成画像

図9 側頭骨単純CT横断像（拡大再構成）

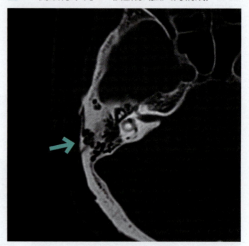

液体貯留も認める（→）

上顎骨骨折（Le Fort型骨折）

画像のポイント
- 顔面単純CT画像
  - 翼状突起部の骨折
  - 上顎洞内に血腫を示唆する液体貯留
  - 鼻骨，眼窩壁，頭蓋底骨折の合併損傷
  - 頬部皮下血腫
  - 冠状断像と3次元画像で骨折線をLe Fort型骨折分類することが容易である（図10）
  - Ⅲ型は，気道狭窄の原因となる咽頭後血腫を合併することもある

図10 顔面単純CT（VR像）

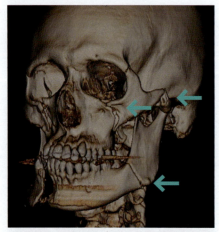

Le Fort Ⅱ型（図11）＋左三脚骨折（→）

memo
- 両側の上顎骨にまたがる横断型骨折を「Le Fort型骨折」とよび，Ⅰ，Ⅱ，Ⅲ型に分類される（図11）

図11 Le Fort型骨折分類

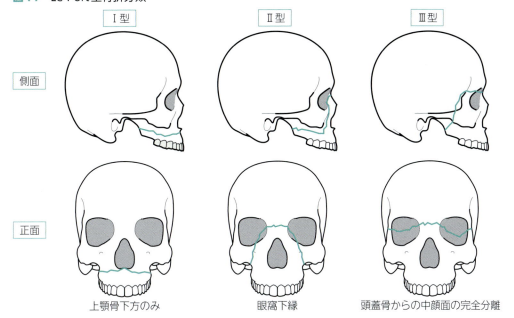

追加を検討すべき検査
- MPR画像と3次元画像
- 頭頸部CTA

下顎骨骨折（体部・角部・顎関節突起）

画像のポイント
- 顔面単純CT画像
  - 関節突起，下顎角部，下顎体部の骨折（図12）
  - 関節突起には，脱臼骨折を伴う

図12 顔面単純CT冠状断像

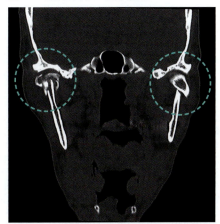

両関節突起の骨折（○）

追加を検討すべき検査
- MPR画像と下顎骨全体のパノラマ画像再構成や3次元画像
- 単純X線撮影（パノラマ撮影・顎関節撮影）

再撮影 を防ぐpoint

▶ 撮影前にX線アーチファクトの原因となるX線吸収体（ヘアピン・ピアス・補聴器など）の有無を確認する。

▶ 義歯などにおいて顔面骨折の評価が困難な場合は，金属アーチファクト低減処理も有効に使用する。
　→ヘリカルスキャンで撮影することで，冠状断，矢状断や3次元画像も複雑な骨折の全体像を容易に把握するのに有用である。
　→診断に影響を及ぼすような急激な動きによるモーションアーチファクトには注意が必要である。

今の自分ならこうしている

- スライス面と骨折線が平行に近い場合，パーシャルボリュームの影響で骨折の検出ができないこともあるため，thin slice画像で確認し，MPR（冠状断像・矢状断像）や3次元画像を追加，確認する。
- 微小出血・気腫の有無を確認するとその近傍に骨折がある場合が多い。
- 顔面骨骨折検出には，全体的に冠状断像が有効である。
- 上顎骨・下顎骨骨折では，血腫による気道閉塞も考慮に入れて骨関数だけでなく，軟部関数も作成して血腫などを確認する。
- 眼窩壁骨折は，内壁骨折なら横断断＋冠状断，下壁骨折なら冠状断＋矢状断が評価しやすい。
　→外眼筋（下直筋）の偏位を見るには冠状断像
- 下顎骨骨折では，正中部，体部では横断像，角部では横断像と冠状断像，関節突起部では冠状断像の画像が骨折の評価に適している。
- 3次元画像作成時は，骨関数を使用して作成すると，より骨折が描出しやすくなる。

【参考文献】
1) 日本救急撮影技師認定機構 監修：救急撮影ガイドライン 改訂第2版-救急撮影認定技師標準テキスト, へるす出版, 2016.
2) 日本外傷学会 日本救急医学会 監修：改訂第5版外傷初期診療ガイドライン JATEC, へるす出版, 2016.
3) 日本放射線技術学会撮影部会：X線CT撮影における標準化：GALACTIC 改訂2版, 日本放射線術学会, 2015.
4) 日本外傷学会 監修：外傷専門診療ガイドライン JETEC, へるす出版, 2014.
5) 吉岡敏治 編：救急疾患CTアトラス-その撮り方・読み方の実際-. 永井出版, 2006.
6) 臨床画像, 外傷の画像診断とIVR, メジカルビュー社, 2012.
7) 日本放射線技術学会 監修：放射線技術スキルUPシリーズ, 標準 救急撮影法. オーム社, 2011.
8) 井田正博, ほか 編著：画像診断 別冊 KEY BOOKシリーズ すぐ役立つ救急のCT・MRI, 学研メディカル秀潤社, 2012.
9) 土屋一洋 編著：こうして進める 頭部画像の鑑別診断, 学研メディカル秀潤社, 2005.
10) 船曳知弘：救急画像診断アトラス-外傷編, ベクトル・コア, 2007.
11) 土屋一洋：血管イメージング 頭部・頸部, 羊土社, 2008.
12) 前原忠行, 土屋一洋：完全攻略 ちょっとハイレベルな頭部疾患のMRI診断, 秀潤社, 2008.
13) 多田信平 監訳：ケースレビュー 頭頸部の画像診断, メディカル・サイエンス・インターナショナル, 2000.
14) 相磯貞和 訳：ネッター解剖学アトラス 原書第5版, 南江堂, 2011.

頸椎（椎体）外傷

想定される疾患

① 上位頸椎損傷 ➡ p.90
② 中下位頸椎損傷 ➡ p.93
③ 血管損傷 ➡ p.96

症状・症候

① 上位頸椎損傷
- ☐ 呼吸の異常
  - →横隔神経麻痺による呼吸不全
- ☐ 意識障害
- ☐ 後頸部痛

② 中下位頸椎損傷
- ☐ 上肢の麻痺
  - →完全麻痺・不完全麻痺
- ☐ 上肢の知覚異常
- ☐ 運動機能低下
- ☐ C4髄節損傷
  - →肩甲帯挙上が不可
- ☐ C5髄節損傷
  - →肩の外転・肘の屈曲が不可
- ☐ C6髄節損傷
  - →手関節背屈・前腕の回内が不可
- ☐ C7髄節損傷
  - →肘の伸展・手関節の掌屈が不可

③ 血管損傷
- ☐ 頭痛
- ☐ 頸部痛
- ☐ めまい
- ☐ 構語障害
- ☐ 平衡機能障害
- ☐ 眼振
- ☐ Horner症候群
- ☐ 意識障害

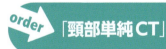

order 「頸部単純CT」

撮影のコツ

ポジショニング時のコツ

- primary surveyでは胸部・骨盤単純X線撮影のみ施行，患者は頸椎損傷があるものとして愛護的に扱う
- ストレッチャーからCTテーブルへの移乗はバックボードで行い，撮影時は被ばくやアーチファクトを考慮し，できる限りバックボードはフラットリフトにて除去する
- 上肢は下垂位で撮影する
- 頸部だけでなく頭部から体幹部までZ軸方向を中央で直線化する

> **撮影時のコツ**
> - 義歯がある場合，チルトアングルをつけて義歯を避けて撮影する
> - 骨折や脱臼がある場合，CT angiography (CTA) を追加撮影する
> - 静脈に貯留する造影剤からのアーチファクトを避けるため，造影剤は健側から注入する
> - 撮影後の再構成画像（MPR[*1]・3D）作成は必須
>
> *1 MPR：multiplanar reconstruction

救急撮影 example

上位頸椎損傷（環椎後頭関節脱臼）

画像のポイント

- 頭蓋-頸椎接合靱帯群の断裂によるきわめて不安定な損傷
- 頸椎に対する頭部の転位方向から前方脱臼，伸展脱臼，後方脱臼の3タイプがある（図1）
- 大多数は上位頸髄損傷の合併により致死的である

図1　環椎後頭関節脱臼

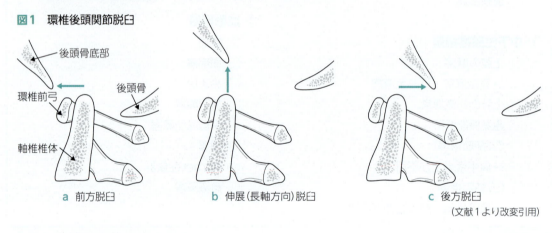

a 前方脱臼　　b 伸展（長軸方向）脱臼　　c 後方脱臼

(文献1より改変引用)

上位頸椎損傷（環椎骨折）

画像のポイント

- 前弓や後弓の単独骨折，外側塊骨折，破裂骨折（Jefferson骨折）がある（図2）

図2　環椎骨折の分類

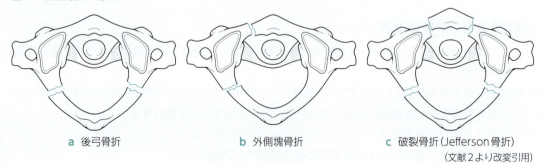

a 後弓骨折　　b 外側塊骨折　　c 破裂骨折（Jefferson骨折）

(文献2より改変引用)

- Jefferson骨折の場合，前弓と後弓が同時に描出できるMPR画像の体軸断像作成に注意が必要である（図3）
- 一般的に手術適応はないがJefferson骨折の側方転位が大きいケースは横靱帯の断裂伴っているため不安定型と考え，後頭骨頸椎固定術（図4）などを施行する場合がある
- 環椎関節面，軸椎関節面が外側に傾斜しているために，軸圧によって環椎の弱い部分で骨折が生じ，環椎のリングが破綻する状態
- 5歳以下の小児では正常でも環椎外側塊が外側へ偏位して見えることがある（pseudo spread）
- 先天的に環椎前弓，後弓に欠損がある場合があり，Jefferson骨折と間違えやすい。先天性の欠損では欠損部が平滑で骨皮質で覆われていることが鑑別点となる

図3　頸部単純CT（体軸断像）　　図4　頸部CTスキャノグラム側面像

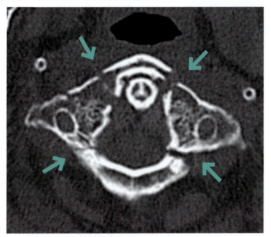
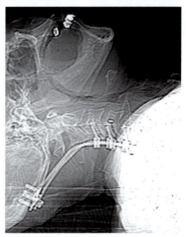

Jefferson骨折　骨折部（→）　　C3-4脱臼の後頭骨頸椎固定術

追加を提案すべき検査
- CT angiography（CTA）

上位頸椎損傷（軸椎歯突起骨折）

画像のポイント
- 軸椎歯突起骨折は上位頸椎損傷のなかで最も頻度が高いといわれている（図5）
- MPR画像の矢状断像（図5a）が最も描出に適しているが，冠状断像（図5b）や3D-CT画像（図5c）の作成も骨折の解剖学的位置関係を把握するには必須である
- 歯突起骨折の部位に基づいたAnderson & D'Alonzo分類が広く用いられている（図6）
- 過伸展での損傷が最も多いが，過屈曲や軸圧，剪断力でも生じる

図5 頸部単純CT（軸椎歯突起骨折）

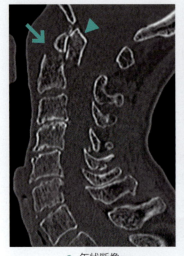
a 矢状断像
歯突起が後方に大きく偏位している

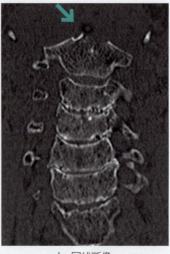
b 冠状断像
歯突起が後方に大きく偏位している
ためこの断面では描出不能
→：骨折部，▶：歯突起

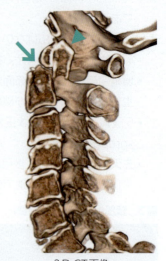
c 3D-CT画像
歯突起が後方に大きく偏位している

図6 歯突起骨折の分類

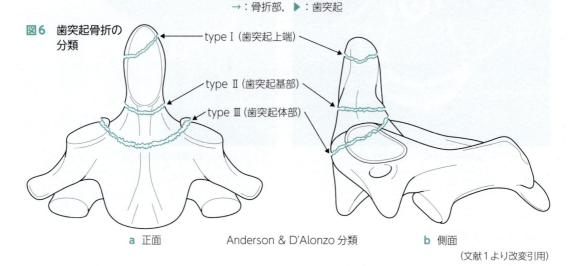

a 正面　　Anderson & D'Alonzo 分類　　b 側面

（文献1より改変引用）

追加を提案すべき検査
- CT angiography（CTA）

上位頸椎損傷（軸椎関節突起間骨折：hangman骨折）

画像のポイント
- 3D画像はさまざまな角度からの観察が必要である（図7）
- 外傷性軸椎分離症，外傷性軸椎すべり症ともよばれる
- Levineの分類が広く用いられている（図8）
- 頸部の急激な過伸展による軸椎関節突起間部での骨折であるが，過屈曲や軸圧によっても起こる
- 横突孔に骨折が及んでいれば，椎骨動脈損傷に留意する必要がある

図7 hangman骨折の3D-CT画像

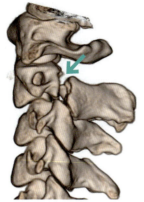

軸椎の両側椎弓根部で骨折し、椎体の前方すべりがある（→：骨折部）

図8 Levineの分類

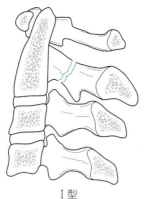

Ⅰ型
前方転位が3mm以下で、角状変形はない

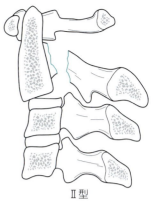

Ⅱ型
3mm以上の転位と角状変形がある

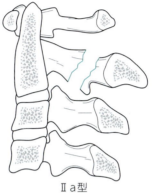

Ⅱa型
角状変形のみある

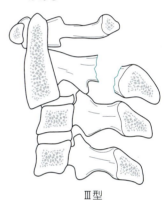

Ⅲ型
3mm以上の転位と角状変形に加えて椎間関節脱臼がある

（文献3より改変引用）

追加を提案すべき検査
- CT angiography（CTA）

中下位頸椎損傷

画像のポイント
- 椎体の骨折は chip fracture（椎体の前方隅角に剥離骨折様の小骨折を認めるもの）や、tear drop 骨折（椎体前下方に涙滴状の分離骨片を認める破裂骨折）、圧迫骨折、破裂骨折、Chance 骨折（腰椎に好発する棘突起から椎体に至る離開骨折）などがある（図9, 10）
- MPR画像3方向（体軸断像、矢状断像、冠状断像）の作成が必要であり、体軸断像においては椎体と平行に作成することを心がけなければならない（図11）
- 過伸展で発症する下部頸椎（C6, C7）棘突起骨折を clay-shoveler's 骨折という（図12）
- 脱臼は隣接椎体の椎間関節が離開している状態である
- 上位椎体が前にずれていれば前方脱臼、後ろにずれていれば後方脱臼である
- 前方脱臼では、頭側椎の下関節突起が尾側椎の上関節突起を乗り越えて前方にはまり込んでおり、facet locking とよぶ

- 脱臼を描出するには3D画像を作成することと，側面方向から少しずつ削った画像を提供することが有効である

図9 頸椎に起こりうる骨折

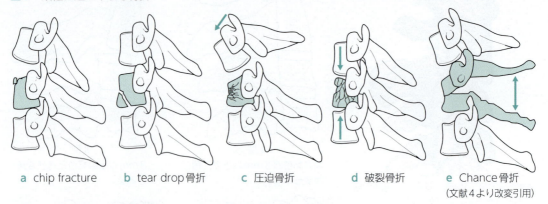

a chip fracture　　b tear drop骨折　　c 圧迫骨折　　d 破裂骨折　　e Chance骨折
(文献4より改変引用)

図10 頸部単純CT(矢状断像)

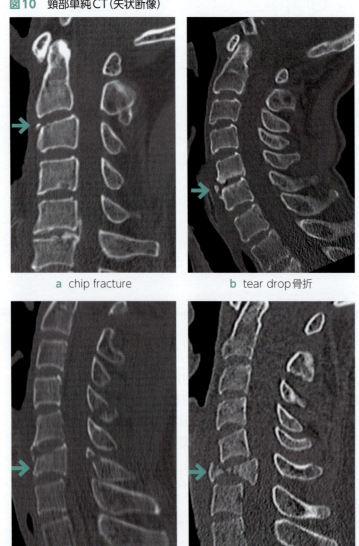

a chip fracture　　b tear drop骨折

c 圧迫骨折　　d 破裂骨折

骨折部位(→)

図11 頸部単純CT（MPR画像3方向）

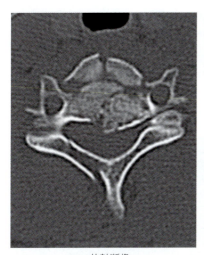
a 体軸断像
――部分の椎体像

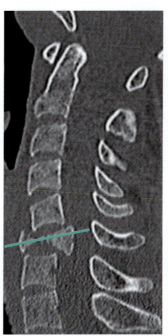
b 矢状断像
――は椎体と平行

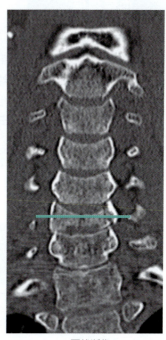
c 冠状断像
――は椎体と平行

図12 頸部単純CT（矢状断像）

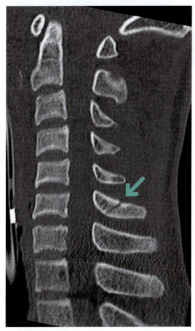
clay-shoveler's 骨折（→：骨折部）

追加を提案すべき検査
- CT angiography（CTA）
- 頸椎MRI

血管損傷

画像のポイント

- 頸椎損傷に付随する注意すべき外傷に椎骨動脈損傷（vertebral artery injury：VAI）がある
- 動脈解離，仮性動脈瘤，動脈閉塞，動静脈瘻などが形成される場合がある
- 椎間関節（亜）脱臼，横突孔にかかる骨折，上位頸椎骨折に伴いやすい
- 血管内治療（IVR）にはステント留置や椎骨動脈塞栓術，仮性動脈瘤に対するコイル塞栓術などがある（図13）
- CT angiography（CTA）にて病変部までの血管走行を確認し，血管造影では正面，側面，回転DSA撮影を行い，最適なワーキングアングルを検討する

図13　椎骨動脈損傷

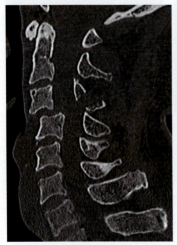
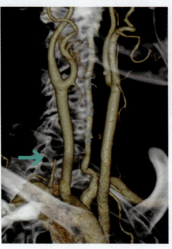
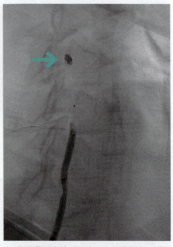

a　頸部単純CT（矢状断像）
　　C3前方脱臼

b　頸部CTAによる3D画像
　　右椎骨動脈閉塞（→：閉塞部）

c　椎骨動脈塞栓手術後の血管造影DA画像
　　椎骨動脈塞栓術（coiling）
　　（→：右椎骨動脈に留置されたコイル）

追加を提案すべき検査

- CT angiography（CTA）
- 血管造影（IVRが必要と考えられる場合）

再撮影を防ぐpoint

▶ 金属アーチファクトを避けるため除去できる義歯やピアス，ネックレス，補聴器などは取り除いておく。
▶ モーションアーチファクトに対する撮影条件を駆使した短時間撮影（管球回転速度やヘリカルピッチなど）。
▶ モーションアーチファクトに対する患者への丁寧なインフォームドコンセント（呼吸や唾液の飲み込み，顎の動きなど）。
▶ モーションアーチファクトをなくすための医師とのディスカッション（薬剤投与や呼吸器の設定など）。

もう少しこうしておけばよかった

　義歯によるアーチファクトは，チルト撮影を行うことで解消できる場合もあるが，動きによるアーチファクトについては患者の協力が必要である．意識のある患者には検査内容をしっかりと説明し理解もらい，協力を得ることが大切だと考える．また頭部外傷などで意識障害や不穏のある患者場合は医師とよく相談し，動いて診断価値のない画像を撮影するよりは，患者のバイタルサインを十分に監視できるシステムのなかで，即効性のある薬剤を投与してもらうことも一つの方法だと考える．

　頸部血管損傷を検索するCTAにおいて，椎骨動脈の断裂や閉塞箇所より頭側で血管が造影される場合があった．健側の椎骨動脈より逆行性に造影されたと考えられるが，正確な診断を行うためには，頸部血管損傷検索時の撮影範囲に頸部血管の起始部から椎骨動脈合流部（可能ならウィリス動脈輪まで）を含めることが重要と感じた．

【参考文献】
1) 日本外傷学会，日本臨床医学会 監修：外傷初期診療ガイドライン改訂第5版．へるす出版，157-170，2018．
2) 松山幸弘 編：若手医師のための脊椎外傷の診断・保存的治療・手術，メディカ出版，12-69，2018．
3) 村上秀樹，嶋村　正：脊椎外傷の臨床-画像に何を求めるか．脊椎外傷の画像診断2012，臨床画像，28(1)：6-15，2012．
4) 山中俊祐，林　寛之：頸部外傷．外傷救急における画像診断と治療．レジデント，6(5)：32-39，2013．

四肢外傷

想定される疾患

① 骨折・脱臼 ➡ p.102
② コンパートメント症候群 ➡ p.112
③ 血管損傷 ➡ p.115
④ デグロービング損傷 ➡ p.117

症状・症候

① 骨折・脱臼
- ☐ 擦過傷
- ☐ 皮下出血
- ☐ 皮下血腫（腫脹）
- ☐ 変形
- ☐ 異常可動性
- ☐ 軋轢音（あつれき）
- ☐ 疼痛

② コンパートメント症候群
- ☐ 筋肉内の出血
- ☐ 浮腫
- ☐ うっ血
- ☐ 腫脹

③ 血管損傷
- ☐ 腫脹（閉鎖性）
- ☐ 動脈性出血（開放性）
- ☐ 末梢症状 "5 P"
  → 脈拍消失（pulseless）
  　蒼白（pallor）
  　疼痛（pain）
  　知覚障害（paresthesia）
  　運動障害（paralysis）

④ デグロービング損傷
- ☐ 出血
- ☐ 挫滅創
- ☐ 剥脱創

memo
　外傷診療における四肢外傷の診断・治療は，生命の危機的状況を脱した後にsecondary surveyにて行われる。その主な目的は，傷病（損傷）検出と治療方針を決定するためである。

【基礎知識】

● 骨折(fracture)

● 骨折とは
- 骨が自身の強度を超える大きさの直接的または間接的外力を受けることによって，解剖学的連続性を絶たれた状態

● 骨折の分類

1) 骨折部と外界との関係による分類
- 閉鎖骨折：骨折部の皮膚が破れていない状態。単純骨折，皮下骨折ともいう
- 開放骨折：皮膚や軟部組織（筋肉や皮膚など）が破れ，その傷口から骨折した骨が露出した状態（表1）。複雑骨折ともいう。出血量が多く（表2），骨髄炎など感染の危険性が高く緊急処置が必要になる。汚染されたままの状態で受傷後6時間を超えると，感染合併の危険性は著しく高まる。6時間以内に洗浄・デブリドマンを徹底的に行う

2) 程度による分類
- 完全骨折：骨の連続性が完全に断たれた状態
- 不完全骨折：骨にひびが入った状態。一部の骨の連続性は保たれているが，骨全体の形状は保たれている状態

3) 原因による分類
- 外傷性骨折：正常な骨に一時的に強い外力が加わって生じる骨折
- 疲労骨折：集中して繰り返し力が加わり，ごく小さなひびが徐々に大きくなって起こる骨折
- 病的骨折：病気のために，通常では骨折することが考えられない軽微な外力によって起こる骨折
  → 変形や腫脹がある場合は動きを制限し，止血効果を上げるために患部の外固定（シーネ固定）を行う

表1　開放骨折の分類（Gustiloの分類）

Ⅰ型	1 cm以下のきれいな創をもつもの
Ⅱ型	1 cm以上の創をもつが，広範な軟部組織損傷・弁状剥離を認めないもの
Ⅲ型	分節状骨折，広範な軟部組織損傷を伴う骨折，外傷性切断（銃創，農場での損傷，血管損傷を伴う骨折も含まれる）
ⅢA型	広範な軟部組織損傷・弁状剥離，強大な外力による創を有するが，骨折部を覆いうる軟部組織が残存しているもの
ⅢB型	骨膜が欠損し，骨が露出するほどの広範な軟部組織損傷を伴うもの。通常は高度の汚染を伴う
ⅢC型	修復を要するような動脈損傷を伴うもの

表2　骨折部位と予想される出血量（mL）

骨折部位	閉鎖骨折	開放骨折
上腕骨	200〜300	300〜500
脛骨	300〜500	500〜1,000
大腿骨	500〜1,000	1,000〜2,000

- **脱臼（dislocation）**
  - **脱臼とは**
    - 強い外力によって関節が生理的可動域を超えて動いた結果，関節包の損傷や弛緩が生じて関節面の相対関係が乱れ，関節面相互間に持続的逸脱が生じた状態
  - **脱臼の分類**
    - 完全脱臼：骨頭（関節頭）と関節窩との適合（関節面）が完全に失われた状態
    - 亜脱臼：部分的に関節面の一部が接触している状態
      → 肩関節脱臼は全脱臼の約半数を占める
      → ほとんどの脱臼は徒手的整復可能であり，整復不能な場合は手術的整復の適応となる。整復前後でのX線撮影は必須である

- **コンパートメント症候群（compartment syndrome）**
  - 複数の筋肉がある部位では，筋ごとに，骨・筋膜・筋間中隔などで囲まれた区画（コンパートメント）が存在する。骨折や打撲などの外傷が原因で筋肉組織などの腫脹が起こり，その区画内圧が上昇すると，そのなかにある筋肉・血管・神経などが圧迫され，循環不全のため壊死や神経麻痺を起こす
  - 強い疼痛，腫脹，知覚障害，強い圧痛などがみられ，処置が遅れると筋肉壊死や神経麻痺を起こす
    → 筋区画内圧が40 mmHg以上であれば，筋膜切開（減張切開）が必要

- **血管損傷（vascular injury）**
  - 骨折・脱臼に伴う動脈損傷の頻度は0.6～3％（表3）
  - 血管損傷から血行再開までの許容時間（golden time）は6～8時間といわれる
    → 血管損傷を疑う症例で骨折・脱臼がある場合，整復を試みる。血管圧迫が解除される，あるいは痛みの減少が血管攣縮を改善させる可能性がある。それでもなお血行障害が継続する場合は血管造影を考慮する

- **デグロービング損傷（degloving injury）**
  - 車輪やローラー，ベルトのような機械に四肢が巻き込まれることによって起こる皮膚の剥離損傷の総称
  - 損傷は皮膚だけでなく，皮下組織・血管・神経・筋肉・腱・骨・関節にまで及ぶことがあり，患肢の機能を温存することが困難な場合もある
  - 創部を中心とした多発骨折を受傷している場合がある
  - 筋肉や腱損傷の多くは鋭的外傷あるいは開放骨折に合併する開放性断裂である

表3　四肢外傷に合併する動脈損傷

骨折（脱臼）部位	動脈
鎖骨・第1肋骨	鎖骨下動脈
上腕骨顆上部・肘関節	上腕動脈
大腿骨骨幹部	浅大腿動脈
大腿骨遠位部・脛骨近位部・膝関節脱臼	膝窩動脈

order 「四肢単純X線撮影」

撮影のコツ

memo
- 外傷診療のX線撮影において，優先すべきは「安静な体位：安静」と「時間の短縮：迅速」，そして「安全な撮影：安全」である．
- 撮影は患者が初療台・ストレッチャーやベッドに寝たままで行うケースが多いと考えられる．

ポジショニング時のコツ

- 患者に負担をかけず「安静」に，そして可能な限り「迅速」で「安全」な撮影を行うために，整位時に"動かす"ことを考えるべき順番は，
    1) X線管を動かす（パネル・カセッテを動かす）
    2) ストレッチャー（ベッド）を動かす（患者ごと動かす）
    3) 患者を動かす

    である

- クロステーブル（水平曝射）撮影を利用した側面撮影の方法を常に選択肢に入れておくこと
- 損傷がどこに，どのように存在するか不明なので，通常行っているような触知による撮影位置の確認は控え，体表の解剖学的指標による撮影位置の確認を心掛ける
- 患者・患肢を常に愛護的に扱い，損傷・出血を増悪させる行為は厳に慎むべきである．肢位の変換や移動などは積極的に医師と相談し，協力を得ることも考える
- 多発外傷患者の体幹を持ち上げる必要がある場合は，必ず，フラットリフトを行う
- 患者の状態や撮影部位を考慮に入れ，患者の安全・患部の安定を考えた体位（例えば，立位可能であっても座位を選択する，座位ではなく臥位にする，など）を選択することも必要である（医師と相談が必要）
- 多発外傷患者では困難な場合もあるが，整位（ポジショニング）の再現性は可能な限り維持するよう心掛ける（徒手整復前後の比較，手術前後の比較，経時的変化の追跡など）
- ルーチンの撮影方法・方向にこだわらず，臨機応変（例えば，シーネの2方向撮影）に対応する

撮影時のコツ

- 点滴ルートや心電図ケーブルなどの画像への写り込みにより，読影の障害にならないように配慮する
- 外傷診療のX線撮影においては，通常診療の骨撮影時より「大きいフラットパネル（カセッテ）」を使用し，損傷箇所の周囲を可能な限り広範囲に含めた画像情報を提供する
- 変形，轢断，挫滅などは撮影可能な方向のみ（1方向画像のみ）で完了とすることも考える（医師と相談が必要）
- 損傷箇所が変形を伴う場合には，「撮影しやすい部位」あるいは「撮影しやすい方向」から最初に撮影する．また，患者容態の変化を考慮に入れ，最初に「診たい部位」あるいは「損傷による出血量が多い部位」（**表2**）から撮影するといった考え方も必要である
- 多発外傷患者，多数部位の撮影では，撮影依頼されているすべての部位の正面像，あるいは変

形の程度によっては，まず「1方向画像」を先に撮影し，その後で医師の介助・補助による水平曝射を利用した側面像，または「2方向画像」を撮影する。そのような撮影手順により，患者負担の軽減と撮影時間の短縮につなげることができるかもしれない。また，先に正面像（1方向画像）を撮影することで，その画像を側面あるいは「2方向画像」撮影時の整位や体位，撮影方向の調整や変更の参考とすることも可能である
- 撮影の次に行われる手術への対応として，長管骨の撮影では「画像内にメジャーを入れた撮影」を行う場合もある。その際，両端の関節を同一画像内に含め，メジャーは骨軸に平行に，骨軸の高さに合わせて設置する（表4）
- 追加撮影の有無などを医師と相談しながら撮影を行える環境も望まれる

表4 rules of "two" 〜2の法則〜

two views	2方向撮影
two joints	近位端・遠位端の両関節を含める
two sides	左右で比較（特に小児・メジャー入り撮影）
two abnormalities	1つの異常にとらわれない
two opinions	他の医師（診療放射線技師）に相談
two examinations	他のモダリティ
two visits	処置前後

救急撮影 example

骨折・脱臼

画像のポイント
〈手関節骨折・脱臼〉
工事現場にて作業中，3mの高さから墜落して受傷
- 手関節単純X線画像（図1, 2）
  - 橈骨遠位端骨折（コレス骨折：Colles fracture）・手関節脱臼

  memo
  - 手関節：大きいサイズのパネル（カセッテ）使用
    → 初療時の撮影は広い範囲の損傷を検出することも考え，大きいサイズのフラットパネル（カセッテ）を用いて撮影を行い，長管骨の撮影では近位端と遠位端の関節を含める（表4）。整復後には整復部位の周囲も含めて確認できるサイズにて撮影する。

図1 手関節単純X線画像（初療時・整復前）

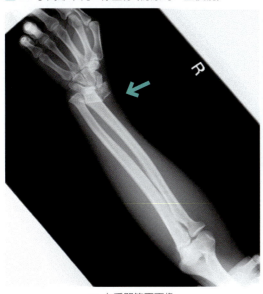
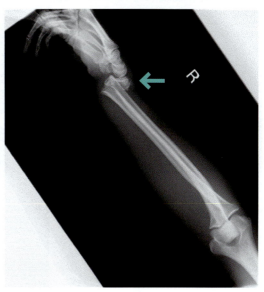

a 右手関節正面像　　　　　　　　b 同側面像
橈骨遠位端骨折・手関節脱臼（→）

図2 手関節単純X線画像（初療時・整復後）

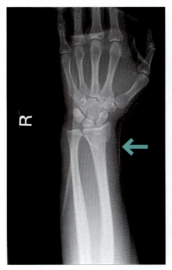

a 右手関節正面像　　　　　　　　b 同側面像
橈骨遠位端骨折・手関節脱臼（→）

〈上腕骨骨折・脱臼〉

歩行中に転倒し受傷

● 上腕骨（肩関節）単純X線画像（図3）
- 上腕骨近位端（外科頸）骨折　・大結節の剥離骨折
- 肩関節の脱臼

memo
- 整位（ポジショニング）再現性を保つことが重要（徒手整復前後の比較，図4）
  →再現性を保つことで，整復前後や経過観察の際の画像比較・評価が容易になる。

図3　上腕骨（肩関節）単純X線画像（整復前）

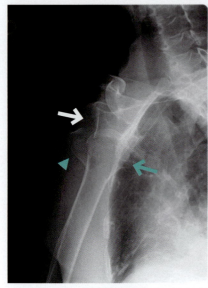
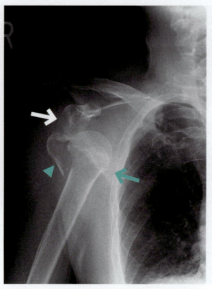

a　右肩関節正面像　　　　　b　同側面像
骨折（→），大結節の剥離骨折（▶），肩関節の脱臼（⇒）

図4　上腕骨（肩関節）単純X線画像（整復後）

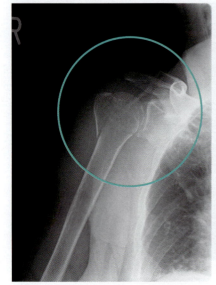
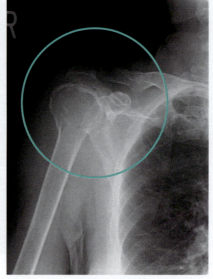

a　右肩関節正面像　　　　　b　同側面像
脱臼が整復され，大結節の位置も戻っている（○）

〈手部骨折〉
酩酊状態で壁を殴り受傷
- 手部単純X線画像（図5）
    - 第5中手骨近位部の骨折
    - 斜位の撮影方向（X線入射方向），ポジショニングの違いによる描出の違い

図5 手部単純X線画像

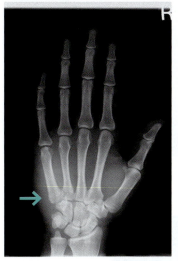
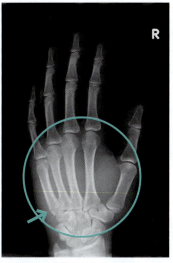
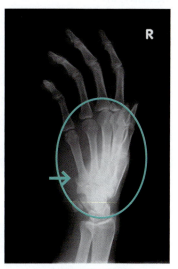

a 右手部正面像　　　b 同斜位像（P-A撮影）　　　c 同斜位像（A-P撮影）

bはP-A，cはA-P方向の撮影。いずれも小指側をパネルにつけて撮影を行った。第3〜5中手骨の描出（分離の状態）が異なり（○），第5中手骨近位部の骨折（→）の描出も異なる

〈下腿骨折〉

バイクによる事故により受傷

- 下腿骨単純X線画像（シーネの2方向撮影，図6）
  - 脛骨・腓骨近位端骨折

  memo
  →シーネ装着時の包帯により，体表目標が不明瞭な場合，「シーネの2方向撮影」と考えて撮影を行う。

図6 下腿部単純X線画像

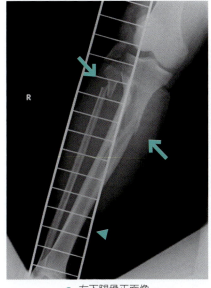
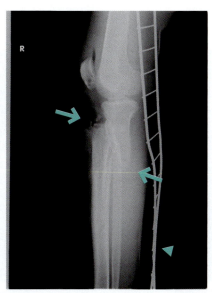

a 右下腿骨正面像　　　b 同側面像

脛骨・腓骨近位端に骨折が見られる（→），シーネの2方向撮影（▶）

〈足関節骨折〉

4mの高さからの飛び降りにより受傷。初療時撮影範囲外の骨折が後日見つかった症例

- 足関節単純X線画像（初療時，図7）
  - 脛骨遠位端骨折
  - 下腿骨の近位端関節（膝関節）が画像には含まれていない
- 足関節3D-CT（VR[*1]像，図8）
  - 下腿骨の近位端関節（膝関節）が画像には含まれていない

  ＊1 VR：volume rendering

- 足関節単純X線画像（後日，図9）
  - 腓骨骨折

図7　足関節単純X線画像（初療時）

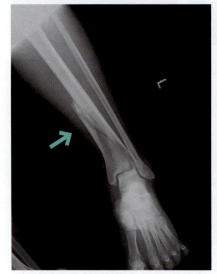
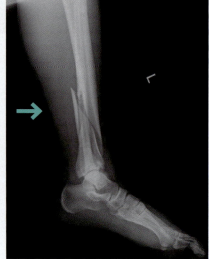

a　左足関節正面像　　　　b　同側面像

脛骨遠位端骨折（→）

図8　足関節3D-CT（VR像）

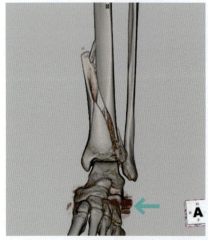
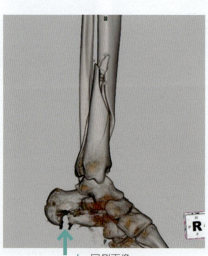

a　左足関節正面像　　　　b　同側面像

VR画像を作成しているが，下腿骨の近位端関節（膝関節）が画像には含まれていない。
創外固定によるアーチファクト（→）

図9　膝関節単純X線画像正面像（下腿骨近位端を含む）

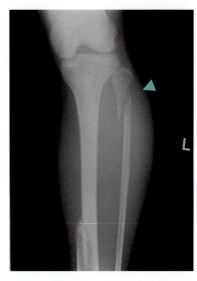

後日，腓骨骨折が発見された（▶）。初療での撮影時に大きめのフラットパネル（カセッテ）を使用すること，一画像内に近位端と遠位端の関節を含めることは重要である。また，1つの異常所見にとらわれず，2つ目の異常を疑うことが重要である（p102, 表4）

〈膝関節骨折〉

バイクによる事故により受傷

- 外表所見（図10）
- 膝関節単純X線画像
  - 左脛骨プラトー（高原）骨折（図11）

図10　初療時の膝部写真

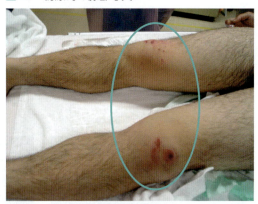

膝部に擦過傷，出血が見られる（○）

図11　膝関節単純X線画像

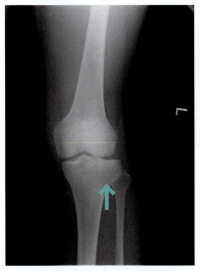

a　左膝関節正面像

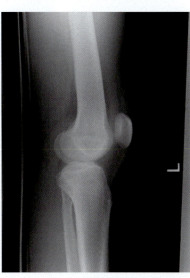

b　同側面像

側面像（b）では指摘しにくい左脛骨プラトー骨折が正面像（a）では描出可能（→）である。2方向撮影が損傷検出に有効な場合もある（p102, 表4）

〈大腿骨骨折〉

バイクにて，右折車後部に衝突して受傷

- 外表所見（図12）
- 画像
  - 開放骨折（図13）

memo
  - 初期診療では患者，患肢の安静を考慮し，バックボードの下にパネル（カセッテ）を挿入して1方向のみの撮影。

図12 初療時の左大腿部写真（体表の損傷状態）

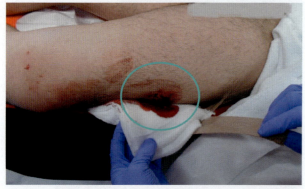

体表上の損傷（○）は大きくないが，骨折により，一度骨が皮膚を突き破ったためできた損傷（開放創）である

図13 大腿骨単純X線画像

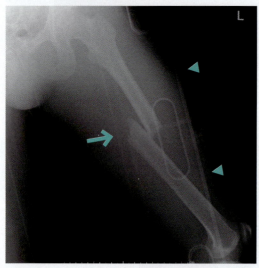

a 左大腿骨正面像（1方向，初療時）
開放骨折が見られる（→）。画像内にバックボード（▶）が写っている

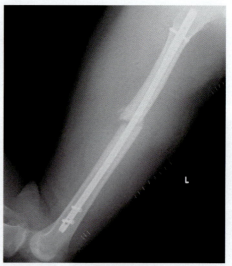

b 同側面像（手術後）
手術後，大腿骨内に髄内釘が見られる

〈上腕骨・前腕骨骨折〉
ベルトコンベアに巻き込まれ受傷
- 外表所見(図14)
- 上腕骨・前腕骨単純X線画像
  - 開放骨折(図15a)

  memo
  - 初期診療では1方向のみの撮影。体表の損傷個所をパネルに含めるようポジショニングする。
  - シーネ装着後に肩関節から手関節までを含めて撮影(図15b)。
  - 左上肢の損傷を検出するために,大きいサイズのフラットパネル(カセッテ)を用いた撮影も外傷診療においては有効である。

図14　初療時の左上肢写真

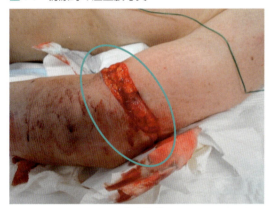 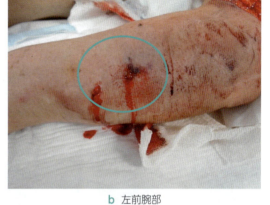

a　左上腕部　　　　　　　　　　　　　　b　左前腕部

左上腕部(a)にデグロービング損傷および開放創(○)が,左前腕部(b)に開放創(○)が見られる

図15　上腕骨・前腕骨単純X線画像

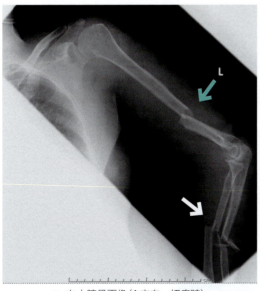 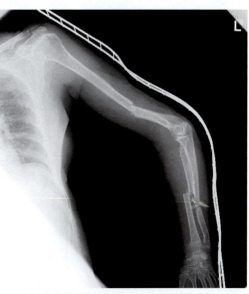

a　左上腕骨画像(1方向,初療時)　　　　b　左上腕骨画像(1方向,シーネ固定後)
上腕骨開放骨折(→),前腕骨開放骨折(⇨)が見られる

〈大腿骨骨折〉

重量物（1.5 t）による挟圧外傷
- 外表所見（図16）
- 大腿骨単純X線画像（図17）
  - 左大腿骨骨幹部骨折
  - 左大腿骨内顆骨折
- 両下肢動脈3D-CTA[*2]（VR像，図18）
  - 左大腿骨内顆骨折

[*2] CTA：CT angiography

図16 初療時の左膝部写真

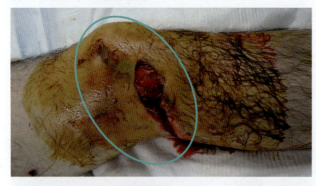

左膝内側部に深い裂創（○）が見られる

図17 左大腿骨単純X線画像

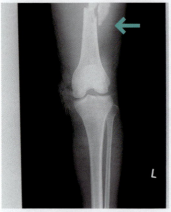

a 左膝関節正面像

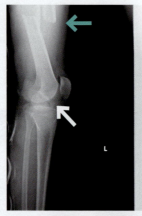

b 同側面像（水平曝射）

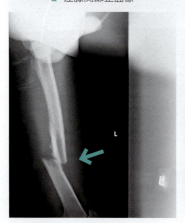

c 左大腿骨側面像（水平曝射）

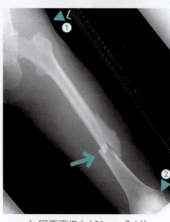

d 同正面像（メジャー入り）

a～d：左大腿骨骨幹部骨折（→），左大腿骨内顆骨折（⇒），大転子（▶①），外顆（▶②）

図18　両下肢動脈3D-CTA（VR像）

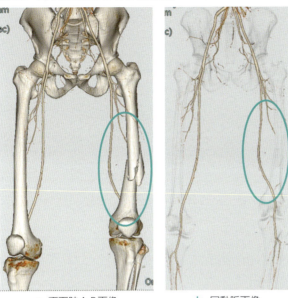

a　両下肢A-P画像　　　b　同動脈画像

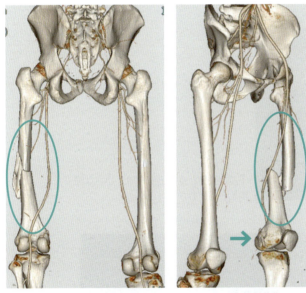

c　両下肢P-A画像　　　d　同右前斜位像

骨折部周囲（○）に血管損傷は見られない。左大腿骨内顆骨折（→）がわかる

memo
- 体表の損傷箇所は左膝部（図16）だが，離れた部位（この症例の場合，左大腿骨骨幹部）に骨折を生じている場合もある。体表の損傷箇所だけではなく，受傷機転から骨折（部位）を推測（想像）することも大切である。
- 側面像（図17 b，c）は患者，損傷箇所の負担軽減を考慮し，水平曝射にて撮影。メジャーを画像に含めた大腿骨の撮影では「大転子と外顆（図17 d）」あるいは「小転子と内顆」を含めた撮影を行う。通常，健側も同様に撮影する。
- 骨折部周囲の血管損傷検出のため，CTAを実施（図18）。この症例では血管損傷は検出されなかった。

コンパートメント症候群

画像のポイント

〈下腿コンパートメント症候群〉
脚立（1.2 m）から飛び降り受傷

- 外表所見（図19）
- 下腿骨単純X線画像（図20）
    - 右脛骨骨折（脛骨開放骨折）
    - 右腓骨近位端骨折
    - 下腿の腫脹（軟部組織）
- 下腿部CT-MPR[*3]像（図21）
    - 右脛骨骨折（脛骨開放骨折）
    - 右腓骨近位端骨折
    - 下腿の腫脹（軟部組織）
    - 脛骨全面，皮膚近傍に空気の存在（開放創の痕）

[*3] MPR：multiplanar reconstruction

図19 初療時の右下腿部写真

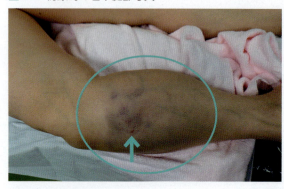

下腿の腫脹と皮下出血（○），小さな開放創（→）がわかる

図20 右下腿骨単純X線画像

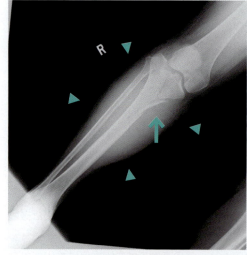
a 右下腿骨正面像

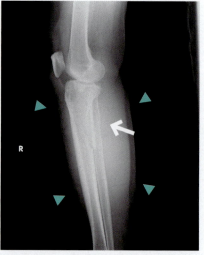
b 同側面像

右脛骨骨折（→），右腓骨近位端骨折（⇒），下腿の腫脹（▶）が見られる

図21 右下腿骨CT-MPR像

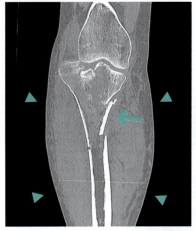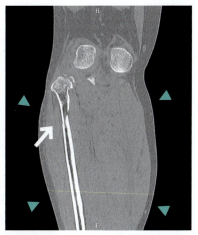

a 3D-MPR（冠状断像）

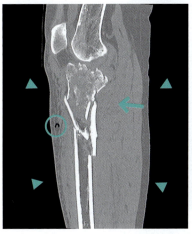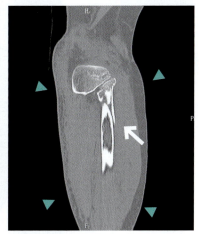

b 同矢状断像（軟部組織の状態把握のため濃度調整実施）

右脛骨骨折（→），右腓骨近位端骨折（⇒）下腿の腫脹（▶），脛骨全面，皮膚近傍に開放創の痕である空気が存在（○）する

図22 手術中写真

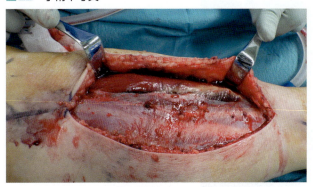

大量の血腫が見られる

〈前腕コンパートメント症候群〉
鉄製の扉に挟まれ受傷
- 外表所見（図23）
- 前腕単純X線画像（図24）
  - 腫脹（軟部組織）
- 前腕単純CT画像（図25）
  - 腫脹（背側の前腕部）
- 前腕MRI（図26）
  - 腫脹（背側の前腕部）

図23　左前腕部写真（受傷から約2週間後の転院時）

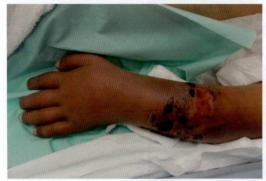

前腕の挫滅創と手指先にかけての腫脹が見られる

図24　左前腕単純X線画像（P-A正面像）（受傷時，転院前の病院で撮影）

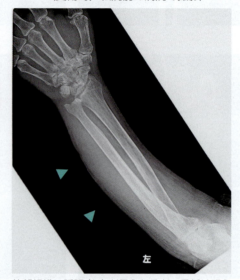

軟部組織に腫脹（▶）が見られるが，骨折は明らかではない

図25　左前腕単純CT画像（軟部組織条件）（受傷時：転院前の病院で撮影）

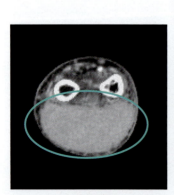
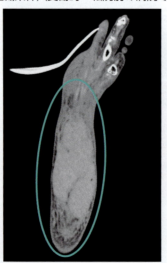

a　体軸断像　　b　3D-MPR冠状断像

背側の前腕部に（血腫を疑う）腫脹が見られる（○）

図26　左前腕MRI（受傷約2週間後）

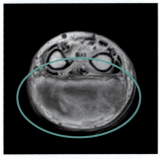
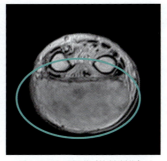

a　T1強調画像（体軸断像）　　b　T2強調画像（体軸断像）

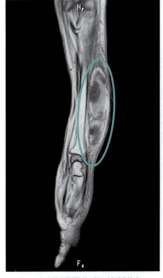
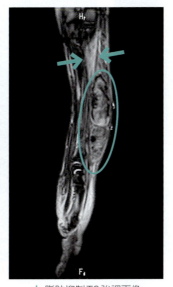

c　T1強調画像（矢状断像）　　d　脂肪抑制T2強調画像（矢状断像）

左前腕背側皮下に境界明瞭な分葉状腫瘤を認める。aで辺縁に高信号，bで低信号を呈する。a〜dで血腫を疑う（○）。血腫周囲の筋肉にはdにて高信号域があり，炎症・浮腫を疑う（→）

血管損傷

画像のポイント

〈上肢血管損傷〉

バイク走行中に転倒し受傷

- 外表所見（図27）
- 上腕骨単純X線画像（図28）
  - 左上腕骨骨折（離断）
- 前腕骨単純X線画像（図29）
  - 左橈骨・尺骨骨折
- 鎖骨下動脈・上腕動脈3D-CTA（VR像）（図30）
  - 左鎖骨下動脈，左上腕動脈が描出されない

図27 初療時の左上腕写真

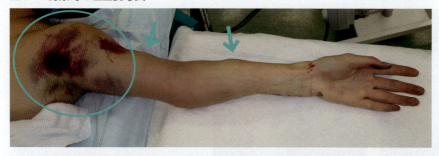

左上腕部・前腕部の変形（→）と左腋下から上腕にかけて皮下出血（○）が見られる

図28 左上腕骨単純X線画像（正面像）

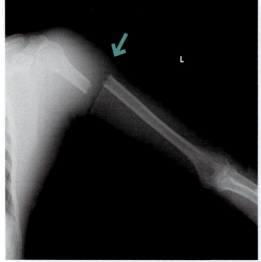

左上腕骨骨折（離断：→）

図29 左前腕骨単純X線画像（正面像）

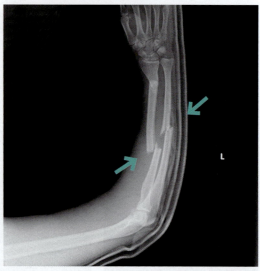

左橈骨・尺骨の骨折（→）

図30 左鎖骨下動脈・左上腕動脈3D-CTA（VR像）

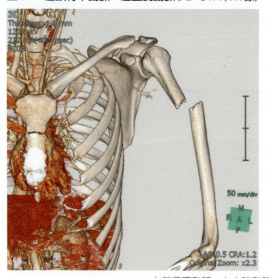
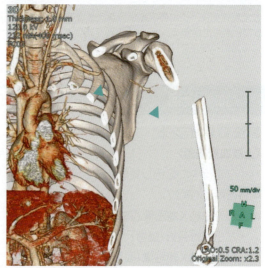

左鎖骨下動脈，左上腕動脈が描出されていない（▶）

デグロービング損傷

画像のポイント

〈手部・手関節デグロービング損傷・血管損傷〉

バイク走行中，左折する2tトラックに巻き込まれ受傷

- 右手部撮影（図32）
  - 第5基節骨近位端骨折
  - 第5中手骨近位端骨折
  - 舟状骨脱臼
  - 尺骨遠位端骨折
- 右橈骨動脈3D-CTA（図33）
  - 橈骨動脈

図31 初療時の手部・前腕部の写真（剥脱創）

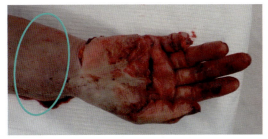
a 手部

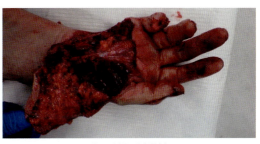
b 手部の剥脱創

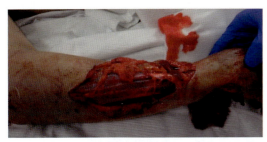
c 前腕部の剥脱創

右手掌から手関節部にかけて広範囲の皮膚剥脱が見られる。手関節部橈側に腫脹が見られる（○）

図32 右手部単純X線画像

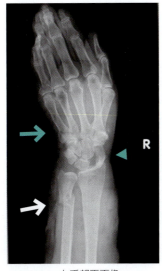
a 右手部正面像

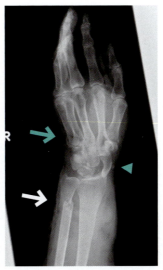
b 同斜位像

第5基節骨近位端骨折，第5中手骨近位端骨折（→），舟状骨脱臼（▶），尺骨遠位端骨折（⇒）など手部に多くの骨折・脱臼が見られる

図33　右橈骨動脈3D-CTA（VR像）

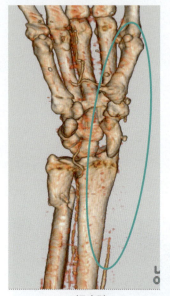
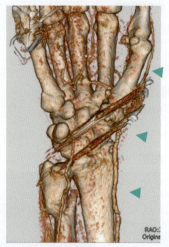

a　初療時
橈骨動脈に血流が描出されていない（○）

b　手術後
舟状骨脱臼整復後ピンニング，母指手根中手関節脱臼整復後ピンニング，小指基節骨ピンニング，橈骨動脈吻合後の画像。橈骨動脈が描出されている（▶）

追加を検討すべき検査

〈四肢外傷に共通〉
- CT（VR・CTA・MPR・MIP[*4]）
    - 骨折の範囲，骨折片の転位の状態，軟部組織の損傷，血管損傷の有無や範囲など
    - 血管造影の代わりにCTAにて，血管の評価・診断を行うケースも増加している
- 血管造影
    - 血管損傷の有無や範囲など
- MRI
    - 軟部組織・神経損傷・骨挫傷・骨梁内の骨折の有無など

＊4　MIP：maximum intensity projection

再撮影 を防ぐpoint

〈四肢外傷に共通〉
- 画像に欠損が生じないよう，光照射野を利用し「パネル（カセッテ）への投影像」を撮影前に確認する。
- クッションや枕などを整位時の補助具として使用する場合，それらが画像に写り込む可能性も考慮に入れる（図34）。
- 患者が身に着けているもの，付着しているものが障害陰影として，画像に写り込むことがあるので，注意・確認が必要（例えば，濡れた衣服・ボタン・ホック・アクセサリー・鉄片・ガラス片・土・泥など）である。
- 医師を伴い，プロテクターを着用して，検査室内にて患者保持に努める。
- 長管骨の撮影ではパネル（カセッテ）の対角線を利用すると広範囲の撮影が可能になる場合もある。

図34　単純X線画像でのクッションの写り込み

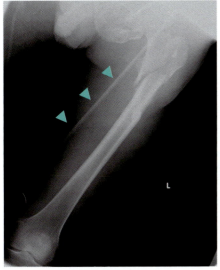

クッションの写り込み（▶）

今の自分ならこうしている

　救急業務や当直業務をやり始めて間もないころ，諸先輩方から「救急の骨撮影は一般診療での骨撮影の応用だから，通常のポジショニングがしっかりできないと救急の撮影は無理だ」とか，「救急の撮影はスピードが大切だ」などと指導を受けた。もともと体育会系の私はスポーツ感覚（？）で，あまり抵抗感なく受け入れていた。

　確かに，「応用」と「スピード」は現在の救急外傷診療のX線撮影においても重要な概念である。しかし，その当時，「どのように考え，どのようにしたら応用の撮影になるのか」，「どのようにしたら早く撮影できるのか」を指導してくれる人はほとんどいなかった。そもそも，外傷診療におけるsurveyの優先順位すら，定着していなかったような時代である。

　私は，多発外傷でいろいろな部位から出血している患者を前に，患者の全身状態を気にすることもできず，それでもかすかに「損傷部位の保護」を頭の片隅におきながら，「応用」，「スピード」と呪文を唱え，医師と看護師に声を掛け，協力を得ながら，撮影を行ったことを覚えている。ほんの25年くらい前の話である。

　本項では，画像とともに，撮影のヒントとなり得るかもしれない事項を盛り込んだ。わずかでも，読者の救急撮影の一助になると最高の幸せである。

■ … for the patient

　外傷患者の四肢単純X線撮影では，「生命の危機的状況を脱した後の検査」であることが多いと考えられるが，油断することなく，検査中のバイタルサインの変化や保温（室温や体温の維持）に注意を払うことが必要である。

　受傷機転から損傷部位や重症度を推測し，四肢骨折を疑う徴候である疼痛の訴えや著しい変形・腫脹・開放創・デグロービング損傷・轢断・挫滅などを確認するなど，あらゆる情報を把握するよう努める必要がある。

　そして，それらの情報を患者の負担を軽減できるような安楽な体位の選択や必要最小限の時間で撮影が完結するよう，撮影手順・順番を考えるために生かせる能力が必要である。

【参考文献】
1) 日本外傷学会外傷初期診療ガイドライン改訂第5版編集委員会：外傷初期診療ガイドラインJATEC改訂第5版，へるす出版，2016.
2) 日本救急撮影技師認定機構：救急撮影ガイドライン，改訂第2版，へるす出版，2011.
3) 有賀　徹：標準救急医学，第5版，医学書院，2014.
4) Otto Chan：救急放射線診断のABC，第2版，メディカルサイエンスインターナショナル，2009.

Appendix 特殊な救急撮影①

外傷全身CT

基礎知識

　近年，救急患者に対する全身CT撮影は，救命率の向上や検査時間短縮などの有用性が多く報告されており，多発外傷患者を中心に行われることが多くなっている。

　一方で，外傷全身CT撮影の対象患者，あるいは撮影方法に明確な定義はない。外傷患者の単純全身CT検査も外傷全身CT撮影といえるが，文献的には頭部から骨盤（下肢を含む場合もある）の造影検査を外傷全身CT撮影としていることが多い（頭頸部の単純CTを含める場合もある）。

　本項では，頭頸部と体幹部における外傷全身CTについて述べる。頭頸部領域では鈍的脳血管損傷（blunt cerebrovascular injury：BCVI），体幹部領域では出血（血管損傷を含む）や実質臓器損傷の検索が主目的となる。

　撮影時相は動脈優位相と実質相（平衡相）の2相撮影が一般的であり，撮影範囲は，動脈優位相が頭部から骨盤，実質相は胸部から骨盤までの体幹部とするのが基本である。

想定される疾患

① **頭頸部損傷（鈍的脳血管損傷）** ➡ p.125　　② **体幹部損傷** ➡ p.125

症状・症候

① **頭頸部損傷（鈍的脳血管損傷）**
- ☐ 血管損傷を疑う所見
  - 頭蓋底骨折
  - 鼻出血，耳出血
  - 眼窩周囲（black eye, raccoon eye）や乳様突起部（Battle's sign）の皮下出血斑
  - 血管溝と交差する骨折
  - 静脈洞を超える出血
  - 静脈洞圧迫に起因する静脈還流障害
  - 画像所見と矛盾する神経学的異常所見
  - Horner's syndrome
- ☐ 顔面外傷（血管損傷を疑う所見）
  - 口腔・鼻腔からの出血
  - 皮下および上顎洞内の血種の存在
  - Le Fort Ⅱ，Ⅲ型骨折
  - 下顎骨折
- ☐ 頸部外傷（血管損傷を疑う所見）
  - 頸椎の脱臼および骨折
  - 頸部痛
  - 神経学的異常所見
  - 血腫の存在

② **体幹部損傷**
- ☐ 胸部外傷（出血や血管損傷を疑う所見）
  - 大量血胸
  - 縦隔内血腫
  - 上肢血圧の左右差
  - 骨折の存在
- ☐ 胸部単純X線画像の異常
  - 大量血胸を疑う肺野透過性低下
  - 縦隔拡大
  - 上位肋骨骨折，鎖骨骨折
  - 血腫の存在

- ☐ 腹部外傷（出血や臓器損傷を疑う所見）
  - 腹腔内出血（FAST陽性所見）
  - 腹膜刺激症状（反跳痛や筋性防御）などの理学所見の有無
  - ハイリスク受傷機転患者
  - 臓器損傷を疑う血液検査の異常

- ☐ 骨盤外傷（出血や臓器損傷を疑う所見）
  - 骨盤部の痛み
  - 骨盤部周辺の軟部組織の腫脹
  - 骨盤骨折（骨盤単純X線撮影による）
  - 性器からの出血

撮影のコツ

ポジショニング時のコツ

- CT検査前には胸部・骨盤単純X線画像にて異物や異常所見の確認，四肢の損傷の有無を確認する
- バックボード下の撮影では，ポジショニング時にバックルなどアーチファクトの発生原因となるものを可能な限り除去する
- バックボード使用時の頭部固定には，イモビライザーなどを有効に活用する（図1）
- 上肢の配置は，腹上での交差固定等，画像上，アーチファクトの影響が少ない配置を心掛ける。バックボード使用時ではバックボード下にスペーサーを配置することで，上肢が体幹より下に配置されるためアーチファクトの影響が少ない（図2）。ただし上肢に損傷が疑われる場合にはFOV[*1]に収めて撮影することが重要である

[*1] FOV：field of view

図1 バックボード使用時の頭部固定

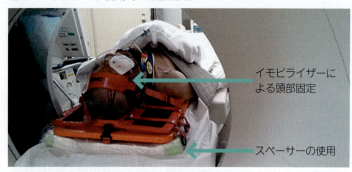

イモビライザーによる頭部固定

スペーサーの使用

図2 外傷全身CT時のスペーサーの使用

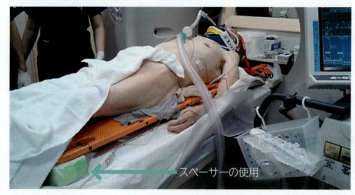

スペーサーの使用

スペーサーを用いることでバックボードと寝台の間にスペースができる。上肢が体幹より下に配置されるため，上肢からのアーチファクトの影響が少なくなる

- 撮影範囲が長くなるため，人工呼吸器の配置や，呼吸器回路および輸液ラインなどの長さをポジショニング時に確認する
- 撮影終了後の固定解除は頭部から解除することを心掛ける

撮影時のコツ

- 外傷全身CT撮影用プロトコルを構築しておくことが検査時間の短縮につながる
- 外傷全身CT撮影は頭部から骨盤までの造影検査であるが，本来，頭部（CTA[*2]）と体幹部の撮影条件は異なるため，各部位の損傷を検出しうる撮影条件の構築が望ましい
    [*2] CTA：CT angiography
- 放射線医療技術学叢書，「X線CT撮影における標準化」[1)]では，頭部CTAで推奨される画像SD[*3]は最小スライス厚でSD値が6〜9であり，外傷患者の体幹部で推奨されるSD値はスライス厚5mmで10程度である
    [*3] SD：standard deviation
- 体幹部の撮影条件で頭頸部の撮影を行うと，BCVIの検出が低下するとの報告がある。特に使用する造影剤やピッチファクターの影響を受けやすいとされる
- 1回の撮影で全身を撮影するときは，高濃度の造影剤を使用することで従来のBCVI検出と同等の結果が得られたとの報告がある
- 損傷の検出を考えると，頭頸部と体幹部それぞれ推奨された撮影条件を用い，頭部から骨盤までを2回に分けて撮影することも検討する
- 可変ヘリカルピッチスキャン機能が搭載されている装置については，外傷全身CT撮影においてもその使用を検討する
- 外傷全身CT撮影時の画像再構成は，治療の優先順位の高い部位から構築する
- 再構成FOVや再構成関数は，頭頸部と体幹部分けて再構築する必要がある。特にBCVIの診断には適切なFOVに加え，薄いスライス厚での確認やMPR[*4]の構築が重要となる（図3〜6）
    [*4] MPR：multiplanar reconstruction
- 外傷全身CT撮影では，バックボードの使用や上肢の配置等アーチファクトの発生要因が多くなるため，逐次近似応用再構成などを用いてアーチファクト低減に努める。また，逐次近似応用再構成法の使用は被ばく線量増加が懸念される外傷全身CT撮影において，被ばく線量低減

図3 BCVIの画像構築（FOV）

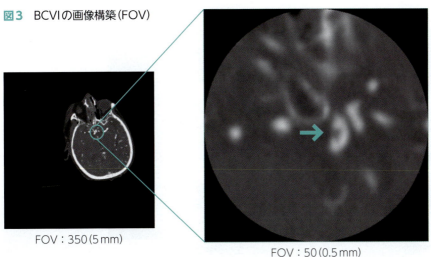

FOV：350（5mm）　　FOV：50（0.5mm）

に有効であるとの報告がある
● 外傷全身CT撮影用プロトコルを構築しておくことが検査時間の短縮につながる

図4　BCVIの画像構築（スライス厚）

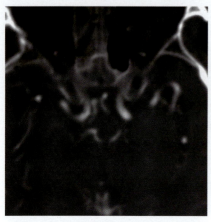 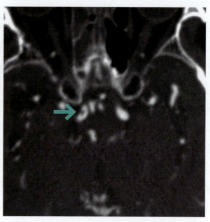

5 mm　　　　　　　　　　　　　　　1 mm

図5　BCVIの画像構築（Window width/level）

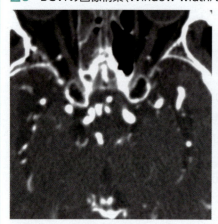 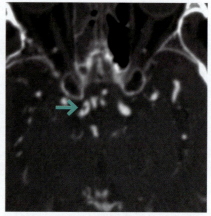

500/100　　　　　　　　　　　　　　1,200/100

図6　BCVIの画像構築（MPRの構築と再構成関数）

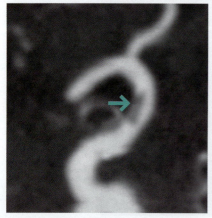 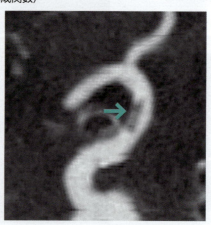

標準関数　　　　　　　　　　　　　エッジ強調関数

救急撮影 example

鈍的脳血管損傷

画像のポイント
- BCVIは高エネルギー外傷で多く，特に骨折や脱臼に起因して発生することが多い。単純CTにて頭蓋底骨折，顔面骨折，頸椎骨折の確認が重要となる
- 損傷形態として，血管壁不整，解離，壁内血腫，内膜剥離，血栓，仮性動脈瘤，血管閉塞，血管断裂，動静脈瘻がある
- 主要血管の断裂や閉塞は，造影剤の血管内途絶として描出され，比較的把握が容易であるが，壁不整や内膜剥離などは拡大再構成を行った薄いスライス厚での画像で確認することが重要である。MPRや三次元画像は積極的に作成する
- 骨に隣接した損傷では，頭部単純CTとのサブトラクション画像が有用である
- BCVIの分類にはDenver grading scale（表1）が用いられる。いずれの損傷においても治療の対象となる

表1　BCVIの形態学的分類（Denver grading scale）

grade	scale
Ⅰ	irregularity of vessel wall or a dissection/intramural hematoma with less than 25％ luminal stenosis
Ⅱ	intraluminal thrombus or raised intimal flap is visualized, or dissection/intramural hematoma with 25％ or more luminal narrowing
Ⅲ	pseudoaneurysms
Ⅳ	vessel occlusion
Ⅴ	vessel transactions or hemodynamically significant arteriovenous fistula

追加を提案すべき検査
- 超音波検査，MRA[*5]，血管造影

　　*5 MRA：magnetic resonance angiography

体幹部損傷

画像のポイント
- 外傷による出血は造影剤の漏出像をもって診断が可能となる。したがって，外傷患者のCT検査では単純CTよりも造影検査が重要である
- 造影剤漏出像（出血）のCT値は，主要血管からの出血ほど高く，末梢に行くほどCT値が低くなる
- 一方，造影剤漏出像のコントラストが低く，サイズの小さい出血も存在する。撮影線量の設定はこのような出血の描出に影響するため，過渡な被ばく線量低減はかえって診断が困難となる場合がある。「放射線医療技術学叢書　X線CT撮影における標準化」[1)]では，腹部外傷の造影CTで推奨される画像SD値は10程度としている
- 造影剤漏出像の画像構築は，一般的に用いられているスライス厚5mmの画像では，パーシャル

ボリューム効果の影響で過小評価してしまうことがあり，スライス厚2mm以下の画像で確認することが重要である．また，引き続き行われる治療を念頭に3次元画像やMPRを積極的に構築する
- 体幹部，特に腹部の撮影における撮影時相は，早期動脈相か後期動脈相いずれを採用するかによって臓器（血管）の描出が異なってくるため，あらかじめどちらを採用するか検討しておく
- 肝損傷時に診断すべき損傷として，出血のほかに仮性動脈瘤や肝動脈門脈瘻（AP shunt）がありこれらの診断には早期動脈相での撮影が必要となる
- 仮性動脈瘤は肝臓や脾臓などの実質臓器損傷時にみられることがある．出血と比較して境界が鮮明であり，実質相においては造影効果が低下し大きさが不変であることで出血との鑑別ができる（図7）

  【造影効果】
  - 動脈相：周囲の血管と同じ
  - 平衡相：造影効果が減衰

  【サイズ】
  - 動脈相＝平衡相
  - 出血では平衡相で大きくなる
- AP shuntの特徴的な画像所見
  ①早期動脈相で損傷区域に認められる末梢門脈枝の早期濃染（図8）
  ②THAD（transient hepatic attenuation difference：肝実質不均一濃染）（図9）
  ③早期動脈相にて肝動脈と門脈が並走して描出されるdouble-barrel signやrail track sign
- 外傷全身撮影の撮影開始は頭部CTAのタイミングで行われるため，腹部領域では早期動脈相での撮影が困難となる場合がある
- 尿路系損傷が疑われるときには排泄相の撮影を行う

図7　仮性動脈瘤の造影効果とサイズ

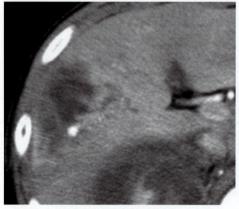
腹部造影CT（動脈早期相）

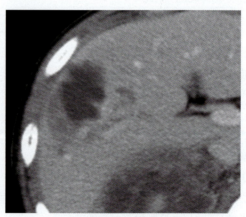
腹部造影CT（平衡相）

図8 AP shunt のCT所見

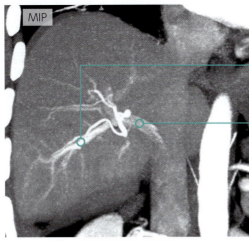

CT値差
①動脈相で損傷区域に沿って早期濃染した門脈枝
②その他の門・静脈

①－② ≧ 20 HU

末梢門脈枝の早期濃染

図9 THAD

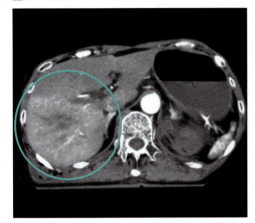
腹部造影CT（早期動脈相）

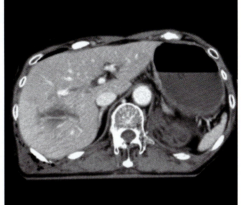
腹部造影CT（平衡相）

損傷部周囲にみられる不均一濃染

追加を検討すべき検査

- 外傷全身CT撮影時の腹部外傷で早期動脈相が撮影できなかったときには，フォローアップ時において早期動脈相での撮影を検討する
- 超音波検査，血管撮影

再撮影を防ぐpoint

▶ 撮影範囲はCT検査前に必ず確認することが重要である。特に下肢を含める場合には寝台移動距離が大きくなるため，呼吸器回路や輸液ラインには注意が必要となる。

▶ 心電図や血圧計などの接続部は，アーチファクトの発生原因となるため撮影範囲外へ移動する。移動ができないときは被写体から距離を取る工夫が必要である。可能なら血圧計の計測部位を上肢から下肢に変更を依頼する。

▶ 造影ルートは健側での使用が基本となり，穿刺針のサイズとともに撮影前の確認が必要である。

今の自分ならこうしている

外傷診療では職種を超えた情報共有が大切である。受傷機転やバイタルサイン，体表所見やFAST（⇒ p.3 FASTの項目を参照），胸部・骨盤単純X線といった画像所見など，CT検査前に採取される情報を最大限，検査に生かすことが重要である。撮影後の画像所見と治療方針も共有することが大切で，再構成画像の作成部位や優先的に作成すべき画像などが把握できる。

撮影では，安全に検査ができるのかを確認している。体動抑制が行えない外傷患者の検査は，かえって多くの時間を割いてしまうことが多いため，検査前に医師との相談が必要である。

【参考文献】
1) 日本放射線技術学会撮影部会 編：放射線医療技術学叢書27 X線CT撮影における標準化GALACTIC（改訂2版），日本放射線技術学会出版委員会，2015
2) Bruns BR, et al：Blunt cerebrovascular injury screening guidelines：What are we willing to miss?. J Trauma Acute Care Surg, 76(3)：691-695, 2014.
3) C.W. Sliker, et al：Diagnosis of Blunt Cerebrovascular Injuries with 16-MDCT：Accuracy of Whole-Body MDCT Compared with Neck MDCT Angiography. AJR, 190(3)：790-799, 2008.
4) Nguyen D, et al：Evaluation of a Single-Pass Continuous Whole-Body 16-MDCT Protocol for Patients with Polytrauma. AJR Am J Roentgenol, 192(1)：3-10, 2009.
5) 日本救急撮影技師認定機構：救急撮影ガイドライン，改訂第2版，へるす出版，2011.
6) 西池成章：外傷全身CT撮影に関する技術的考察. INNERVISION，33(10)：61-64, 2018.
7) Grupp U, et al：Reducing Radiation Dose in Emergency CT Scans While Maintaining Equal Image Quality: Just a Promise or Reality for Severely Injured Patients?. Emerg Med Int, doi：10.1155/2013/984645, 2013.
8) Stengel D, et al：Dose reduction in whole-body computed tomography of multiple injuries (DoReMI): protocol for a prospective cohort study. Scand J Trauma Resusc Emerg Med, doi：10.1186/1757-7241-22-15, 2014.
9) Biffl WL, et al：Blunt carotid arterial injuries：implications of a new grading scale. J Trauma, 47(5)：845-53, 1999
10) 日本IVR学会，日本外傷学会：肝外傷に対するIVRのガイドライン 2016, 2016.（http://www.jsir.or.jp/guide_line/kangaisyo/）
11) Nguyen CT et al：MDCT diagnosis of post-traumatic hepatic arterio-portal fistulas. Emergency Radiology, 20(3)：225-32, 2013.

2 内因性疾患

胸痛
腹痛
意識障害

2 内因性疾患／胸痛

胸痛（胸背部痛）

基礎知識

- 胸痛を引き起こす臓器は心臓や大血管だけでなく，肺や胃・食道，骨格，筋，皮膚など多岐に及ぶ。その原因は，虚血や炎症，血管の破綻などであるが症例によっては，複合的な要因により胸痛が引き起こされることもある。また，痛みは主観的な指標であるため，その原因を放射線画像から判断できないことも多い。
- 胸痛という症状に関する情報を得た場合には，さまざまな要因があることを念頭に置いて診療を実践し，症状に隠れた致死的な疾患の可能性を迅速，かつ適切に除外することが望ましい。一方，致死的な疾患の治療（処置）は速やかに実施されるべきである。
- 急性冠症候群（急性心筋梗塞，不安定狭心症），血管疾患（胸部大動脈瘤破裂・急性大動脈解離），急性肺血栓塞栓症，気胸（緊張性気胸）の診断に至る，あるいは至る可能性がある場合には治療へ滞りなく移行できるよう配慮すべきである。
- 本項では，特に注意を払い除外すべき胸痛を伴う疾患として，急性冠症候群（急性心筋梗塞，不安定狭心症），大血管疾患（急性大動脈解離，大動脈瘤破裂），急性肺血栓塞栓症を取り上げ解説する。

診療の流れ

- 胸痛の診断では，**致死的疾患を除外**することが肝要である。急性心筋梗塞の診断（除外）を最優先に実施し，その後，急性大動脈解離，および急性肺血栓塞栓症の診断（除外）を優先する。緊張性気胸の診断は身体所見，あるいは診療の流れのなかで除外される（図1）。**致死的疾患の確定診断に至った場合には，速やかに治療を開始する。**

図1　胸痛診断の流れ

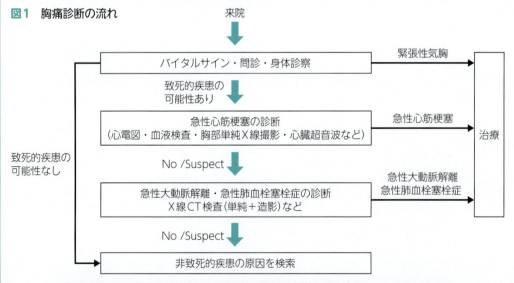

致死的疾患の可能性を除外できない場合には，再検査や追加検査を実施し，急性冠症候群，急性大動脈解離，急性肺血栓塞栓症，緊張性気胸を確実に除外する

想定される疾患

① **心疾患**
- **急性冠症候群（急性心筋梗塞 ⇒ p.138，不安定狭心症）**，不整脈，心筋炎，心膜炎，大動脈弁狭窄症，たこつぼ型心筋症など

② **大血管疾患**
- **急性大動脈解離 ⇒ p.144**，急性大動脈症候群（大動脈瘤破裂・切迫破裂）など

③ **肺疾患**
- **急性肺血栓塞栓症 ⇒ p.154**，肺炎，胸膜炎，肺化膿症，気胸（緊張性気胸 ⇒ p.9 緊張性気胸の項目を参照），肺結核など

④ **消化器疾患**
- 逆流性食道炎，食道破裂，食道痙攣，急性腹症など

⑤ **骨格筋，皮膚疾患**
- 肋間神経痛，帯状疱疹，骨折など

⑥ **心因性**
- 心臓神経症，パニック障害，過呼吸など

症状・症候

○ **胸痛（想定される疾患に共通）**
- ☐ 下顎から臍上部の痛み
- ☐ 背部の痛み
- ☐ 失神
- ☐ ショック（心停止）

memo
胸痛の診療で取り扱う痛みの範囲は非常に広い。これは急性冠症候群，大動脈解離などの疾患が**放散痛**を伴うためである。放散痛は身体のある部位が原因で起こる痛みを離れた部位（別の部位）に感じる痛みのことであり，心疾患であっても歯や肩，鳩尾（みぞおち）の痛みなどが生じる。

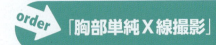

撮影のコツ

ポジショニング時のコツ
- 被検者の状況により適切な撮影肢位を選択する（立位P-A，座位A-P，臥位A-Pなど）
  - 医師の指示した肢位が実施困難な場合には医師に確認する
- 被検者の観察を徹底し状況に合わせた介助の実践
  - 撮影中の意識消失に注意する
- ポータブルX線装置や車椅子上での撮影では，胸郭の正面性に配慮する
  - 胸部X線画像の鮮鋭度やコントラストは仮想グリッドなどの画像処理技術で改善できるようになっているが，カセッテや胸郭の傾きに起因する歪みは補正することができない
- 体温計，湿布，ネックレス，ボタン，リザーバーマスクなどの障害陰影の除去に努める
- 照射野中心は胸骨中央付近とする
- 肺尖部から横隔膜下縁（可能であれば心臓下縁）を含む
- A-P方向での撮影ではやや頭側からX線を入射させることで肺野を広く描出できる

撮影時のコツ
- 息止めや体動の抑制が困難な場合には短時間照射を考慮する
- 吸気での撮影が望ましい
- cardio-thoracic ratio (CTR)が算出できるよう肋骨を含める
- DR圧縮処理の適用により，縦隔のコントラストを改善できる
- 経過観察を鑑みた画像処理条件（鮮鋭度やコントラスト）とする
  - 画像処理条件は，施設で統一することが望ましい

救急撮影 example

胸痛

memo
- 胸部単純X線撮影で得られる所見の多くは非特異的である。そのため，緊張性気胸の除外，心不全の有無などの評価を行いながらもベースラインの画像取得を目的としている。疾患にとらわれず正常例（図2a）との違いを客観的に評価できる画像を提供することが肝要である。
- 心機能の低下（不全）に起因する心拡大，肺うっ血，肺水腫，胸水の有無，その他の肺・胸膜病変や縦隔陰影の変化などを評価する（図2，3）。

画像のポイント

● 胸部単純X線画像

- 急性大動脈解離（図2b）
  ：縦隔陰影の拡大（図2b，3b）
  ：動脈影の拡大（図3b）
  ：心機能の低下に伴う心不全を併発している場合には，胸水，肺野の透過性の低下，血管影の増強など（図2b）

- 急性肺血栓塞栓症（図2c）
  ：肺動脈陰影（図2c），心拡大（右室，右房の拡大：図2b，2c）
  ：肺動脈中枢部の拡張（気管分岐角度の増加）
  ：肺野の透過性亢進（図2c）
    →Westermark徴候：中枢肺動脈の拡張とその末梢領域の透過性亢進を合併する場合
    →knuckle徴候：中枢肺動脈拡張とその先の途絶所見を合併する場合

図2 胸部立位単純X線画像

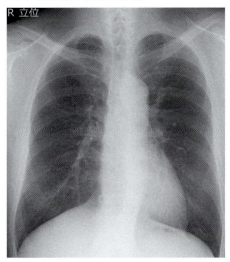

a 正常例

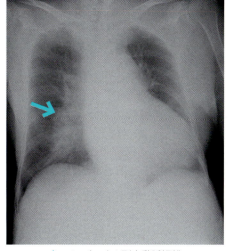

b stanford A型大動脈解離
上縦隔の拡大，心拡大（心嚢内液貯留），左心耳（左第2弓）の拡大，肺門部を中心としたすりガラス状陰影（→）を認める

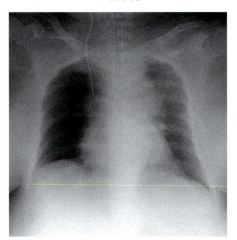

c 急性肺血栓塞栓症
右肺野の透過性の亢進，肺動脈中枢部の拡張，右房（右第2弓）の拡大を認める

図3 大動脈解離発症前後の胸部立位単純X線画像の比較

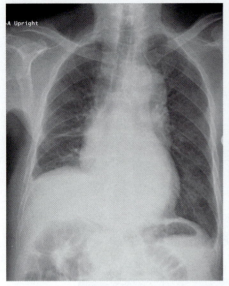 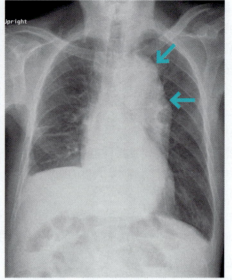

　　　a　発症1カ月前　　　　　　　　　　　b　発症後
大動脈弓（左第1弓），上縦隔陰影（大動脈影）の拡大を認める（→）

：肺炎様浸潤影
：その他，呼吸困難を起こす心肺疾患の除外など

再撮影 を防ぐpoint

▶ ポータブル撮影や車椅子上での撮影では，カセッテや胸郭の正面性に配慮する。
▶ 障害陰影の除去に努める。
▶ cardio-thoracic ratio（CTR）の算出を目的に肋骨を含める。
▶ **落ち着いて撮影する。**

【参考文献】
1) 日本循環器学会：ST上昇型急性心筋梗塞の診療に関するガイドライン（2013年改訂版）

Appendix 特殊な救急撮影②

胸痛を伴う致死的疾患のトリプルルールアウト

基礎知識

　胸痛（胸背部痛）の診断は，急性冠症候群（急性心筋梗塞 ➡ p.138，不安定狭心症など）の検索を最優先に実施し，その後，急性大動脈解離（➡ p.144）・急性肺血栓塞栓症（➡ p.154）の検索を実施する。しかし，臨床では，初期診療で急性心筋梗塞の可能性を除外しきれないまま他の疾患へ移行することもある。

　このような場合には，X線CT撮影による胸痛を伴う致死的疾患の除外（トリプルルールアウト）が有用である。64列以上のmultidetector-row CT（MDCT）の使用が推奨される特殊な撮影ではあるが有効な撮影技術であるため紹介する。

　ここで示すトリプルルールアウトの手法はさまざまな手法の中の一つであり，撮影や造影剤の注入手法を制限するものではない。使用する装置の仕様や施設の実情に合わせた撮影・造影プロトコルを作成し，一連のX線CT検査で冠疾患，肺血栓塞栓症，大動脈疾患を適切に除外することが望ましい。

想定される疾患

- ➡ p.131 胸痛の項目を参照

症状・症候

- ➡ p.131 胸痛の項目を参照

撮影のコツ

ポジショニング時のコツ

- 頸部（可能なら頭蓋底と脳底動脈を含む）から下肢静脈（足関節）まで撮影できるポジショニング
- 心電図同期CTの実施準備
- 単純撮影：頸部から鼠径部（浅大腿動脈と大腿深動脈の分岐部）まで
  →大血管疾患を疑う場合には実施を検討する
- 冠動脈造影相（16～20秒）：心電図同期による心臓（冠動脈）撮影
- 大動脈・肺動脈造影相：頸部から鼠径部（浅大腿動脈と大腿深動脈の分岐部）
- 造影遅延相（120～180秒）：頸部から鼠径部（浅大腿動脈と大腿深動脈の分岐部）
  →大血管疾患を疑う場合には実施を検討する
- 下肢静脈相（210秒以降）：横隔膜から足関節部までの撮影
  →肺動脈に血栓を観察し得た場合に追加で実施を検討する
- 障害陰影の除去

- 両上肢の挙上（可能であれば）
- 天板の可動範囲の確認
- 造影剤注入用のチューブの長さを確認する

撮影時のコツ

- 一連の検査での胸痛を伴う致死的疾患の除外
  → 装置の仕様に合わせた撮影プロトコルの設定
- ボーラストラッキング法，テストインジェクション法による撮影タイミングの最適化
- CT-AEC，ECG prospective gating法による放射線被ばくの最適化
- 適切な造影剤注入プロトコル（図1）

図1 撮影・造影プロトコルの例（64列MDCT）

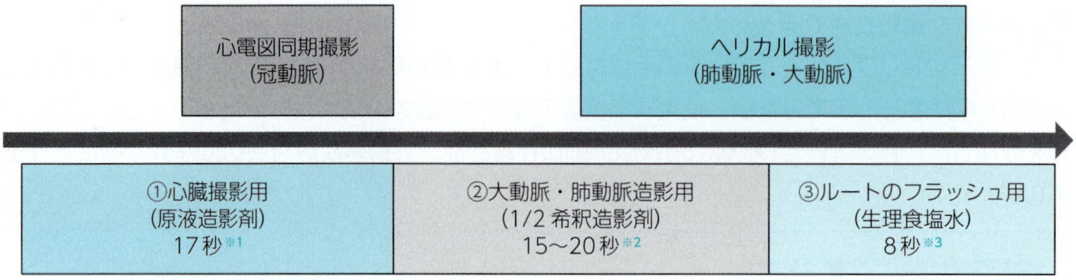

| 心電図同期撮影（冠動脈） | ヘリカル撮影（肺動脈・大動脈） |

| ①心臓撮影用（原液造影剤）17秒※1 | ②大動脈・肺動脈造影用（1/2 希釈造影剤）15〜20秒※2 | ③ルートのフラッシュ用（生理食塩水）8秒※3 |

単純撮影，遅延相の撮影，下肢静脈相の撮影を必要に応じて追加する

※1：trigger delay＋心臓撮影の時間
※2：心電図同期撮影からヘリカル撮影への切り替え時間＋頸部から肺動脈弁レベルまでの撮影時間
※3：造影剤注入ルートのフラッシュ（肘静脈から上大静脈にかけての血管のボリューム20〜30mL程度にて行う）

救急撮影 example

トリプルルールアウトを目的としたX線CT撮影

画像のポイント

- 頸部から下肢のX線CT画像

  各論で述べる画像の特徴に一致
  - 急性冠症候群（急性心筋梗塞 ➡ p.141）
  - 急性大動脈解離（➡ p.146）
  - 急性肺血栓塞栓症（➡ p.156）
  - 造影遅延相では，心筋梗塞領域が低輝度に描出されることがある（図2）

図2 大血管遅延相で心筋に観察された低輝度領域に一致する血管の途絶

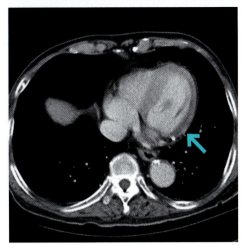

a 造影CT遅延相
後壁から下壁の広範囲に低輝度領域を認める（→）

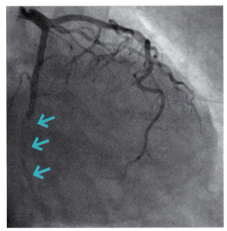 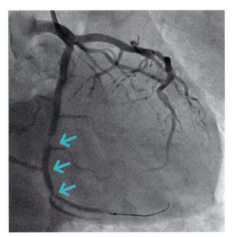

b 冠動脈造影
回旋枝の遠位部が途絶している（→）

c 再灌流療法後
回旋枝の遠位部が描出されている（→）

再撮影 を防ぐpoint

- **トリプルルールアウトを成功させるためのポイント**
    - 肺動脈血栓の迅速な確認（読影担当医師との連携による迅速な肺動脈の評価）。
        - →下肢静脈の評価を実施するための判断
    - 上行大動脈を明瞭に描出するためには心電図同期撮影が有効。
        - →心電図同期撮影の範囲の拡大（胸部全体など）を検討する
    - 撮影のプロトコル化による迅速な撮影と画像評価（画像処理を含む）を実施できる体制づくり。

②内因性疾患／胸痛

急性心筋梗塞

基礎知識

診断・治療の流れ(図1)

- 急性心筋梗塞(特にST上昇型)の診断では，問診と身体診察に引き続き，心電図・血液検査(心筋マーカー)，胸部単純X線撮影・心臓超音波検査を実施する。
- **再灌流療法は可能な限り早期に実施することが望ましく，医療機関においては到着後90分以内**に実施することが推奨される。
- 発症から早期に再灌流療法を実施するためには，発症時(病院到着前)からの取り組みが有効である。これを実践するためには，院内の体制整備が重要であることは言うまでもない。

図1 急性冠症候群(ST上昇型急性心筋梗塞)の診断アルゴリズム

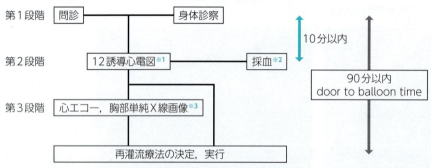

- ※1：急性下壁梗塞の場合，右側胸部誘導(V4R)も記録する
- ※2：診断確定のために採血結果を待つことで再灌流療法が遅れてはならない
- ※3：重症度評価や他の疾患との鑑別に有用であるが必須ではなく，再灌流療法が遅れることのないよう短時間で行う

(文献1より引用して作成)

症状・症候

○ **急性心筋梗塞**
- ☐ 胸痛(胸部圧迫感，絞扼感)および放散痛
- ☐ 持続する胸が締めつけられる痛み
- ☐ 著明な冷や汗
- ☐ 胸痛が20分以上持続する
- ☐ 安静または薬の使用で発作が改善しない
- ☐ 意識消失
- ☐ 心停止

「胸部単純X線撮影」「心臓超音波検査」「経動脈的冠動脈造影検査＋経皮的冠動脈インターベンション（PCI）」

撮影のコツ

- 胸部単純X線撮影（➡ p.132 胸痛の項目を参照）
- 心臓超音波検査
  - 心臓超音波検査は，局所壁運動異常，左室機能，機械的合併症（左室自由壁破裂，心室中隔穿孔，乳頭筋断裂など）などの検索を目的に実施される．本書では，心臓超音波検査についての記述を割愛するが，循環器診療では重要度の高い画像検査であるため，詳細を成書にて確認することを推奨する．

ポジショニング時のコツ

- 経動脈的冠動脈造影検査＋再灌流療法（PCI[*1]）
  - 入室後，迅速に手技に取り掛かれるよう他のスタッフ（医師，看護師，臨床工学技士，臨床検査技師など）と協力して準備を進める
  - 血管撮影装置の可動域範囲や部屋の構造を事前に把握する（酸素・吸引の場所，電源の場所，Cアーム・寝台・モニタの可動範囲，心臓マッサージに使用する足台など）
  - ルートやケーブルが血管撮影装置と干渉しないよう配慮する
  - 再灌流療法の実施を念頭に置き，準備する
  - 橈骨動脈，上腕動脈，大腿動脈アプローチ

  *1 PCI：percutaneous coronary intervention（経皮的冠動脈インターベンション）

撮影時のコツ

- 経動脈的冠動脈造影検査＋再灌流療法（PCI）
  - シネ撮影を用いる
  - 手技中の急変に対応できるよう準備する
    - → カテーテルのエンゲージや造影剤注入による冠虚血
    - → 造影剤の副作用（初回注入，またはテストショット後）
  - 従事者と被検者，双方の放射線被ばく低減に配慮する（ICRP-10[*2]ルール）
  - 透視保存機能の活用による被ばく低減を考慮する

  *2 ICRP-10：10th international conference on reactive plasmas

「頭部単純CT」

- 心停止蘇生後の患者，意識消失を伴う患者の診療では，頭蓋内の評価を実施し，広範囲脳虚血（低酸素脳症）や頭蓋内出血の有無についても確認する．くも膜下出血では心電図異常を伴うことがある

撮影のコツ

※詳細は意識障害の項目を参照 ➡ p.192

ポジショニング時のコツ
- 眼窩外耳孔線（OM-Line）を基準とする
- 挿管チューブ，蛇管などの取り回しにも配慮する

撮影時のコツ
- 挿管チューブ，蛇管の取り回しに配慮する
- 常にバイタルサインの確認ができるよう配慮する
- 必要に応じて矢状断，冠状断の作成も考慮する

 「心臓CT（冠動脈CT）」

- 近年では，MDCT（multidetector-row CT）の普及により，心臓CTが急性期冠疾患診断に取り入れられるようになった．安静時胸痛の症状が一時的に軽快する不安定狭心症を含む心電図変化に乏しい冠疾患の診断に有効である

撮影のコツ

ポジショニング時のコツ
- 心臓をガントリの中心（回転中心）に配置する
- 心拍数が高い（65 bpm以上）の場合にはβブロッカーの投与を検討する
- 冠動脈の描出能の向上を目的に亜硝酸薬の投与を検討する
- 確実な呼吸停止を目的にノーズクリップや腹帯などの使用を考慮する

撮影時のコツ
- ボーラストラッキング法，テストインジェクション法により撮影タイミングを最適化する
- 右心系からのアーチファクト軽減と造影剤使用量の低減を目的に生理食塩水の後押しを行う
- 放射線被ばくの最適化を目的にECG[*3] dose modulation, prospective gating機能を活用する

- 小さな再構成FOV[*4]（250 mm以下）を使用する
- 等容拡張期での再構成を優先する
- CPR[*5]，partial MIP[*6]，VR[*7]，MIPなど適切な画像処理を行う

[*3] ECG：electrocardiogram
[*4] FOV：field of view
[*5] CPR：curved planar reconstruction
[*6] MIP：maximum intensity projection
[*7] VR：volume rendering

救急撮影 example

急性心筋梗塞

画像のポイント

- 冠動脈造影（図2）
  - 血管の途絶
  - 血管の高度狭窄
  - 造影遅延
- 頭部単純CT画像
  - 低酸素脳症を示唆する所見は，皮髄境界の不明瞭化や脳溝の消失（図3）

  ※くも膜下出血は意識障害の項目を参照 ➡ p.195

- 心臓CT（冠動脈CT）画像（図4）
  - curved MPRでは前下行枝近位部（#6）にプラークを伴う血管の狭小化を認める
  - cross section viewではより鮮明に血管内腔とプラークの位置関係を把握できる
  - MIPでは血管の形態を評価できる

  memo
  　R-R間隔が一定でない（不整脈）症例や高度な石灰化を伴う症例では，意図する情報が得られないこともある。緊急の心臓CTの受け入れを開始する前に自施設の装置の仕様を鑑みた心臓CTの適応について検討することが望ましい。

図2　左前下行枝近位部（#6）の閉塞

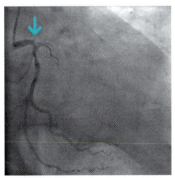 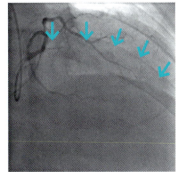 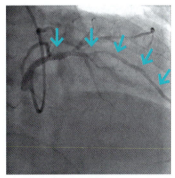

a　左冠動脈造影（RAO 30°Caudal 30°）
閉塞した血管の遠位端（断端，→）

b　左冠動脈造影（RAO30°Cranial 30°）
左前下行枝は描出されていない（→）

c　再灌流療法後（RAO30°Cranial 30°）
左前下行枝が描出されている（→）

図3 低酸素脳症（蘇生後の症例）

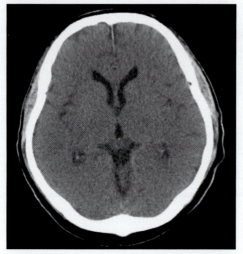

脳溝の消失と皮質・髄質境界の不明瞭化を認める

図4 左前下行枝近位部（#6）の高度（90％）狭窄

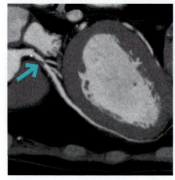
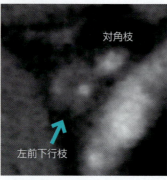
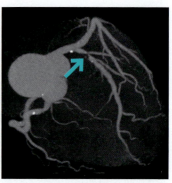

a　CPR　　　　　　　　b　cross section view　　　　　　c　volume MIP

再撮影 を防ぐpoint

● 経動脈的冠動脈造影検査＋再灌流療法（PCI）
   ▶ 障害陰影の除去に努める。
   ▶ 病変の特定に関する情報をスタッフ間で共有する。
   ▶ ルートやケーブルが血管撮影装置と干渉しないように配慮する。
   ▶ 既往を確認する（冠動脈バイパスグラフトや冠動脈インターベンションなど）。
● 頭部単純CT
   ▶ 挿管チューブ，蛇管の取り回しに配慮する。
   ▶ 体動の抑制が困難な場合にはヘリカルスキャンを考慮する。

● 心臓CT（冠動脈CT）
- ▶ 撮影タイミングの最適化を目的にボーラストラッキング法，テストインジェクション法を使用する。
- ▶ 右心系からのアーチファクト軽減と，造影剤使用量の低減を目的に生理食塩水の後押しを行う。
- ▶ 放射線被ばくの最適化を目的にECG dose modulation，prospective gating機能を活用する。
- ▶ 小さな再構成FOV（250 mm以下）を使用する。
- ▶ 等容拡張期での再構成を優先する。
- ▶ CPR，partial MIP，VR，MIPなど適切な画像処理を行う。

【参考文献】
1) 日本循環器学会：ST上昇型急性心筋梗塞の診療に関するガイドライン（2013年改訂版）
2) 日本循環器学会：非ST上昇型急性冠症候群の診療に関するガイドライン（2012年改訂版）

② 内因性疾患／胸痛

急性大動脈解離

> **基礎知識**

　大動脈疾患は瘤壁の形態により真性，仮性，解離性に分類される。本来の血管は3層構造であり，単に瘤径が拡大した場合（真性）には構造が保たれるが，これがさまざまな要因（血流，外力，炎症，感染など）により破綻した場合に，仮性（一時的に止血が得られた状態），あるいは解離性（血管が裂けた）の形態をとる。

　CT撮影の目的は，瘤壁の情報に加えて，動脈瘤の位置，形態，範囲を明らかにすることである。また，臨床の症状の多くは大動脈の壁構造が失われることで生じるさまざまな合併症（破裂・臓器虚血など）により生じる。大血管だけでなく末梢血管や臓器にも着目する。

　大動脈解離の病型は，「解離範囲」「偽腔の血流状態」「病期」により分類される。CTでは，解離の範囲だけでなく偽腔の血栓化の程度や内膜亀裂の位置，各種臓器の虚血なども評価する。早期動脈相のみでは，偽腔が完全に造影されないことも多いため，複数時相の撮影が必須である。**解離範囲の部類には，Stanford分類（解離の部位による分類）とDe Bakey分類（内膜亀裂の位置を加味した分類）がある**（図1，2）。

　合併症を有する大動脈解離や破裂の治療では，末梢側の吻合を必要としないオープンステントグラフトや胸部ステントグラフト内挿術（thoracic endovascular aortic repair：TEVAR）も選択されるようになっている。ステントグラフトのサイズ決定にはCT画像が不可欠であるため，1mm程度の薄いスライスの画像が提供できる準備があることが望ましい。解離の範囲によってはde-branching※ TEVARが選択されることもある。頸部血管（可能であれば脳底動脈）を含めて撮影することも大切である。

※de-branchとは，枝を本来の位置から外すという意

図1　Stanford 分類

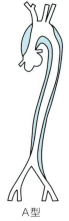 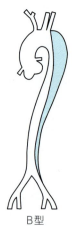

A型　　　　　　B型
A型：上行大動脈に解離があるもの
B型：上行大動脈に解離がないもの

図2　De Bakey 分類（内膜亀裂の位置を加味した大動脈解離の分類）

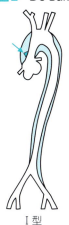
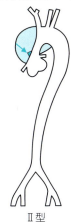
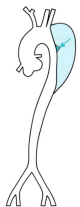
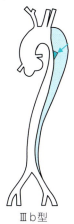
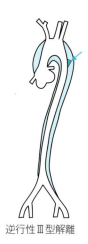

Ⅰ型　　　　Ⅱ型　　　　Ⅲa型　　　　Ⅲb型　　　逆行性Ⅲ型解離

Ⅰ型：上行大動脈に内膜亀裂があり弓部大動脈より末梢に解離が及ぶもの
Ⅱ型：上行大動脈に解離が限局するもの
Ⅲ型：下行大動脈に内膜亀裂があるもの
　Ⅲa型：腹部大動脈に解離が及ばないもの
　Ⅲb型：腹部大動脈に解離が及ぶもの
逆行性Ⅲ型解離：内膜亀裂が下行大動脈にあり逆行性に解離が弓部から近位に及ぶもの

症状・症候

○ 急性大動脈解離
- □ 突然の胸背部痛
- □ 背中を引き裂かれるような疼痛
- □ 四肢血圧の左右差（四肢の虚血）
- □ 嗄声，嚥下障害などの胸部圧迫症状
- □ 狭心症・心筋梗塞
- □ 循環不全
- □ 縦隔血腫，上大静脈症候群
- □ 対麻痺
- □ 大動脈弁逆流
- □ 胸腔内出血
- □ 脳虚血
- □ 心タンポナーデ
- □ ショック

　「胸部単純X線撮影，心臓超音波検査，胸部単純CT＋造影CT，胸部ステントグラフト内挿術」

撮影のコツ

- 胸部単純X線撮影（胸痛の項目を参照 ➡ p.132）
- 心臓超音波検査（急性心筋梗塞の項目を参照 ➡ p.139）

ポジショニング時のコツ

- 胸部単純CT＋造影CT
  - 頸部（可能なら脳底動脈を含む）から鼠径部（浅大腿動脈と大腿深動脈の分岐部）までを撮影範囲に含める
  - 障害陰影を除去する

- 両上肢を挙上する
- 天板の可動範囲を事前に確認する
- 造影剤注入用のチューブの長さを確認する
- 胸部ステントグラフト内挿術
  - 入室後，迅速に手技に取り掛かれるよう他のスタッフ（医師，看護師，臨床工学技士，臨床検査技師など）と協力して準備を進める
  - 血管撮影装置の可動域範囲や部屋の構造を事前に把握する（酸素・吸引の場所，電源の場所，Cアーム・寝台・モニタの可動範囲，心臓マッサージに使用する足台など）
  - ルートやケーブルが血管撮影装置と干渉しないよう配慮する
  - 体外循環を使用できる準備（ショックが遷延する場合には体外循環の使用が考慮される）
  - 頸動脈・鎖骨下動脈から大腿動脈までの広範囲を透視・撮影できる準備
  - TEVARでは大動脈弓部が広く観察できる角度LAO（45〜60°）が主なワーキングアングルとなる
  - メインデバイスは大腿動脈アプローチで留置される
  - 鎖骨下動脈基部の塞栓では上腕動脈や鎖骨下動脈アプローチが選択される

撮影時のコツ

- 胸部単純CT＋造影CT
  - 撮影タイミングの最適化を目的にボーラストラッキング法，テストインジェクション法を用いる
  - 単純CTに加え，複数時相の造影CT撮影の実施が血管の形態や臓器の虚血評価には有効である
    ※単純CT，動脈相（30秒），遅延相（120〜180秒）
  - 体動抑制が難しい場合には，high beam pitchでの撮影を検討する
  - MPRやVRなど適切な再構成を追加する
- 胸部ステントグラフト内挿術
  - DSA[*1]撮影（呼吸停止下での撮影）を使用する
  - DSA撮影では可能な限りフレームレートを低減する（4フレーム以下）
  - パルス幅を50 ms以下とする（大動脈の拍動を考慮）
  - パルス幅を小さくすると，拍動や呼吸によるボケの影響を低減できる
  - 手技中の急変に対応できるよう準備する
  - 従事者と被検者，双方の放射線被ばく低減に配慮する

*1 DSA：digital subtraction angiography

救急撮影 example

急性大動脈解離

画像のポイント

- 単純CT＋造影CT
  - 血栓閉塞型解離では三日月様の高輝度領域（単純CT）を認める（図3）
  - 石灰化の内側へのシフト（図4）
  - 偽腔の拡大により狭小化した真腔（図5）

- MPRでは，内膜亀裂を明瞭に描出できる場合がある（図6）
- 内膜亀裂の評価（ULP*2を認める症例は偽腔開存型解離として取り扱う）
  - *2 ULP：ulcer like projection
- 臓器虚血の評価，その他合併症の除外診断
- 末梢血管に及ぶ解離（図7〜9）
- 縦隔の血腫による肺動脈の圧排（図10）
- 心嚢内液貯留（図11）
- 大動脈切迫破裂では，血栓の内部が高輝度（不均一）な濃度を示すことがある（図12）

図3　血栓閉塞型大動脈解離

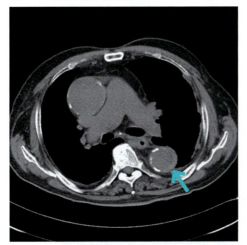

a　胸部単純CT画像
下行大動脈に三日月様の高輝度領域を認める（→）

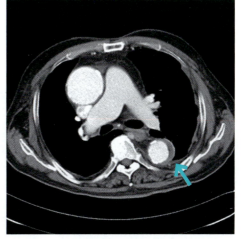

b　胸部造影CT画像（早期相）
壁の肥厚のみを認める（→）

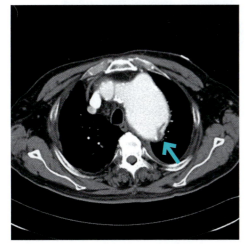

c　胸部造影CT画像（早期相）
大動脈弓部大弯側にulcer like projection（ULP）を認める（→）

図4 内膜とともに血管の内側に偏位する石灰化（→）

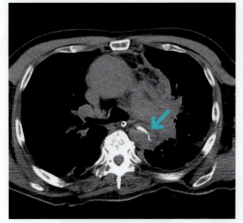
a　胸部単純CT画像

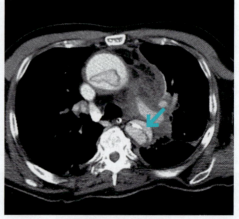
b　胸部造影CT画像

図5 Stanford B型大動脈解離（胸腔内破裂）

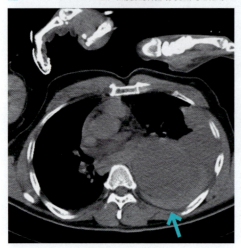
a　胸部単純CT画像
拡大した下行大動脈と血栓を疑わせる高輝度な胸腔内の液貯留を認める（→）

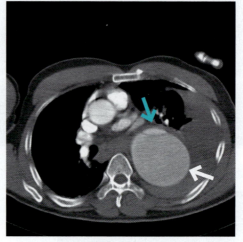
b　胸部造影CT画像
虚脱した真腔（→）と拡大した偽腔を認める（⇒）

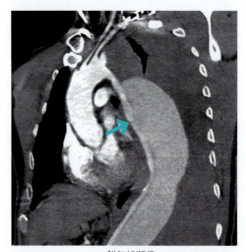
c　斜矢状断像
真腔と偽腔の連続性が確認できる（→）

図6 Stanford B型大動脈解離

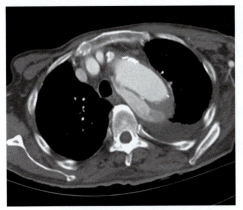

a 胸部造影CT画像
2腔化した大動脈弓部

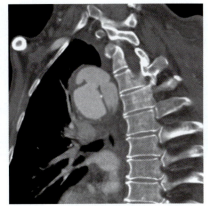

b 斜冠状断像
内膜亀裂が明瞭に観察できる

図7 腕頭動脈，左総頸動脈に及ぶ大動脈解離

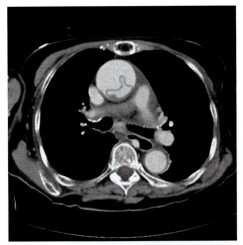

a 胸部造影CT画像
2腔化した上行大動脈

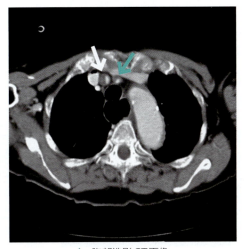

b 胸部造影CT画像
血栓化した腕頭動脈(⇒)，左総頸動脈(→)

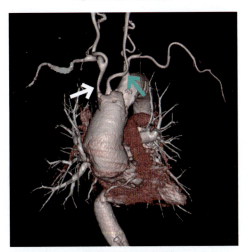

c 胸部造影CT（VR像）
扁平化した腕頭動脈(⇒)，左総頸動脈(→)

図8 偽腔から造影される上腸間膜動脈

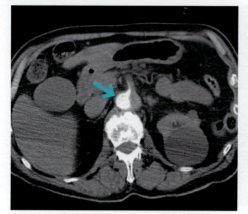

a 腹部造影CT画像（早期相）
真腔のみが造影されている（→）

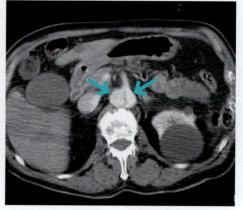

b 腹部造影CT画像（早期相）
真腔，偽腔の双方が造影されている（→）

図9 大動脈解離により閉塞した外腸骨動脈（→）

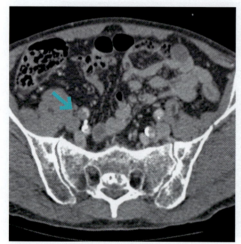

a 骨盤部造影CT画像（後期相）

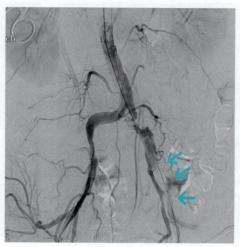

b 大動脈造影

図10 肺動脈の圧排

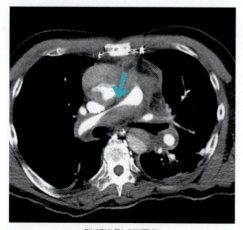

胸部造影CT画像
縦隔に生じた血腫により圧排された肺動脈（→）

図11 Stanford A型大動脈解離に伴う心嚢内液貯留

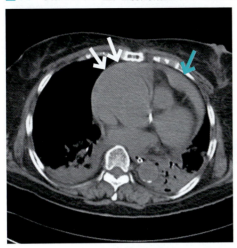

a 胸部単純CT画像
拡大した上行大動脈（⇒）と高輝度な心嚢内の液貯留（→）を認める

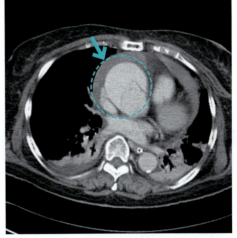

b 胸部造影CT画像
上行大動脈は拡大して2腔化している（⃝）

図12 大動脈瘤切迫破裂

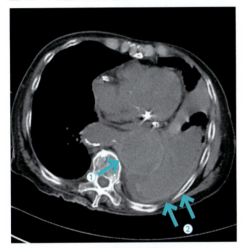

a 胸部単純CT画像
下行大動脈は拡大し内腔は不均一な濃度を示す（→①）。胸腔内にも高輝度な液貯留を認める（→②）

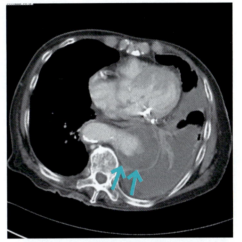

b 胸部造影CT画像
拡大した下行大動脈の一部は血栓化されている（→）

● 胸部ステントグラフト内挿術

【術前の大動脈造影】
- 真腔の狭小化と偽腔の造影効果（図13a）

【ステントグラフト留置後の大動脈造影】
- 真腔の拡大，偽腔の血流消失（図13b）
- 鎖骨下動脈塞栓術後（図13c）

図13　胸部ステントグラフト内挿術

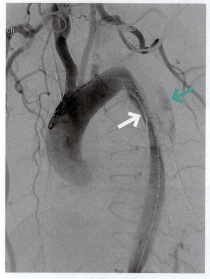

a　大動脈造影
真腔の狭小化（⇒）と偽腔の造影効果（→）を認める

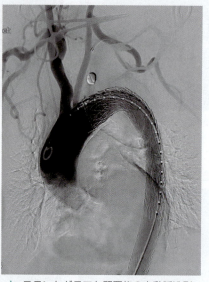

b　ステントグラフト留置後の大動脈造影
真腔は拡大し，偽腔の血流は消失している

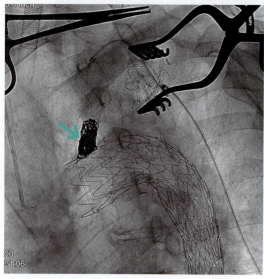

c　鎖骨下動脈塞栓術後
de-branching TEVARではエンドリークを防止するために血管の塞栓術を追加する（本症例では左鎖骨下動脈を塞栓している：→）

再撮影 を防ぐpoint

- **胸部単純CT＋造影CT**
    - 単純早期相，後期相の撮像。
    - 上行大動脈の詳細な評価には心電図同期CTが有効。
    - 体動抑制が難しい場合には，high beam pitchでの撮影を考慮する。
    - ボーラストラッキング法，テストインジェクション法を用いて撮影タイミングの最適化を行う。
- **胸部ステントグラフト内挿術**
    - DSA撮影を用いる。
      ※呼吸を管理する医師と連携し，呼吸停止下に行う。
    - パルス幅を小さくすると拍動や呼吸によるボケを軽減できる（50 ms以下）。

[2] 内因性疾患／胸痛

急性肺血栓塞栓症

基礎知識

- 急性肺血栓塞栓症 (pulmonary thromboembolism：PTE) は，肺動脈が血栓塞栓子により閉塞する疾患である．塞栓源の約90％は下肢あるいは骨盤内の静脈であり，深部静脈血栓症 (deep vein thrombosis：DVT) と一連の病態とされる．
- CT画像の読影では，冠状断を中心とした多方向からの観察が有用である．加えて1mm程度の薄いスライスの画像が提供できる準備があることが望ましい．
- 下肢あるいは骨盤内の静脈に血栓を認める場合には，下大静脈フィルタ留置術が考慮される．
- 重症例では，経カテーテル血栓溶解療法，経カテーテル肺動脈血栓破砕術が治療法として選択されることもある．肺動脈血栓破砕術は，末梢側肺動脈総容量が中枢側の2倍存在するということを理論的根拠として，中枢側肺動脈内の塊状血栓を直接破砕し，肺動脈末梢に微小血栓を再分布させる治療法である．
- 右心系の負荷が高まった場合に，卵円孔や中隔欠損を通じて左心系の血栓閉塞を生じることがある．

症状・症候

○ 急性肺血栓塞栓症
- ☐ 呼吸困難（急速な低酸素血症）
- ☐ 胸痛
- ☐ 頻呼吸
- ☐ 頻脈
- ☐ 失神
- ☐ 肺高血圧
- ☐ 頸動脈の怒張胸痛

- ☐ 下腿浮腫
- ☐ Homans徴候（足関節背屈時の下腿三頭筋の痛み）
- ☐ 奇異性塞栓
  → 右心系の負荷が高まった場合に，卵円孔や中隔欠損を通じて左心系の血栓閉塞を生じる
- ☐ ショック

order「胸部単純X線撮影，心臓超音波検査，造影CT（肺動脈＋下肢静脈），経カテーテル肺動脈血栓破砕術，下大静脈フィルタ留置術」

撮影のコツ

- 胸部単純X線撮影（胸痛の項目を参照 ➡ p.132）
- 心臓超音波検査（急性心筋梗塞の項目を参照 ➡ p.139）

ポジショニング時のコツ

- 造影CT（肺動脈＋下肢静脈）
  - 胸部から下腿（足関節付近まで）

- 障害陰影の除去に努める
- 両上肢の挙上（可能であれば）
- 天板の可動範囲を事前に確認する
- 造影剤注入用のチューブの長さを確認する
● 経カテーテル血栓溶解療法，経カテーテル肺動脈血栓破砕術
- 入室後，迅速に手技に取り掛かれるよう他のスタッフ（医師，看護師，臨床工学技士，臨床検査技師など）と協力して準備を進める
- 血管撮影装置の可動範囲や部屋の構造を事前に把握する（酸素・吸引の場所，電源の場所，Ｃアーム・寝台・モニタの可動範囲，心臓マッサージに使用する足台など）
- ルートやケーブルが血管撮影装置と干渉しないよう配慮する
- 体外循環を使用できる準備（ショックが遷延する場合には体外循環の使用が考慮される）
- **肘静脈アプローチ，頸静脈アプローチが選択されることが多い**
● 経カテーテル血栓溶解療法，経カテーテル肺動脈血栓破砕術，下大静脈フィルタ留置術
- 入室後，迅速に手技に取り掛かれるよう他のスタッフ（医師，看護師，臨床工学技士，臨床検査技師など）と協力して準備を進める
- 血管撮影装置の可動域範囲や備品の配置を事前に把握する（酸素・吸引の場所，電源の場所，Ｃアーム・寝台・モニタの可動範囲，心臓マッサージに使用する足台など）
- ルートやケーブルが血管撮影装置と干渉しないよう配慮する
- **頸静脈アプローチが選択されることが多い**
    → 使用するデバイスによっては大腿静脈アプローチが選択される

撮影時のコツ

● 造影CT（肺動脈＋下肢静脈）
- ボーラストラッキング法，テストインジェクション法により撮影タイミングを最適化する
- 肺動脈優位相で胸部を撮影する
- 下肢静脈相（210秒以降）で横隔膜から足関節部までを撮影する
    → **静脈の造影効果が十分でない場合には，下肢静脈相の撮影を追加実施することを医師とともに検討する**
- 下肢静脈相撮影時の呼吸停止時間への配慮（骨盤以遠の撮影では安静呼吸下での撮影，安静呼吸下でも足は動かさないように説明する）
- 下腿部の圧迫の軽減（ヒラメ筋の圧迫の軽減）
- CT-AEC[*1]の使用
- 生理食塩水の後押しを考慮（下肢静脈相の造影効果の増強）
- 肺動脈優位相は冠状断像による評価が不可欠である
- 下大静脈フィルターの留置を考慮する場合には，腎静脈の合流部や破格の評価を目的に腹部の冠状断像を作成する

*1 CT-AEC：CT auto exposure control

● 経カテーテル血栓溶解療法，経カテーテル肺動脈血栓破砕術
- 主にシネ撮影を用いる
- 手技中の急変に対応できるよう準備する
- 造影剤の副作用に注意する（初回注入，またはテストショット後）

- 従事者と被検者，双方の放射線被ばく低減に配慮する
- 吸気呼吸停止下での撮影を考慮する
- 下大静脈フィルタ留置術
  - シネ撮影あるいは透視下に腎静脈の位置を確認する。CTの情報がある場合にはあらかじめ確認しておくことが望ましい
  - 呼気呼吸停止下での撮影(CTとのマッチングを重視する場合には吸気)
    → 腎静脈の位置は呼吸による影響を大きく受ける。呼気撮影と呼気撮影における腎静脈合流位置は大きく異なる
  - 下大静脈フィルタには，一時留置型と永久留置型がある

救急撮影 example

急性肺血栓塞栓症

画像のポイント
- 造影CT（肺動脈＋下肢静脈）画像（図1）
  - 肺動脈内腔の低輝度の構造物
  - 静脈の拡張と壁の造影効果
  - 静脈内に血栓の存在を示唆する低輝度の構造物

図1　下肢静脈血栓を伴う肺動脈血栓塞栓症の一例

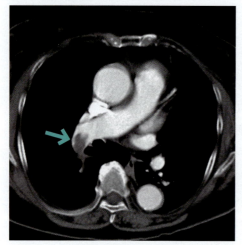 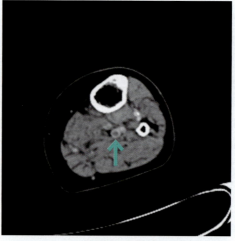

a　肺動脈造影CT横断像　　　　　　　　　　　b　下肢静脈造影CT
　右肺動脈に血栓を認める（→）　　　　　　　　血管径の拡大と壁の造影効果を認める（→）

- 経カテーテル血栓溶解療法，経カテーテル肺動脈血栓破砕術（図2）
  - 肺動脈の途絶
  - 血栓を示唆する透亮像
  - パルススプレーカテーテルを用いて血栓溶解剤を流入する
  - ピッグテールカテーテルやガイドワイヤーを用いて血栓を破砕する
- 下大静脈フィルタ留置術（図3）
  - デバイスは下大静脈（腸骨静脈合流部から腎静脈合流部の間）に留置する

図2 肺動脈血栓破砕術の一例

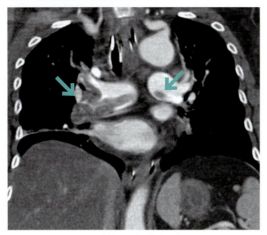

a 造影CT（冠状断像）
肺動脈内に血栓を認める（→）

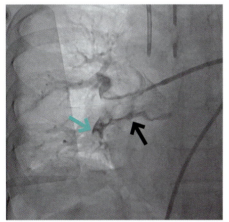

b 肺動脈造影
透亮像（→）と途絶した肺動脈（カニ爪様：→）

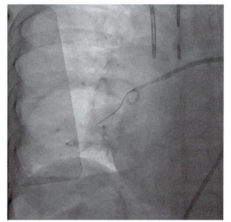

c 経カテーテル血栓破砕
ピッグテールカテーテルを用いて血栓を破砕する様子

図3 IVCフィルター留置の一例

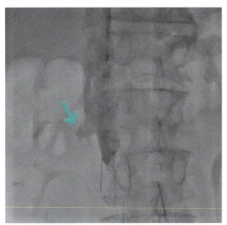

a 腎静脈とIVCフィルター（留置後）
留置後に腎静脈（→）とIVCフィルター位置を確認する様子

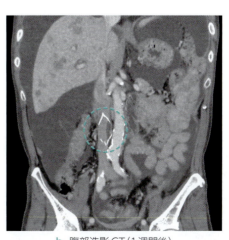

b 腹部造影CT（1週間後）
IVCフィルターの内側に捕捉された血栓を認める（◌）

再撮影 を防ぐpoint

- **造影CT（肺動脈＋下肢静脈）**
  - ▶ 肺動脈優位相での胸部撮影。
  - ▶ 下肢静脈相（210秒以降）での横隔膜から足関節部までの撮影。
    - **→下肢静脈の造影効果が十分でない場合には，下肢静脈相の撮影を再度実施することを医師とともに検討する。**
  - ▶ 肺動脈優位相の撮影はボーラストラッキング法，テストインジェクション法を用いて撮影タイミングを最適化する。
  - ▶ 下肢静脈相（210秒以降）での横隔膜から足関節部までの撮影を行う。
- **肺動脈血栓破砕術＋下大静脈フィルタ留置術**
  - ▶ 主にシネ撮影が使用される。
    - →肺動脈末梢の評価にはDSAが有効である。呼吸停止が可能であればDSA撮影を考慮する。
- **下大静脈フィルタ留置術**
  - ▶ シネ撮影あるいは透視下に腎静脈の位置を確認する。
  - ▶ 呼気呼吸停止下での撮影が一般的であるが，CT画像とのマッチングを重視する場合には吸気で撮影を行う。
    - →腰椎をメルクマールとした腎静脈の合流位置は呼吸により大きく変動する。CTがどのように撮影されたか（吸気 or 呼気）を事前に確認することが望ましい。

こうしておけばよかった

● 「～だろう」は危険です

「術中にPLSVCに気付いて焦ったわ（汗）」「えっ！ すみません。お伝えしておけば…」

これは，緊急手術を終えて帰ってきた医師とのやり取りである。当時，勤務していた施設には大動脈解離の緊急手術の体制がなく近隣の大学病院に転送＆緊急手術をすることとなった。手術は無事に成功したのだが，PLSVCの存在を知らないまま手術を開始してしまったことで手術中に冷や汗をかいたそうだ（図4）。PLSVCは略語で，正式名称はpersistent left superior vena cava，日本語では遺残上大静脈である。これは，胎生期に消退するはずの左上大静脈が遺残した血管の奇形で，胸部静脈奇形のなかでは最もポピュラーで0.3～0.5％の人にみられる。左胸を開いて何もないはずの場所に大きな静脈があったら，そして，心臓に還流するはずのない静脈が存在したら，普段は冷静な心臓外科医も焦って当然である。

この一件以来，気付いた重大な事実が確実に相手にも伝わっているかを必ず裏取り（情報共有）するようにしている。わかりやすい画像を追加し，画像を通じて訴えることも大切であるが，致死的疾患で緊急に治療・処置が必要な場合には，これを安全に行うための情報が医師に伝わっていることも大切である。私は，**大切な時間を使用して作成した画像に含まれる情報のすべてが，滞りなく診療に生かされることが最も大切**と考えている。

図4　左上大静脈

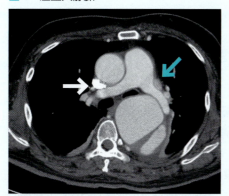

a　術前CT画像

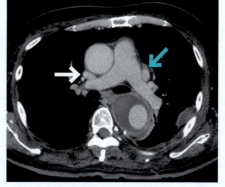

b　術後CT画像

右上大静脈（⇒），左上大静脈（→）

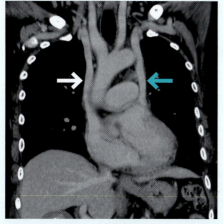

c　冠状断像

今の自分はこうしている

● **振り返ってわかる準備の大切さ**

　血管撮影装置のCアームや寝台が思い通りに動かせず手技中に行ったり来たり。医師の指示（叱責）を受けながらなんとか治療を完遂。**準備の大切さに気付き，周りを見渡せていたら，もっと良い治療環境を提供できた症例も多い**と振り返る。

　血管撮影装置は自動化（効率化）が進み，撮影に係る手間は非常に簡便化された。一方，IVRにおける診療放射線技師の役割は，医師の意図を読み取り，**画像・放射線防護の両面から手技が円滑にできるよう支援する**ことに変化した。治療する部位やアクセスルートなどの手順はおおよそ決まっている。1分1秒を争うような現場では，特に適切な準備が大切である。血管撮影装置の動きを妨げない周辺機器・ルート・ケーブルの配置を実現できれば，余裕をもって治療手技を支援できる。ちなみに，緊急時だからこそ使用前点検（血管撮影装置立ち上げ後の簡易チェック）は重要である。

【受け入れ時チェック項目】
- 使用前点検
- Cアームや寝台の可動範囲とそれを妨げない周辺機器の配置
- 周辺機器の配置
- ルートの長さ，固定する位置

自分はこう考える

● **救急って特別ですか？**

　一刻を争う状況でのポータブルX線撮影は大変な緊張を伴う。そんな状況で「もし，失敗したら…」と考えてしまうと余計に手足が縮こまってしまい…，やっぱり失敗してしまった。そんな経験は誰にでもある。その後に待っているのは，再撮影。これは，さらに緊張する。しかし，一定の経験を積んで日常を冷静に振り返ると**普段の業務では，もっと気楽に撮影し，良い結果を得ている**ことに気付く。救急の現場での失敗は，**現場の雰囲気に流されることで業務のプロセスで実施すべき確認を失念する**ために起こる。

　救急に限らず診療放射線技師に求められるのは，被検者に配慮しながら迅速に，安全に，冷静に，撮影から画像提供までのプロセスを実行することである。**現場の雰囲気に流されることなくこれを体現するためには事前に業務の手順を整理することが大切**と考える。

　診療室に入る前に深呼吸してみませんか？

【参考文献】
1) 日本循環器学会：ST上昇型急性心筋梗塞の診療に関するガイドライン（2013年改訂版）
2) 日本循環器学会：非ST上昇型急性冠症候群の診療に関するガイドライン（2012年改訂版）
3) 佐々木淳一 編：救急レジデントマニュアル第6版（堀　進悟 監），医学書院，2018．
4) 日本循環器学会：大動脈瘤・大動脈解離診療ガイドライン（2011年改訂版）
5) 日本循環器学会：肺血栓塞栓症および深部静脈血栓症の診断，治療，予防に関するガイドライン（2017年改訂版）
6) 日本IVR学会ホームページ：IVR手技施行に関する診療体制についての提言
　（http://www.jsir.or.jp/guide_line/ivr_syugiteigen/）
7) 日本放射線技術学会撮影部会 編：放射線医療技術学叢書27 X線CT撮影における標準化GALACTIC（改訂2版），日本放射線技術学会出版委員会，2015

Appendix 特殊な救急撮影③

経皮的心肺補助装置導入下のX線CT撮影（造影）

基礎知識

PCPS (percutaneous cardiopulmonary support) は重症の心原性ショックや心停止症例で広く用いられる経皮的心肺補助装置である。

右房あるいはその近傍の下大静脈に留置したカニューレから脱血した血液を人工肺で酸素化した後，大腿動脈に留置したカニューレより送血することで，心拍出量の50～70％（おおよそ2.0～4.0 L/min）をサポートする。つまり，PCPSを導入すると肺への灌流は非常に乏しくなり，大動脈は逆行性の流れを有する。

PCPSの導入による循環動態の変化を念頭に撮影に臨むことが肝要である（図1, 2）。

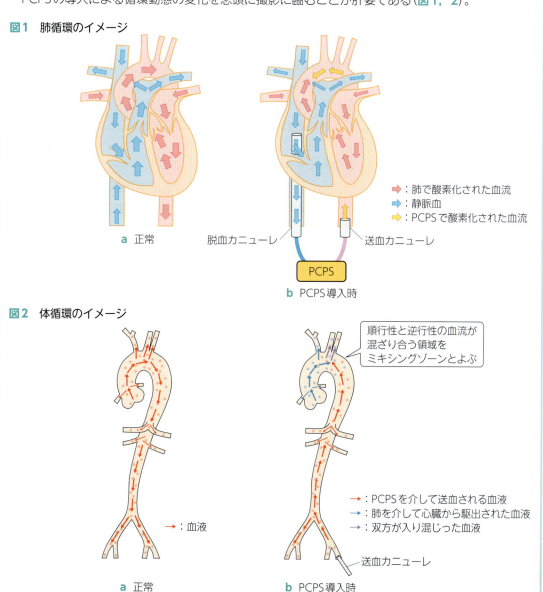

図1 肺循環のイメージ
a 正常
b PCPS導入時

図2 体循環のイメージ
a 正常
b PCPS導入時

症状・症候

→ p.138　急性心筋梗塞の項目を参照

撮影のコツ

ポジショニング時のコツ

- 造影ルートは肘静脈（通常通り）
- 送血・脱血ライン，輸液ルートなどの長さが充分であることを確認する
- 障害陰影の除去
- 天板の可動範囲の確認

撮影時のコツ

- PCPSのフローレート（サポート量）の確認
  → 多いほど肺動脈に灌流する血液は少ない
- 肺動脈の灌流は乏しいことが多い。時間を要するが順行性に造影される
- 大動脈は送血カニューレより逆行性に造影される。心臓からの拍出が乏しいため上行大動脈が造影されるまでに時間を要する
- ボーラストラッキング法による撮影タイミングの最適化
  → 肺動脈・上行大動脈・下行大動脈の3カ所が一度に観察できる断面でモニタリング
- 可能な限り長く血行動態をモニタリングする（上行大動脈が造影されるまでに60秒以上を要することも珍しくない）
- 急速注入にこだわらない（45〜50秒程度の注入時間を確保する）
- 後期相の撮影は必須

救急撮影 example

体外補助循環導入下X線CT撮影

画像のポイント

- フローレートが高い(心臓からの拍出が乏しい)場合には肺動脈の描出が乏しくなりやすい
- 大動脈は逆行性に造影される。順行性および逆行性の流れの合流部では造影剤と血液は層を形成する(ミキシングゾーン)
- 肺動脈の造影効果は乏しいが、順行性に造影される

図3 PCPS導入下(3.0 L/min)に撮影された造影CT(3.0 mL/sec, 94 mL)

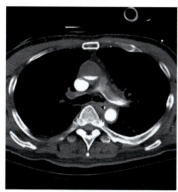 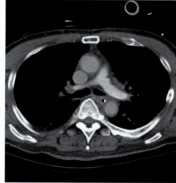 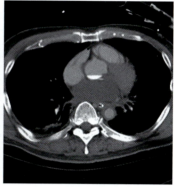

　　　a　27秒後　　　　　　　　　b　110秒後　　　　　　　c　110秒後(左房レベル)

造影剤注入開始より27秒後、110秒後に撮像されている。
27秒後の撮影(a)で下行大動脈が均一に造影されている。上行大動脈・肺動脈は不均一(背側のみ)造影されている。110秒後の撮影(b)で、上行大動脈・肺動脈は均一に造影されている。心臓からの拍出がきわめて少ないため110秒経過しても左室は造影されない(c)。冠動脈洞(non-coronary cusp:NCC)に造影剤の停滞を認める。

図4 PCPS導入下(2.5 L/min)に撮影された造影CT(2.0 mL/sec, 91 mL)

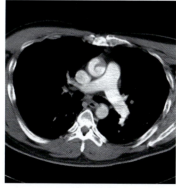 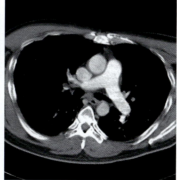 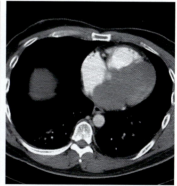

　　　a　68秒後　　　　　　　　　b　120秒後　　　　　　　c　120秒後(左室レベル)

造影剤注入開始より68秒後、120秒後に撮像されている。
68秒後の撮影(a)で、肺動脈・下行大動脈が均一に造影されている。上行大動脈は不均一に造影されており、ミキシングゾーンが均一に造影されるまでには時間を要することがわかる。120秒後の撮影(b)では上行大動脈の不均一な造影効果は消失している。心臓からの拍出がきわめて少ないため120秒経過しても左室は造影されない(c)。

再撮影を防ぐ point

● **撮影を成功させるためのポイント**
- PCPSのフローレートを確認する。
- 急速注入にこだわらない(45～50秒程度の注入時間を確保する)。
- ボーラストラッキング法を用いて肺動脈・大動脈の造影効果をモニタリングする。
- 肺動脈・大動脈が造影されるタイミングは通常よりもかなり遅い。
- 大動脈は逆行性に造影される。
- 平衡相の撮影を行う。

【参考文献】
1) 澤　芳樹 監修：新版 研修医・看護師・臨床工学技士のための プラクティカル補助循環ガイド，メディカ出版，2016.
2) 白山武司, 八木克史 編：人体のメカニズムから学ぶ臨床工学 循環器治療学(的場聖明 監修)，メジカルビュー社，2017.

② 内因性疾患／腹痛

上腹部痛

想定される疾患

① **急性胆嚢炎** ➡ p.167
② **肝細胞癌** ➡ p.168
③ **上腸間膜動脈症候群** ➡ p.169
④ **腎盂腎炎** ➡ p.170
⑤ **急性膵炎** ➡ p.172
⑥ **上部消化管穿孔** ➡ p.189
　腹部全体（消化管穿孔）の項目を参照

症状・症候

① 急性胆嚢炎
- ☐ 食後の右季肋部痛（心窩部痛）
- ☐ 圧痛・筋性防御
- ☐ 腫大胆嚢の触知
- ☐ Murphy徴候（感度は50〜60％）
- ☐ 発熱
- ☐ 血液検査にてWBC[*1]上昇またはCRP[*2]上昇，肝胆道系酵素上昇（AST[*3]，ALT[*4]，ALP[*5]，γGTP[*6]，T-bil[*7]）

memo
　急性胆嚢炎の最も典型的な症状は右季肋部痛で（38〜93％），右季肋部痛と心窩部痛を合わせると72〜93％である。次いで悪心・嘔吐が多く，発熱は高頻度ではなく，特に38℃を超える高熱の頻度は約3割程度と高くはない。筋性防御は約半数にみられるが，右季肋部に腫瘤を触知することは決して多くなく，反跳痛や硬直が認められることも少ない。

② 肝細胞癌
- ☐ 説明できない体重減少
- ☐ 倦怠感
- ☐ 食欲減少や少量の食事での満腹感
- ☐ 嘔気または嘔吐
- ☐ 発熱
- ☐ 右側の肋骨の下縁に腫大した肝臓を触知
- ☐ 左側の肋骨の下縁に腫大した脾臓を触知
- ☐ 腹部または右肩甲骨付近の痛み
- ☐ 腹部の腫れや液体貯留
- ☐ 痒み
- ☐ 皮膚や眼の黄染（黄疸）
- ☐ 腹壁静脈怒張
- ☐ 腫瘍の出血による血性腹水，ショック，または腹膜炎が肝細胞癌の初発症状となる場合もある
- ☐ 血性腹水は20〜40HU，血腫は40〜70HUと水濃度より高濃度を呈する。明らかな高吸収域を認めなくても，肝から突出した腫瘤から破裂することが多く，その周囲の腹水のCT値を測定する

③ 上腸間膜動脈症候群
- ☐ 腹痛
- ☐ 吐き気
- ☐ 嘔吐
- ☐ 腹部膨満感
- ☐ 食後に症状が悪化，体位にて症状が変動

- ☐ 腹臥位，左側臥位で症状が軽快，仰臥位で症状が悪化

④ 腎盂腎炎
典型的な症状
- ☐ 発熱
- ☐ 悪寒戦慄（寒気・震え）
- ☐ 腰背部痛
- ☐ 肋骨脊柱角の叩打痛
- ☐ 吐き気・嘔吐

ときどき現れる症状
- ☐ 頻尿

- ☐ 排尿時痛
- ☐ 血尿

⑤ 急性膵炎
- ☐ 腹痛（心窩部〜背部に強い持続痛）
  → 前屈位で軽減，アルコール・脂肪摂取で増悪
- ☐ 悪心・嘔吐
- ☐ 腹部膨満感
- ☐ 発熱
- ☐ 頻脈
- ☐ 血圧低下

*1 WBC：white blood cell（白血球数）
*2 CRP：C-reactive protein（C反応性タンパク）
*3 AST：aspartate aminotransferase
*4 ALT：alanine aminotransferase
*5 ALP：alkaline phosphatase
*6 γ-GTP：γ-glutamyl transpeptidase
*7 T-bil：total bilirubin（総ビリルビン）

 order 「上腹部単純・造影CT」

撮影のコツ

ポジショニング時のコツ
- 通常体位は仰臥位で両手は挙上させ，息を止めスキャンする

撮影時のコツ
- 単純CTは全腹部を撮影範囲とし，造影CTは単純CTの所見にて決定
- 主に結石を診るための肝門部の単純CT，炎症性疾患を検出するために上腹部の造影CT動脈優位相の撮影，そして全腹部のダイナミック造影CT門脈相を撮影
- 造影剤量は，シリンジ規格で施設ごとに検討し，体重で量を変える（600 mgI/kg以下）
- 肝臓精査（3相），胆嚢，膵臓精査（3相）
  - 注入時間：30秒
  - 撮影時相：後期動脈相40秒，門脈相80秒，平衡相180秒
- 腎臓精査（3相）
  - 注入時間：30秒
  - 撮影時相：皮髄相40秒，実質相90秒，排泄相240秒以降

救急撮影 example

急性胆嚢炎

画像のポイント
- 上腹部単純CT画像
  - 胆嚢拡張
  - 胆嚢壁肥厚（図1a）
    → 慢性胆嚢炎の場合は，遷延性に造影される壁肥厚
  - 漿膜下浮腫（図1b）
  - 胆嚢底部に微小結石（図1c）

図1　上腹部単純CT画像

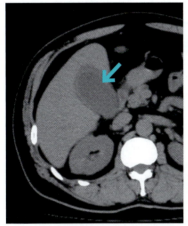

a　胆嚢壁肥厚（→）

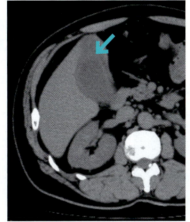

b　漿膜下浮腫（→）

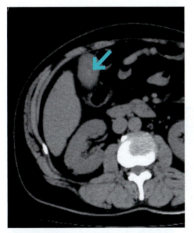

c　胆嚢底部の微小結石（→）

追加を検討すべき検査
- 超音波検査
  → 急性胆嚢炎は，不整な多層構造を呈する低エコー帯を伴う壁肥厚（感度62.0％，特異度100％）とsonographic Murphy's sign（感度63.0％，特異度93.6％）が特異度の高い超音波検査所見であり，診断的価値が高い

肝細胞癌

画像のポイント

- 上腹部単純CT画像
  - 低吸収から等吸収を呈する(図2)
- 上腹部ダイナミックCT画像
  - 典型的な肝細胞癌は，動脈優位相で腫瘍は濃染(図3a)
  - 門脈・平衡相では，造影剤はwash out，周囲の組織よりも低濃度に描出され，線維性皮膜が濃染(図3b，3c)
- 肝細胞癌破裂単純CT画像
  - 肝細胞癌破裂は，血腫を反映して高吸収域を認める(図4)
  - 明らかな高吸収域を認めなくても，肝から突出した腫瘍から破裂することが多いため，その周囲の腹水のCT値を測定する。血性腹水は20～40 HU，血腫は40～70 HUで水濃度より高濃度を呈する。本症例の血性腹水CT値は，34 HUであった(図5)

図2　上腹部単純CT画像

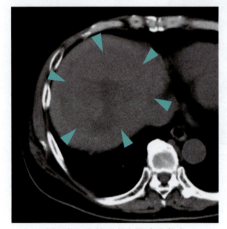

低吸収から等吸収を呈する(▶)

図3　上腹部ダイナミックCT画像

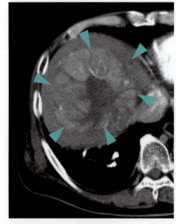 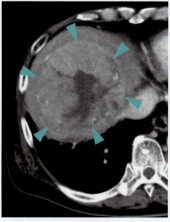 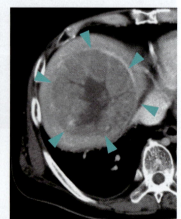

　a　動脈優位相　　　　　　　　　　　b　門脈相　　　　　　　　　　　c　平衡相
肝細胞癌の腫瘍濃染(▶)　　　腫瘍が周囲の組織よりも低濃度に描出，線維性被膜が濃染(▶)

図4 肝細胞癌破裂単純CT画像　　　　図5 腹水のCT値測定

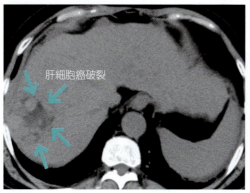
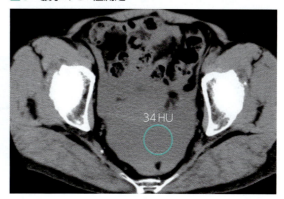

血腫の高吸収域　　　　　　　　　血性腹水

追加を検討すべき検査

- MRI検査，超音波検査
  → 腎機能や肝機能が低下した患者において，拡散強調像を含めた非造影MRI検査やソナゾイド®造影を含めた超音波検査は，安全に施行できる有用な検査である

上腸間膜動脈症候群

画像のポイント

- 上腹部造影CT画像
  - 胃の著明な拡張と十二指腸水平脚の上腸間膜動脈 (superior mesenteric artery：SMA) 交叉部での狭窄を認める (図6)
  - CTと超音波検査による診断基準は，十二指腸がSMA背側を通過する部位でSMA-aorta distance：8mm以下，SMA-aorta angle：22°以下
  - SMA-aorta distanceとSMA-aorta angleの減少する誘因としては，急激な体重減少から後腹膜とSMA周囲の脂肪組織の減少（正常な人ではSMA周辺は豊富な脂肪組織やリンパ組織で充たされており，それが十二指腸との間の適度なクッションの役目を果たしている）が多く，脊椎前彎，術後癒着なども原因として挙げられる

図6 上腹部造影CT画像

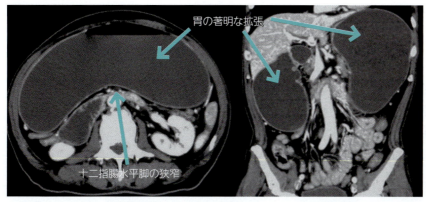

a 軸位断像　　　　　　　　　b 冠状断像

- 本症例では，十二指腸がSMA背側を通過する部位でSMA-aorta distance：5.9 mm（図7a），SMA-aorta angle：15.9°（図7b）と狭小化し診断基準を満たしていた

図7 上腹部造影CT（矢状断像）

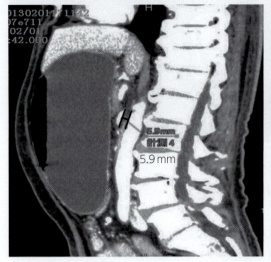
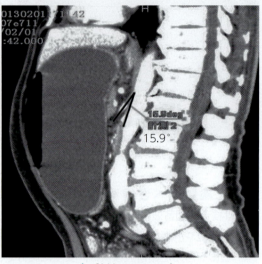

a　SMA-aorta distance　　　　　　　　　　　　b　SMA-aorta angle

追加を検討すべき検査
- 超音波検査
  → 超音波検査は，非侵襲的で繰り返し検査を行うことができるため，SMA-aorta distance, SMA-aorta angleの経過観察において有用である

腎盂腎炎

画像のポイント

memo
　急性腎盂腎炎は，CTでほとんど異常所見を示さないことが多く，あくまで臨床症状などから診断され，CT画像所見は補助的に用いることになる。
　それを踏まえたうえで，急性腎盂腎炎のCT画像所見を以下に示す。

- 上腹部単純CT画像
  - 腎腫大，腎周囲筋膜（Gerota筋膜）の肥厚（図8），bridging septumの肥厚（これらの所見が検出されないことも少なくない）
- 上腹部ダイナミックCT画像
  - 皮髄相で腎上極の皮質造影効果不良による皮髄境界不明瞭化（図9a）
  - 実質相～排泄相で腎上極における楔状～斑状の造影効果不良域（図9b～d）（炎症による腎小葉の浮腫や炎症細胞浸潤，虚血や尿細管閉塞による造影剤濃度の低下を反映した所見と考えられている）

図8 上腹部単純CT画像

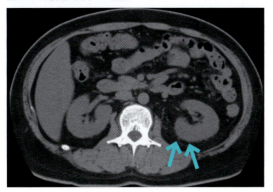

腎周囲筋膜の肥厚（→）

図9 上腹部ダイナミックCT画像

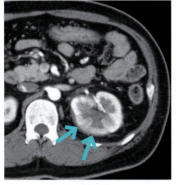
a 皮髄相

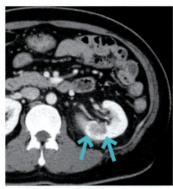
b 実質相

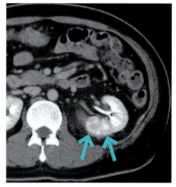
c 排泄相

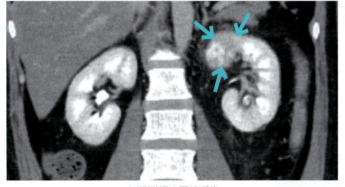
d 排泄相の冠状断像

a：皮髄境界の不明瞭化（→）
b〜d：腎上極の楔状〜斑状の造影不良域（→）

追加を検討すべき検査

- 超音波検査
  →超音波検査で水腎症の有無を早期に確認しておくことは，尿路閉塞が治療効果に影響することから重要である

急性膵炎

画像のポイント

- 上腹部単純CT画像
  - 膵腫大，膵の輪郭の不明瞭化（図10）
- 上腹部造影CT画像
  - 膵の造影効果減弱〜消失（図11a）
  （特に膵臓の造影効果が減弱している場合は虚血〜壊死を示唆する所見で，CT gradeを評価するうえで重要な所見である）

表1 造影CT grade[2]

造影不良域	炎症の膵外進展度		
	前腎傍腔（0点）	結腸間膜根部（1点）	腎下極以遠（2点）
<1区域（0点）	0点	1点	2点
2区域にかかる（1点）	1点	2点	3点
2区域以上（2点）	2点	3点	4点

grade1：1点以下
grade2：2点
grade3：3点以上

- 炎症の広がりの評価
  - →膵周囲　　：脂肪織濃度上昇，液体貯留（図11a）
  - →筋膜の肥厚：前腎筋膜，後腎筋膜，外側円錐筋膜の肥厚（図11b）
  - →麻痺性イレウス
- 上腹部CTスカウト画像
  - colon cut off sign
    - →CTスカウト画像（図12）では横行結腸が拡張しているが，脾弯曲部より突然拡張が消失（○）している（colon cut off sign）。膵と同じ前腎傍腔に存在する下行結腸は炎症の波及により壁が浮腫状に肥厚し，内腔が狭小化している（図13）。よってcolon cut off sign は膵炎による下行結腸での閉塞性イレウスの像であることがわかる

図10　上腹部単純CT画像

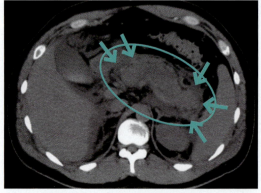

膵腫大（○），膵の輪郭の不明瞭化（→）

- sentinel loop sign
    → 上腹部CTスカウト画像（図12），上腹部造影CT画像では，上部空腸の拡張（sentinel loop sign）を認める（図14）。sentinel loop signは，炎症が腸間膜を介して空腸に波及し，その口側が拡張した状態である

図11　上腹部造影CT画像

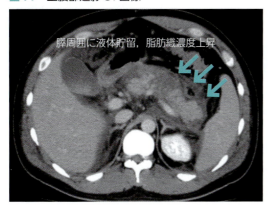

a　平衡相・膵レベル

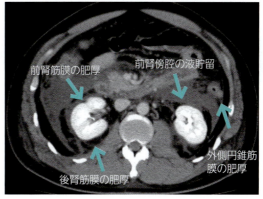

b　平衡相・腎レベル

図12　上腹部CTスカウト画像

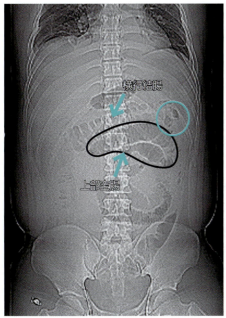

colon cut off sign（○）
sentinel loop sign（○）

図13　上腹部造影CT画像（肥厚した下行結腸画像）

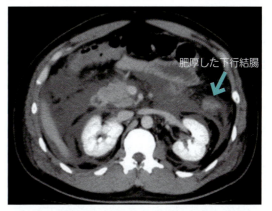

図14　上腹部造影CT画像（上部空腸の拡張画像）

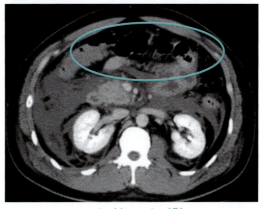

sentinel loop sign（○）

追加を検討すべき検査
- 超音波検査
  → 超音波検査は，膵腫大や膵周囲の炎症性変化をとらえることが可能であり，非侵襲的で繰り返し検査を行うことができ，急性膵炎の経過観察に有用である．超音波検査の膵の描出率は62〜90％，膵周囲の炎症性変化の描出率は，前腎傍腔が100％，小網腔が90％，腸間膜が65％であると報告されている

再撮影 を防ぐpoint

- 主に結石を診るための肝門部の単純CT，炎症性疾患を検出するために上腹部の造影CT動脈優位相の撮影，そして全腹部の門脈相を撮影．
- 造影剤量は，シリンジ規格で施設ごとに検討し，体重で量を変える（600 mgI/kg以下）．
- 肝癌のCTは，単純，造影2相（動脈優位相，門脈優位相）を少なくとも撮影する．
  ※ただし全身状態が悪く腎機能障害があり，造影できないこともある．
- 腎臓精査は，造影剤を30秒で注入，撮影時相は皮髄相40秒，実質相90秒，排泄相240秒以降に設定する．

今の自分ならこうしている

- 動脈相の撮影タイミング

　動脈相の撮影タイミングには，固定法，test injection法，computer-assisted bolus tracking法がある．

　固定法は，撮影タイミングを患者ごとに変更しない方法で簡便であるが，患者の循環動態により造影剤の腹部への到達時間が異なり，造影剤が到達する前に撮影してしまう可能性がある．よって，computer-assisted bolus tracking法を用いた撮影が望ましいと考える．

　固定法を用いるときは，100 mLの造影剤を3〜5 mL/秒で注入し，早期動脈相が造影剤注入後20秒，後期動脈相が30秒で撮影を行う．とりわけ肝細胞癌においては，後期動脈相が検出，評価に優れるため，腹部への到達時間が遅い場合を考慮し早期動脈相が造影剤注入後30秒，後期動脈相が40秒での撮影を推奨している．また肝細胞癌は，肝から突出した腫瘍から破裂することが多く，高吸収域を認めなくても，腹水のCT値を測定する．

【参考文献】
1) 急性胆管炎・胆嚢炎診療ガイドライン改訂出版委員会 編：急性胆管炎・胆嚢炎診療ガイドライン2013第2版, 医学図書出版, 2013.
2) 急性膵炎診療ガイドライン2015改訂出版委員会 編：急性膵炎診療ガイドライン2015 第4版, 金原出版, 2015.

[2] 内因性疾患／腹痛

下腹部痛

想定される疾患

① 虫垂炎 ➡ p.176
② 尿管結石 ➡ p.177
③ 腸閉塞（単純性腸閉塞，複雑性腸閉塞） ➡ p.178
④ 大腸憩室出血 ➡ p.180

症状・症候

① 虫垂炎
- ☐ 心窩部痛または臍周囲痛それに続いて起こる短時間の悪心，嘔吐，食欲不振
- ☐ 右下腹部のMcBurney点（臍と上前腸骨棘を結ぶ直線の中央1/3と外側1/3の接点）の直接的圧痛および反跳痛
- ☐ 左下腹部触診による右下腹部痛（Rovsing徴候）
- ☐ 腸腰筋を伸ばす右股関節の受動的伸展による疼痛増強（psoas sign）
- ☐ 屈曲した大腿部の受動的内旋による疼痛（obturator sign）
- ☐ 微熱（直腸温 37.7〜38.3℃ [100〜101°F]）

② 尿管結石
- ☐ 疝痛発作
- ☐ 血尿
- ☐ 悪心および嘔吐
- ☐ 発熱
- ☐ 脇腹や背部の痛み
- ☐ 排尿時の違和感・残尿感

③ 腸閉塞
単純性腸閉塞
- ☐ 周期的な疝痛
- ☐ 腹部膨満
- ☐ 嘔気・嘔吐，排便・排ガスの停止
- ☐ 腹痛は嘔吐によって一時的に軽快することが多い
- ☐ 通常，腹膜刺激症状は認めない
- ☐ 聴診にて腸雑音の亢進（metallic sound）を認める

複雑性腸閉塞
- ☐ 周期的な疝痛
- ☐ 腹部膨満
- ☐ 嘔気・嘔吐，排便・排ガスの停止
- ☐ 腸管壊死による持続的な体性痛を自覚し，反跳痛や筋性防御などの腹膜刺激症状，腸雑音の減弱・停止

memo
腸閉塞：腸が物理的に閉塞している状態で，単純性腸閉塞と複雑性腸閉塞に分けられる。単純性腸閉塞は血行障害を伴わず，胆石や腫瘍，腹部手術などによる癒着などが原因で腸管が塞がれることで起こる。複雑性腸閉塞は，血行障害を伴い，腸重積，腸捻転などにより腸管がねじれることが原因である。

麻痺性イレウス：開腹手術，急性腹膜炎，薬剤，腸間膜の血栓・塞栓などが原因で，腸管が麻痺することで起こる。一つの疾患体系ではなくさまざまな疾患によって二次的に生じた腸の蠕動運動が障害された状態である。

④ 大腸憩室出血
- ☐ 多量の下血
- ☐ 貧血
- ☐ 出血性ショック

order 「下腹部単純・造影CT」

撮影のコツ

ポジショニング時のコツ
- 通常体位は仰臥位で両手は挙上させ，息を止めスキャンする
- 単純CTは全腹部を撮影範囲とし，造影CTは単純CTの所見にて決定する

撮影時のコツ
- 造影CTは，門脈相が基本となる
- 尿管結石，糞石，出血を考慮し，骨盤部の単純CTが重要
- 造影剤量は，シリンジ規格で施設ごとに検討する。体重で量を変える（600 mgI/kg以下）
- 上腹部〜下腹部スクリーニング（1相）
  - 注入時間：50秒，撮影時相：80秒
- 急性腹症精査（2相）
  - 注入時間：30秒，撮影時相：動脈相30秒，門脈相80秒

救急撮影 example

虫垂炎

画像のポイント
- 下腹部単純・造影CT画像
  〈虫垂の炎症による所見〉
  - 外径6 mmを超える（図1）
  - 壁が厚く（＞3 mm），造影効果が強い（図1）。壁の層状化

図1 下腹部造影CT（軸位断像）

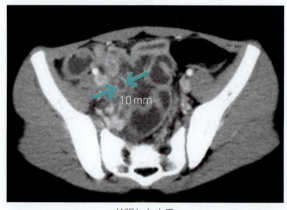

拡張した虫垂

- 糞石（虫垂結石）（図2）
  →虫垂炎の1/3に虫垂結石が存在するが，急性腹症の患者に虫垂結石があるだけでは，虫垂炎を疑う根拠にはならない。虫垂結石が存在する場合には，穿孔を伴う確率が高い
- 虫垂周囲の液体貯留

図2　下腹部造影CT（矢状断像）

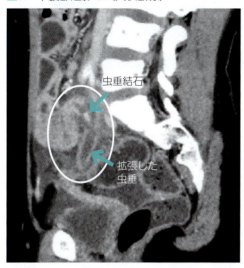

追加を検討すべき検査

● 超音波検査

　→超音波検査は，急性虫垂炎の炎症程度の判定が可能であり，重症度の判定においては粘膜下層に相当する高エコー帯に注目することが有用である。また，CRP，筋性防御を超音波診断と組み合わせることで，診断能はより向上する

尿管結石

画像のポイント

● 下腹部単純CT画像
- 閉塞性尿管結石では腎杯，腎盂，尿管の拡張（図3，4）
- 尿管膀胱移行部で尿管結石を検出（図3）
- 尿管結石の好発部位は，腎盂尿管移行部，総腸骨動脈交差部，尿管膀胱移行部
- 尿管結石の75％はリン酸カルシウム，シュウ酸カルシウムあるいは両方から構成されている。腹部単純X線での検出が6割であるが，CTではほぼ100％検出可能（CTの感度95〜100％，特異度95％）（図3，4）。また，結石の10％を占めるX線陰性結石（尿酸結石，キサンチン結石，シスチン結石）もCTでは300 HU以上のCT値を呈する

memo
- 尿路結石の検査の限界（参考）
  エコー：感度90％，特異度95％
  KUB：感度50％，特異度75％
  CT：感度95〜100％，特異度95％

図3 下腹部単純CT(軸位断像)

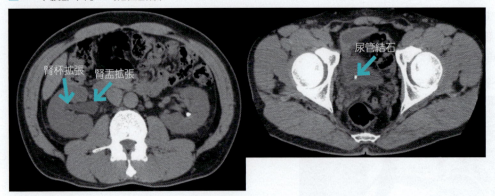

図4 下腹部単純CT(冠状断像)

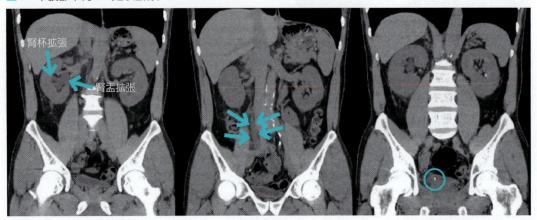

a 腎杯・腎盂の拡大(→)　　b 尿管の拡張(→)　　c 尿管結石(○)

追加を検討すべき検査
- 超音波検査
  → 超音波検査は，上部尿路の閉塞による水腎，水尿管の程度を診断するのに有用であり，非侵襲的である．腎，上部尿管，膀胱近傍の結石を識別することが可能で，これらの部位に存在する5mm以上の結石では，感度，特異度とも95％以上である

腸閉塞

画像のポイント
〈単純性腸閉塞〉
- 下腹部単純・造影CT画像
  - 移行部(transition zone)の口側に拡張した腸管(小腸＞外径2.5 cm，大腸＞8 cm)があり，肛門側に虚脱した腸管を認める(図5，図6)
  - 閉塞部位または閉塞部位近辺を意味する小腸内糞便を認める(図5)

  memo
  - 小腸内糞便(small bowel feces)
    小腸閉塞例の55.9％に認められ，閉塞部位または閉塞部位近辺を意味する場合が多い[1]．

図5 下腹部造影CT（軸位断像）

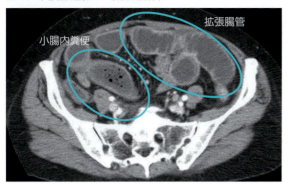

図6 下腹部造影CT（矢状断像）

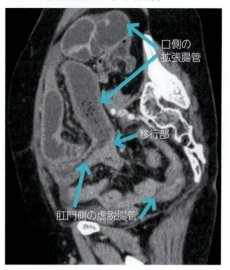

〈複雑性腸閉塞〉

- 下腹部単純・造影CT画像
  - 腸管壊死の所見…①
    ①単純CTにて壁が高濃度（出血性壊死）（図7），②造影CTにて壁が造影されない，または造影が弱い（図8），③遊離ガス，④上腸間膜静脈（superior mesenteric vein：SMV）または門脈内ガス，⑤壁内気腫（intramural gas）（図7，図8），⑥壁肥厚，⑦大量の腹水，⑧隣接する腹膜，腸間膜や後腹膜筋膜の充血・肥厚である（図8）。①，②，⑤が特異性が高い
  - closed loop…②
    腸管のloopが隣接する2点で締め付けられている状態で，近くに虚脱した2つの小腸（図7，図8），または虚脱した1つの小腸と単純閉塞の小腸の始点がある
  - 腹水（図7，図8）…③
  - 腸間膜の浮腫（図7，図8）…④
  - 腸間膜血管の走行異常と静脈の怒張（図7，図8）…⑤
  - 壁肥厚（図7，図8）…⑥
  - gasless…⑦
    腸管内にガスがないかあっても少量

図7 下腹部単純CT（軸位断像）

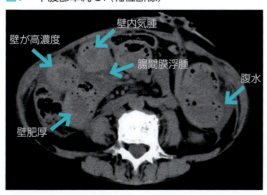

図8 下腹部造影CT（軸位断像）

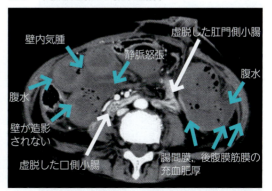

- 前述のように複雑性腸閉塞には7所見あり，[1]と[2]が特異性が高いが，[3]～[7]のうち3項目以上の所見があれば複雑性腸閉塞の可能性はかなり高い
- 小腸切除検体は，浮腫状に肥厚し出血壊死を認め，腫瘍性病変や憩室は，検出されなかった（図9）

図9　小腸切除検体

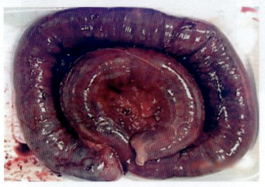

追加を検討すべき検査

- 超音波検査
  → 腸管壁や内容および蠕動運動，腹水の有無など腹腔内の情報がリアルタイムに得られ，任意の断面で観察でき，単純性腸閉塞と複雑性腸閉塞の鑑別診断にきわめて有用である

大腸憩室出血

画像のポイント

- 下腹部単純CT画像
  - 出血を反映して，腸管内貯留液が水濃度より高濃度（20～70HU）を呈する
- 下腹部造影CT画像
  - 上行結腸で，造影剤の血管外漏出像を認め，活動性出血が疑われる（図10）

図10　下腹部造影CT（冠状断像）

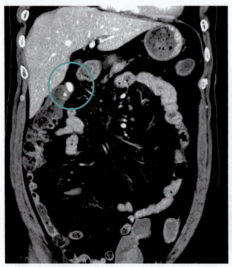

血管外漏出像（○）

- 活動性出血の血管造影像
  - 血管造影で責任血管を同定し，マイクロカテーテルから造影。造影剤が大腸の内腔に漏出している(図11)

図11 血管造影像

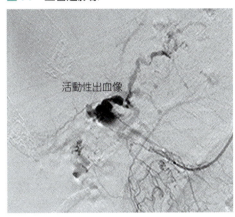

活動性出血像

追加を検討すべき検査

- 出血シンチ
  → 消化管出血シンチグラフィーは0.05〜0.3 mL/minの出血源の検出が可能で，低侵襲である。また，RI投与後24時間以内の出血を検出することが可能であり，腹部造影CT検査や血管造影検査が活動性の出血でなければとらえることができないのに対し，間欠的な出血も検出することができる

再撮影 を防ぐpoint

▶ 造影CTは，門脈相が基本となる。
▶ 尿管結石，糞石，出血を考慮し，骨盤部の単純CTが重要である。
▶ 造影剤量は，シリンジ規格で施設ごとに検討する。体重で量を変える(600 mgI/kg以下)。
▶ 上腹部〜下腹部スクリーニングは，造影剤を50秒で注入，撮影時相は80秒に設定する。
▶ 急性腹症精査は，造影剤を50秒で注入，撮影時相は動脈相30秒，門脈相80秒に設定し，憩室出血などの症例によっては，平衡相240秒以降の撮影も考慮する。

今の自分ならこうしている

- **消化管病変の検出に対する多断面再構成（multiplanar reconstruction：MPR）での積極的アプローチ**

  消化管の走行する軸に合わせて，長軸および短軸像を作成することで，認識が困難であった病変形状が明らかにできる。腸間膜は，冠状断面に平行な部分が多く，偏位から癒着の程度と形態把握が容易に観察可能である。

- **MPRのポイント**

  MPRでの形態把握は，スライス厚が薄ければ観察が容易とは限らない。薄いことによりS/Nが低下したり，スライス厚を厚く設定することで見やすい構造物も存在する。血管とリンパ節の識別は，1 pixelよりも3〜5 mmで良好となる。リンパ節と血管は，薄いスライス厚では丸い形状で検出される可能性が高く，厚いスライス厚では血管が帯状構造物として検出され識別が容易になる。これは，腸管の連続性の確認，閉塞部の同定にも有効である。

  また，MPRでの形態把握は，診断対象により厚みを設定して観察することが重要である。

【参考文献】

1) Lazarus DE, et al ： Frequency and relevance of the "smallbowel feces" sign on CT in patients with small-bowel obstruction. 183(5)：1361-1366, AJR Am J Roentgenol, 2004.

[2] 内因性疾患／腹痛

腹部全体

想定される疾患

① 腹部大動脈瘤破裂 ➡ p.184
② 上腸間膜動脈閉塞症
　（上腸間膜動脈塞栓症，上腸間膜動脈血栓症）➡ p.186
③ 腸重積症 ➡ p.188
④ 消化管穿孔 ➡ p.189

症状・症候

① 腹部大動脈瘤破裂
- 大動脈瘤があり，突然，胸腹部の激痛，貧血，ショック
- 大動脈瘤の頻度としては，胸部が1/3，腹部が2/3を占める
- 破裂のリスクは，5年以内の破裂危険度として，最大径＜5cmで2％，5～5.9cmで25％，6～6.9cmで35％，7cm以上で75％[2)]
- 最大短径4cm以上で破裂の危険があり，6cm以上では明らかに危険性が高くなる

② 上腸間膜動脈閉塞症
- 特徴的な症状はなく，急激な腹痛，嘔気，嘔吐，腹部膨満，下血などの急性腹症症状を呈することが多い

〈上腸間膜動脈塞栓症〉
- 心房細動（Af）などの不整脈が原因
- 上腸間膜動脈（SMA）が詰まる部位は，起始部から3～8cm末梢に多いとされる

〈上腸間膜動脈血栓症〉
- 主に動脈硬化が原因
- SMAの分岐部を中心に徐々に狭小化し，上腸間膜動脈閉塞症をきたす
- 動脈硬化のほか，動脈瘤や大動脈解離も原因となる
- SMAの閉塞部は，起始部に多いとされる

③ 腸重積症
- 嘔吐から始まり，イチゴゼリー状の粘血便
- 重積部分が逆蠕動を起こし，15～20分間隔で間欠的に激しい腹痛
- 重積部分の血流障害から虚血，壊疽，穿孔へと進展する

memo
成人では，8割に原因疾患が認められる。原因としては，脂肪腫（最多），腺癌，悪性リンパ腫，平滑筋肉腫，黒色腫など

④ 消化管穿孔
- 急激な上腹部痛（胃酸の漏出による）
　→上部消化管（食道，胃，十二指腸）穿孔
- 汎発性腹膜炎，敗血症の症状・症候（便の漏出による）
　高熱，吐き気，嘔吐，腹部膨満感，炎症反応→下部消化管（小腸，大腸）穿孔
- 消化管吻合術の既往
- 消化管穿孔のハイリスク疾患の症状
　悪性腫瘍，潰瘍，炎症性腸疾患，絞扼性腸閉塞
- 腸管壁の脆弱性
　ステロイド長期服用，長期透析

order 「全腹部単純・造影CT」

撮影のコツ

ポジショニング時のコツ
- 通常体位は仰臥位で両手は挙上させ，息を止めスキャンする

撮影時のコツ
- 造影CTは，門脈相が基本となる
- 単純CTは，腸管の壊死出血性梗塞において，わずかな壁濃度の上昇として検出されるので有効
- 造影剤量は，シリンジ規格で施設ごとに検討する。体重で量を変える（600 mgI/kg以下）
- 上腹部〜下腹部スクリーニング（1相）
  - 注入時間：50秒，撮影時相：80秒
- 急性腹症精査（2相）
  - 注入時間：30秒，撮影時相：動脈相30秒，門脈相80秒

救急撮影 example

腹部大動脈瘤破裂

画像のポイント
- 全腹部単純CT画像
  - 周囲の血腫がはっきりしなくても壁在血栓内に三日月状の高吸収領域（high-attenuating crescent sign）を認める（図1）

memo
　症例は，大動脈周囲に大きな血腫が存在するfrank ruptureであるが，CT診断で注意を要するのはimpending ruptureである。impending ruptureは，破裂の危険性が高い大動脈瘤であり，単純CTでの瘤壁や壁在血栓内のhigh-attenuating crescent signが重要な所見である。

図1　全腹部単純CT画像

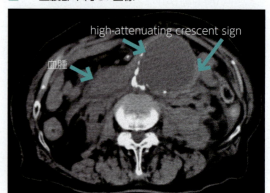

high-attenuating crescent signは瘤壁や壁在血栓内の新鮮血腫を反映しているが，造影CTでは評価が困難であり，単純CTで評価する．特に疼痛を有する症例でこのsignが見られた場合には，impending ruptureの可能性が高いと考えられており注意が必要である

● 全腹部造影ダイナミックCT画像
- 右の前腎傍腔（図2）および左腎周囲腔（図3）に血腫あり，腹部大動脈瘤の破裂を疑う
- 徐々に造影剤が漏出しているextravasationを認める（図2）．また，3D-CT画像（図4）でも容易にextravasationが検出可能である（図4）

図2　全腹部造影CT画像

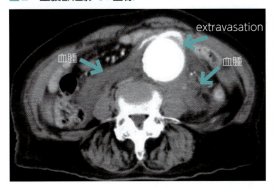

図3　全腹部造影CT画像

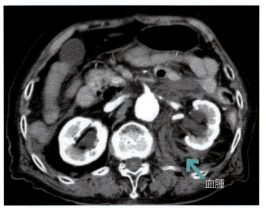

図4　全腹部3D-CT画像

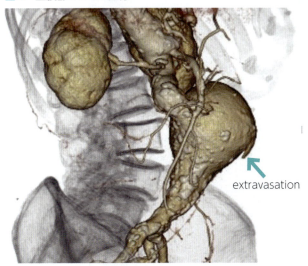

追加を検討すべき検査

● 超音波検査
→ 腹部大動脈瘤が示唆される場合は，腹部超音波検査またはCTが第1選択の検査となる．超音波検査は，破裂が推定され，血行動態が不安定な患者に対し，ベッドサイドでより迅速に結果が得られる

上腸間膜動脈閉塞症

画像のポイント

〈上腸間膜動脈塞栓症〉

- 全腹部単純CT画像
    - 上腸間膜動脈(SMA)内に血栓が見られる場合は単純CTで高吸収
- 全腹部造影CT画像
    - 造影CTでは，主にSMA遠位部が造影欠損像として描出される(図5)
    - SMA起始部から10cm末梢の中結腸動脈分岐後で閉塞(図6)
    - 心房細動により左心房が拡大しており(図7)，血栓のチェックが重要
    - smaller SMV sign (SMV/SMA＜1)(図8)
        →本来，上腸間膜静脈径は，上腸間膜動脈径よりも大きいが，これが逆転する

〈上腸間膜動脈血栓症〉

- 全腹部単純CT画像
    - SMA起始部に動脈硬化による石灰化を認める(図9)
    - SMA内に血栓が見られる場合は単純CTで高吸収

図5 全腹部造影CT画像

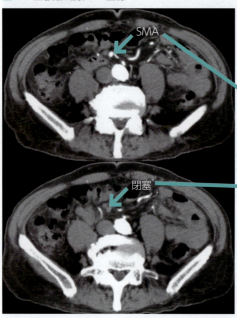

図6 全腹部3D-CTA画像

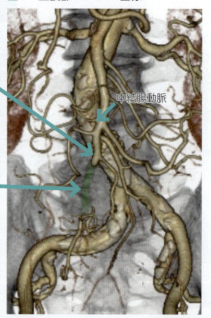

図7 左心房CT画像

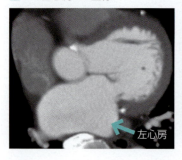

図8 造影CT画像

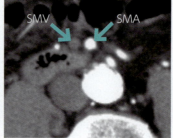

図9 単純CT(軸位断像)

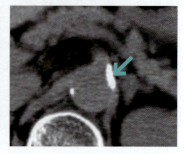

- **全腹部造影CT画像**
  - 造影CTでは，主にSMA近位部で2cm程度の造影欠損像があり，その末梢は造影効果が減少している（図10，11）
  - smaller SMV sign（SMV/SMA＜1）（図12）
  - SMA本幹から中結腸動脈・第1空腸動脈分岐後，閉塞を認める（図13）
    ※本来，上腸間膜静脈径は，上腸間膜動脈径よりも大きいが，これが逆転する
  - IVRでの血栓吸引溶解術にて白色小血栓が多数吸引除去された（図14）

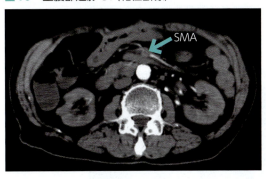

図10　全腹部造影CT（軸位断像）

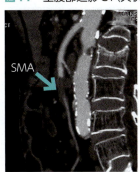

図11　全腹部造影CT（矢状断像）

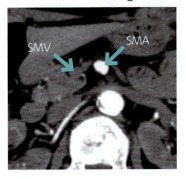

図12　smaller SMV sign

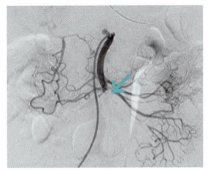

図13　血管造影画像

閉塞（→）

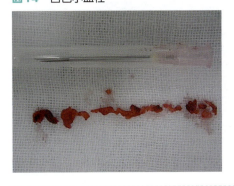

図14　白色小血栓

追加を検討すべき検査
- **血管造影**
  - →選択的腸間膜動脈造影またはCT血管造影が第1選択の診断手技である．他の画像検査および血清マーカーは異常を示しうるが，診断が最も重要である疾患早期には感度および特異度に欠けている

腸重積症

画像のポイント
- 全腹部造影CT画像
  - 画像上，重積部位は長軸に垂直なスライスでは，同心円状（標的）構造（target sign，図15）が，平行なスライスでは層状に検出され，回腸が結腸への嵌入を認める（図16）
  - 最外側で造影効果を受ける薄い層が外筒で，その内側で浮腫により低濃度で肥厚している層が中筒，最内側で虚脱した腸管が内筒である（図15）
  - 先進部は，辺縁優位に造影される重積の原因病変である腫瘤を検出する（図17）
  - 大腸切除検体は，先進部の盲腸に腫瘍を認め，未分化癌であった（図18）

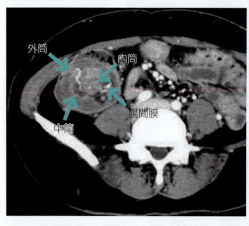

図15 造影CT画像

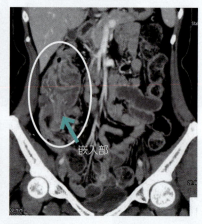

図16 造影CT冠状断像

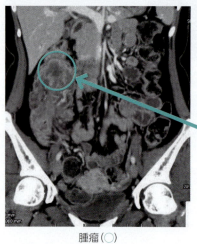

図17 造影CT冠状断像

腫瘤（○）

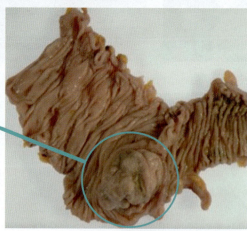

図18 大腸切除術検体

切除検体の腫瘤（○）

追加を検討すべき検査
- 超音波検査
  → 超音波検査は，腸重積症診断の感度，特異度が高く，非侵襲的でtarget signの検出で確定診断が迅速にでき，カラードプラを用いて腸重積内筒の腸管血流の評価や病的先進部の診断に有用である

消化管穿孔

画像のポイント

- 単純・造影CT画像
  - free air（腹腔内遊離ガス像）
    - →CTは胸部立位単純X線撮影より高感度[1]
    - →MDCT（16列）の検出感度は85.7％[2]
    - →腸管壁がないのが特徴
    - →ガスと脂肪を分離できるwindow条件で読影（図19）
    - →free airが分布する場所と穿孔位置（表1）[3]
    - →消化管穿孔以外でfree airが発生する状況：
      外傷，異物（経口，経腸，経腟），医原性，術後，胆管穿孔，膀胱穿孔
  - 粘膜途絶部（図20）[3] →造影CTをMPRや1mm程度のthin slice画像で評価[4]

図19　window条件とfree air描出能

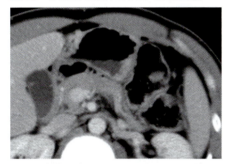
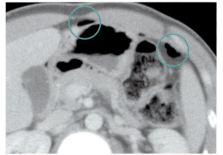

a　造影CT（WW*1/WL*2：270/50)　　b　造影CT（WW/WL：600/−100）

腹部用のwindow条件（a）ではガスと脂肪が同濃度でfree airを評価できないが，air条件（b）ではfree air（○）を指摘可能

*1 WW：window width　　*2 WL：window level

表1　消化管穿孔患者85人のfree air出現場所と穿孔部位[3]

穿孔部位	肝or胃の周囲	結腸間膜の尾側	結腸間膜の頭・尾側
胃/十二指腸	29	0	8
小腸	11	2	6
大腸と盲腸	0	15	24

図20　上部消化管（十二指腸）穿孔

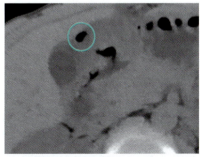
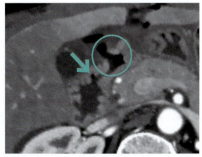

a　単純CT　　a　造影CT（1mm厚）

単純CT（a）にてfree air（○）を認めるが，穿孔部位は同定困難．造影CT（b）では十二指腸粘膜（→）の途絶部（○）が描出され，穿孔部位を同定可能

- 壁肥厚　　・腹水　　・膿瘍形成
- fat stranding（腸間膜脂肪織濃度の上昇）
- dirty mass sign（消化管外糞便）[5]
- 消化管穿孔のハイリスク疾患の画像所見
  悪性腫瘍，潰瘍，炎症性腸疾患，絞扼性腸閉塞

追加を検討すべき検査
● 内視鏡検査
　→質的診断により術式を決定

再撮影を防ぐpoint

▶ 造影CTは，門脈相が基本となる。
▶ 単純CTは，腸管の壊死出血性梗塞において，わずかな壁濃度の上昇として検出されるので有効である。
▶ 造影剤量は，シリンジ規格で施設ごとに検討し，体重で量を変える（600 mgI/kg以下）。
▶ 上腹部〜下腹部スクリーニングは，造影剤を50秒で注入，撮影時相は80秒に設定する。
▶ 急性腹症精査は，造影剤を30秒で注入，撮影時相は動脈相30秒，門脈相80秒に設定する。

今の自分ならこうしている

● **大動脈領域のMDCT（multidetector-row CT）撮影のポイント**

大動脈領域を撮影する場合は，単純CT，造影CT早期相および後期相の撮影が原則である。

単純CTは大動脈破裂や血栓閉塞型大動脈解離の評価に重要である。大動脈造影は，dual head injectorを用いて生理食塩水を後押しすることで，造影剤の減量や静脈内の造影剤停滞に伴うアーチファクトを軽減することができ，良好な画像が得られる。

撮影開始のタイミングは，bolus tracking systemを用い，血管内腔が良好に造影された時点で撮影を開始している。

また，1カ所に大動脈瘤が検出された場合は，他の部位にも大動脈瘤が合併している可能性があり，大動脈を目的とした検査の初回例や術前精査では，胸部大動脈から腸骨動脈にかけて撮影を施行する。

【参考文献】
1) Stapakis JC, et al：Diagnosis of pneumoperitoneum: abdominal CT vs. upright chest film. J Comput Assist Tomogr. 16(5)：713-716, 1992.
2) Lacalamita MC, et al：Role of CT in the diagnosis of jejunal-ileal perforations. Radiol Med. 19(9)：651-657, 2014.
3) Hainaux B, et al：Accuracy of MDCT in predicting site of Gastroinstinal tract perforation. AJR Am J Roentgenol. 187(5)：1179-1183, 2006.
4) Oguro S, et al：64-Slice multidetector computed tomography evaluation of gastrointestinal tract perforation site：detectability of direct findings in upper and lower GI tract. Eur Radiol. 20(6)：1396-1403, 2010.
5) Saeki M, et al：Computed tomographic analysis of colonic perforation："dirty mass," a new computed tomographic finding. Emerg Radiol. 5(3)：140 145, 1998.finding. Emerg Radiol. 5(3)：140 145, 1998.

2 内因性疾患／意識障害

意識障害

memo
　意識障害の原因としては，脳の器質的な障害に加え，全身性の代謝異常などによる二次的な脳の機能障害が考えられる。

想定される疾患

● AIUEOTIPS（アイウエオチップス）
① A. アルコール中毒(alchol)
② I. 低／高血糖(insulin)
③ U. 尿毒症(uremia)
④ E. 脳症(encephalopathy)，電解質異常(electrolytes)，内分泌(endocrine)
⑤ O. 酸素化／換気異常(oxygen)，薬物中毒(overdose)
⑥ T. 頭部外傷(trauma) ➡ p.197，脳腫瘍(tumor) ➡ p.201，体温異常(temperature)
⑦ I. 感染症(infection)
⑧ P. 精神疾患(psychiatric)，ポルフィア(porphyria)
⑨ S. 脳卒中(stroke) ➡ p.193，痙攣(seizure)，ショック(shock)

症状・症候

① **急性アルコール中毒**
- ☐ ビタミンB_1欠乏（アルコール依存症，ウェルニッケ脳症）

② **低／高血糖**
- ☐ 低血糖発作
- ☐ 糖尿病性アシドーシス
- ☐ 高血糖性高浸透圧非ケトン性症候群

③ **尿毒症**
- ☐ 腎機能障害

④ **脳症，電解質異常，内分泌**
- ☐ 肝性脳症（黄疸，肝機能異常，肝硬変，血中アンモニア高値）
- ☐ 高血圧
- ☐ 低ナトリウム
- ☐ 甲状腺機能低下
- ☐ 甲状腺クリーゼ
- ☐ 副腎クリーゼ

⑤ **酸素化／換気異常，薬物中毒**
- ☐ CO中毒
- ☐ CO_2ナルコーシス
- ☐ 肺炎，喘息，気胸，心不全，肺塞栓，高山病，肺挫傷など
- ☐ 睡眠薬の大量服用など

⑥ **頭部外傷，脳腫瘍，体温異常**
- ☐ 脳挫傷 ➡ p.66参照
- ☐ 硬膜外出血，硬膜下出血 ➡ p.66参照
- ☐ 片麻痺，瞳孔不同，呼吸障害など（脳ヘルニア）
- ☐ 頭痛，嘔気などの頭蓋内圧亢進症状，失語・感覚障害などの局所症状（脳腫瘍）
- ☐ 偶発性低体温，高体温，悪性症候群（体温異常）

- ⑦ **感染症**
  - ☐ 頭痛，発熱，嘔吐など
  - ☐ 体温異常，乳酸アシドーシス，乏尿，低血圧など
- ⑧ **精神疾患，ポルフィア**
- ⑨ **脳卒中，痙攣，ショック**
  - ☐ 片麻痺，顔の歪み，失語など（脳梗塞）
- ☐ 片麻痺，高血圧，除脈，脈圧拡大，呼吸異常，姿勢異常，頭痛，嘔吐，瞳孔不同，対光反射の消失など（脳実質内出血）
- ☐ 突然の激しい頭痛，嘔吐，痙攣，項部硬直，高血圧など（くも膜下出血）
- ☐ 失神，てんかん

意識障害の精査を目的とした「頭部CT・頭部MRI」

撮影のコツ

ポジショニング時のコツ

- **頭部CT**
  - 移動時は頭部を愛護的に扱う
  - 正面性の担保
  - 気道確保されていない場合は無理なあご引きは禁忌
  - 適切な頭部固定
- **頭部MRI**
  - 意識障害のある患者は，MRI検査禁忌項目を確認できないことが多い。施設ごとのマニュアルに則って検査適応を判断して慎重に撮像しなければいけない
  - 移動時は頭部を愛護的に扱う
  - 適切な患者モニタリング（監視モニタ，パルスオキシモニタ，呼吸同期用腹帯など）
  - 適切な頭部固定

撮影時のコツ

- **頭部CT**
  - 基本的撮影法はコンベンショナルスキャン
  - 基準線は眼窩外耳孔線（OM線）
  - スライス厚はテント上8～10 mm，テント下は4～5 mm
  - 体動が激しい場合は短時間撮影，またはヘリカルスキャンを考慮する
  - 脳梗塞治療にはtherapeutic time window（治療可能時間）が存在するため時間を意識する
  - ヘリカルスキャンにて撮影する場合は，十分な脳実質コントラストを得るためにCT-AEC（CT-auto exprosure control）などを利用して画像SD[*1]が3～5程度になるように設定する
    - *1 SD : standard deviation
- **頭部MRI**
  - 基準線は眼窩外耳孔線（OM線）
  - 体動が激しい場合は短時間撮影を考慮する
  - 脳梗塞治療にはtherapeutic time window（治療可能時間）が存在するため時間を意識する

救急撮影 example

memo
意識障害の原因疾患は多岐にわたるが，出血や虚血，脳ヘルニアによる器質的な障害による意識障害はCTを撮影することで評価することができる。

また，出血や虚血，脳ヘルニアの可能性を除外するためにもCTは利用されている。

脳卒中

【脳梗塞】
画像のポイント

- 頭部単純CT画像（図1a，図2a）
  - early CT sign（レンズ核の不明瞭化，島皮質の消失，皮髄境界の不明瞭化，脳溝の消失）
  - hyperdense MCA[*2] sign（MIP画像で明瞭に確認できる，図2b）
    - [*2] MCA：middle cerebral artery
- 頭部（～胸部）造影CT画像（図2c）
  - 血管閉塞
  - 動脈解離が疑われる血管の不整な狭窄と拡張（pearl & string sign）
  - 大動脈解離
  - CT perfusionによるミスマッチ（ペナンブラ）評価
- 頭部MRI
  - 拡散強調画像による拡散低下領域（高信号域）の広さ（図3a）
  - 頭部MRA[*5]による血管途絶の有無（図3b）　　・頭部MRAによる狭窄の有無（病型分類）
  - MR perfusionによるミスマッチ（ペナンブラ）評価（図3c）
    - [*5] MRA：MR angiography

memo
脳主幹動脈閉塞による脳梗塞の画像診断で，最も重要なのは不可逆的脳虚血巣領域の広さ，可逆的脳虚血（ペナンブラ）領域の有無，性状評価である。

脳血栓回収療法は，閉塞血管の再開通が遅くなるほど転帰は悪くなる。

画像診断に大きくかかわる診療放射線技師には，診断に有用な画像を迅速に提供するスキルが求められる。

図1　脳梗塞発症3時間後の頭部単純CT画像と頭部MRI拡散強調画像

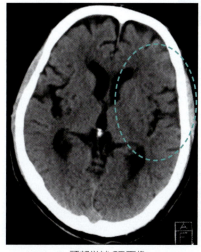
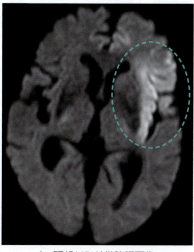

a：島皮質，前中大脳動脈灌流域の濃度低下，皮髄境界の不明瞭化が認められる（○）
b：島皮質，前中大脳動脈灌流域が高信号（○）

a　頭部単純CT画像　　b　頭部MRI拡散強調画像

図2 脳梗塞発症3.5時間後の頭部単純CT画像と頭部造影CT画像

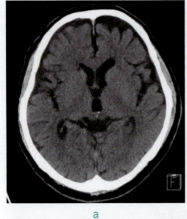
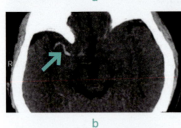
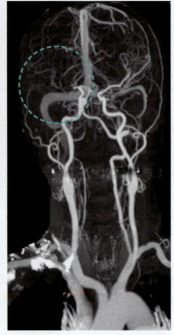

a 頭部単純CT画像：明瞭なearly CT signは認められない
b 頭部単純CT（MIP画像）：血栓が高吸収に描出されている（→）
c 頭部造影CT（MIP画像）：右中大脳動脈（M1）閉塞が確認できる（○）

図3 脳梗塞 最終確認未発症時刻から10時間後の頭部単純MRIと造影MRI

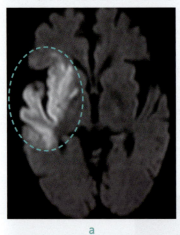
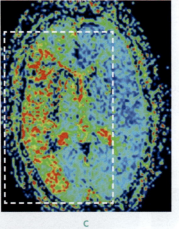
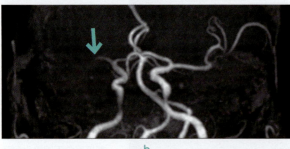

a MRI拡散強調画像：右中大脳動脈灌流域に限局的な高信号域が認められる（○）
b MRA（MIP画像）：右中大脳動脈（M1）途中まで確認できる（→）
c MRI perfusion画像（MTT）：右中大脳動脈灌流域が広範に延長している（□）
※DWI-perfusion mismatchが認められる（ペナンブラの存在が示唆される）

追加を検討すべき検査

- 血管造影

【くも膜下出血 (subarachnoid hemorrhage：SAH)】
画像のポイント
- **頭部単純CT画像（図4）**
  - くも膜下腔，脳槽内の濃度上昇
  - 水頭症
  - 脳実質内血腫（SAHの約30％）
  - filling defect sign
- **頭部造影CT画像（図5）**
  - 動脈瘤（大きさ，形状）
  - 異常血管（硬膜動静脈瘻の有無）
  - 動脈解離（pearl & string sign）
  - nidus（脳動静脈奇形の有無）
  - 約30％は複数動脈瘤がある
  - 破裂動脈瘤を同定するには動脈瘤の大きさ，形状，血腫部位が参考になる
  - 外傷性くも膜下出血は脳底槽に高吸収を認めないことが多い（図6）

図4　頭部単純CT画像

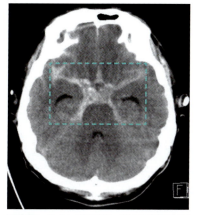

脳底槽，シルビウス裂などに広範囲な高吸収域が認められる（□）

図5　頭部造影CT（脳血管VR像）

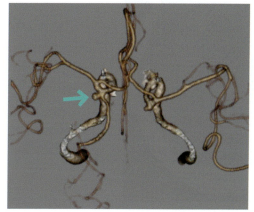

右内頸動脈後交通動脈分岐部に動脈瘤が確認できる（→）

図6　外傷性くも膜下出血

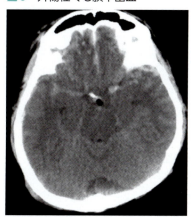

頭部単純CT画像
脳溝外側に高吸収域が認められる

memo
　破裂動脈瘤の再出血は，くも膜下出血における最大の予後不良因子である．検査中は刺激を与えないように細心の注意を払って臨むべきである．

追加を検討すべき検査
- 血管造影

【脳実質内出血】
画像のポイント
- 頭部単純CT画像（図7）
  - 血腫は高吸収の腫瘤として描出
  - 血腫周囲の浮腫（発症直後は見られないことが多い）
  - 脳ヘルニアや急性水頭症を伴っていることがある
  - 好発部位は被殻（40％），視床（30％）
  - 石灰化との鑑別は必須。石灰化好発部位は硬膜，脈絡叢，松果体，大脳鎌，小脳テントである

図7　頭部単純CT画像

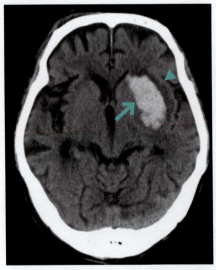

脳実質内出血（被殻出血）
血腫周囲（→）に浮腫（▶）が認められる

追加を検討すべき検査
- 頭部造影CT（異常血管の検索）
- 頭部MRI検査（異常血管の検索）

  memo

  造影（CTA）撮影のコツ
  - スライス厚は，パーシャルボリューム効果の影響を少なくするために0.625 mm以下が望ましい
  - 頭蓋底領域での骨からのアーチファクト回避や体軸方向の高い空間分解能を維持するため，低いピッチファクター（0.5〜0.7程度）が望ましい
  - 造影はボーラス注入が必須で，高い血管形状の再現性が求められる
  - ボーラストラッキング法，テストインジェクション法の採用により，高い血管再現性と安定した造影効果が得られる
  - 鼠径部まで撮影範囲に含めることで，大動脈解離の有無，大動脈弓分枝のバリエーション（type，bovine archなど），カテーテルのアクセスルートなどの情報が得られる
  - 複数時相（multiphase）CTAを撮影することで側副血行路の発達度を評価できる

頭部外傷

【脳挫傷】

画像のポイント

- 頭部単純CT画像
  - 低吸収（壊死と浮腫）と高吸収（出血）が混じった不均一な像を示す（salt and pepper sign，図8）
  - 脳内血腫は高吸収を示す
  - 外傷側の対側が頭蓋骨との衝突により損傷することがある（contre-coup injury，図9）
  - CTで軽症に見えるにもかかわらず，意識障害が強い場合はびまん性軸索損傷を疑う
  - はじめに意識清明期があり後に意識障害が進行する場合は，遅発性脳内血腫を疑う

図8 脳挫傷の頭部単純CT画像

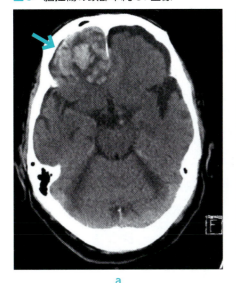
a
右前頭葉にsalt and pepper sign（→）が確認できる

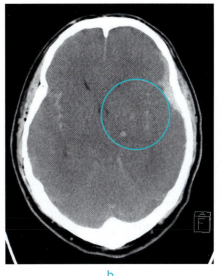
b
びまん性軸索損傷の特徴である脳深部に脳挫傷が認められる（○）

追加を検討すべき検査

- 頭部MRI検査
  → 遅発的な損傷（脳梁損傷など）の評価

【急性硬膜外血腫】
画像のポイント
- 頭部単純CT画像
    - 境界明瞭な凸型レンズ型の高吸収を示す（図9a）
    - 90％以上が骨折を伴う
    - 部分的最大値投影法（partial MIP）画像によって骨折線を評価することが可能である（図9b）
    - 打撃側に存在する（coup injury）
    - 出血部位は硬膜外腔
    - 75％は中硬膜動脈の破綻
    - 縫合線を越えて広がらない
    - 大脳鎌や小脳テントを越えて広がる
    - 脳ヘルニアをきたしている場合は予後不良

図9 境界明瞭な硬膜外出血

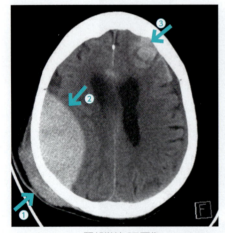

a 頭部単純CT画像
皮下血腫（→①）を伴った硬膜外血腫（→②）が確認できる。また，対側に脳挫傷による出血性病変が確認できる（contre-coup injury：→③）

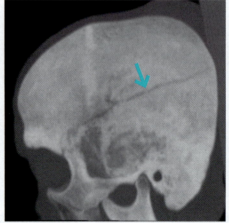

b 頭部単純CT（partial MIP）画像
骨折を伴う（→）

【急性硬膜下血腫】
画像のポイント
● 頭部単純CT画像
- 境界はやや不明瞭な三日月型の高吸収を示す(図10)
- 打撃側の反対側に見られることが多い(contre-coup injury)
- 出血部位はくも膜と硬膜間(強固な結合織はない)
- 縫合線を越えて広がる
- 骨に沿って薄く広がる血腫はwindow値とwindowレベルを調節しないと見逃されることがある
- 大脳鎌や小脳テントを越えて広がらない
- 多くは外傷による架橋静脈の破綻
- 大脳鎌・小脳テントに沿う硬膜下血腫は見逃されやすい(図10, 11)

図10 三日月型の硬膜下出血

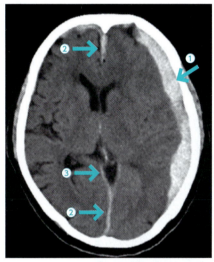

頭部単純CT画像
三日月型に縫合線を越えて高吸収域(→①)が広がっている。また、大脳鎌(→②)、小脳テント(→③)に沿う高吸収域も認められる

図11 小脳テント部の硬膜下出血

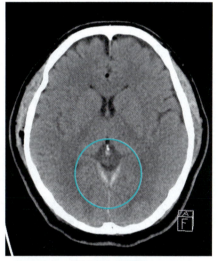

頭部単純CT画像
両側小脳テントに沿う高吸収域(○)が認められる

【脳ヘルニア】
画像のポイント
- 頭部単純CT画像
    - 正中構造の偏位（midline shift）（図12a）
    - 脳底槽の消失（図12b）

memo

脳ヘルニアは，頭蓋内病変の増大に伴って頭蓋内圧が亢進することによる。

外傷初期診療（primary survey）にて，Glasgow coma scale（GCS）スコア8以下あるいはGCSスコア2以上の急速な意識レベルの低下，重度の意識障害，瞳孔異常，Cushing現象（高血圧，徐脈，呼吸数の低下）などの脳ヘルニア徴候を認めた場合（切迫するD）はsecondary surveyの最初に頭部CTを撮影する。

小脳テントを通したテント切痕ヘルニアは脳幹への圧迫となり，呼吸障害など生命が脅かされる状態になる。画像検査では，生命の危機に直結し，即座に減圧処置が必要な切迫ヘルニア（図12b）を評価することが最重要である。

図12 頭部単純CT画像

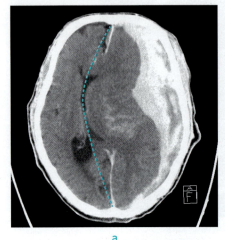 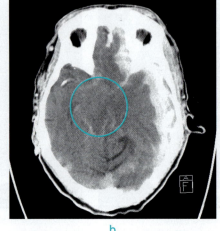

a
midline shift（……）が認められる

b
迂回槽が狭小化して，中脳の変形が認められる（○）緊急度の高い切迫ヘルニアの所見である

脳腫瘍

画像のポイント

- **頭部単純CT画像（図13a）**
  - 腫瘍は低吸収から高吸収で濃度はさまざま（腫瘍の細胞密度を評価できる）
  - 石灰化
  - 出血
  - 浮腫
- **頭部造影CT画像（図13b）**
  - 転移性脳腫瘍（全脳腫瘍の約20％）は，大脳皮髄境界部に好発して多発しやすくリング状に造影される
  - 膠芽腫は一般的に不整なリング状の増強効果を呈する
  - 悪性リンパ腫は淡い高吸収を呈しやすく，均一な強い増強効果を示すが，リング状になることもある
  - 脳膿瘍は大脳皮質下の皮髄境界にできやすくリング状の造影効果を呈する

図13　転移性脳腫瘍

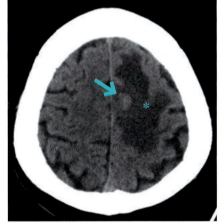 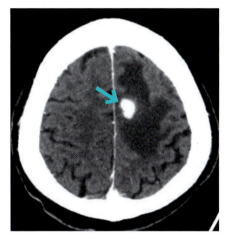

a　頭部単純CT画像　　　　　　　　　　b　頭部造影CT画像
脳実質と等濃度のmassが認められる（→）。　　massに明瞭な造影効果が認められる（→）
mass周囲に浮腫（＊）を伴っている

追加を検討すべき検査

- **頭部造影MRI検査**
  → 微小転移巣の評価（転移性脳腫瘍），詳細な性状評価

再撮影を防ぐpoint

▶ 撮影前に患者の主訴、臨床症状情報（共同偏視，構音障害，麻痺，瞳孔不同など）を得ることで疑われる疾患，病態を予想することができる。事前の情報収集により，適切な検査プランを事前に構築することができる。

▶ くも膜下出血の造影CTは，くも膜下腔への出血による脳圧上昇により頭蓋内への造影剤到達が遅延することがある。ボーラストラッキング法を用いて撮影する際には，頭蓋内血管でのモニタリングが望ましい。

▶ 脳主幹動脈閉塞患者は体動が激しい場合が多い。十分な体動抑制は必須である。

今の自分ならこうしている

- 少量のくも膜下出血は見逃されることがあるので，正常の脳溝が見えるかどうかの確認や，左右差を参考にするようにしている。
- 外傷患者の意識障害は，その原因が外傷性なのか、内因性なのかの鑑別が困難であるため，脳梗塞が疑われる臨床症状（⮕ p.193 脳梗塞の項目を参照）や，くも膜下出血では，動脈瘤好発部位である脳底槽に高吸収陰影（⮕ p.195 くも膜下出血の項目を参照）があるかどうかに注意している。

【参考文献】
1) 医療情報科学研究所：病気が見える vol.7（第2版），メディックメディア，2017
2) 日本放射線技術学会撮影部会 編：放射線医療技術学叢書27 X線CT撮影における標準化 GALACTIC（改訂2版），日本放射線技術学会出版委員会，2015
3) 西川正憲, ほか：今さら聞けない画像診断のキホン, 日経BP社, 2016.
4) 日本X線CT専門技師認定機構 監修：X線認定技師講習会テキスト 第4版.2016
5) 日本救急撮影技師認定機構監修：改訂第2版 救急撮影ガイドライン 救急撮影技師標準テキスト.へるす出版,2016
6) Goyal M,et.al：Highly Reperfusion evaluated in Multiple Endovascular Stroke Trials. Lancet 2016; 387: 1725-31
7) Khatri P,at.el：Time to angiographic reperfusion and clinical outcome after acute ischaemic stroke: an analysis of data from the Interventional Management of Stroke (IMS III) phase 3 trial.Lancet Neurol.2014 Jun;13(6):567-74.
8) Goyal M, et al：HERMES collaborators. Endovascular thrombectomy after large-vessel ischaemic stroke: a meta-analysis of individual patient data from five randomised trials. Lancet2016; 387: 1723-31.
9) VERSUS研究会 監修：超実践マニュアル救急撮影，医療科学社，2011.
10) 土屋一洋 監修：頭部画像診断のここが鑑別ポイント 改訂版，羊土社，2011.
11) Powers PJ, et al：2018 Guidelines for the Early Management of Patients With Acute Ischemic Stroke：A Guideline for Healthcare Professionals From the American Heart Association／American Stroke Association. Stroke, 49 (3)：e46-e110，2018(．do：i 10.1161/STR.0000000000000158)
12) 日本脳卒中学会 脳卒中ガイドライン委員会 編：脳卒中治療ガイドライン2015［追補2017対応］，共和企画，2017.

3 小児

外傷（四肢外傷）
虐待
疾病（呼吸器）
誤嚥・異物誤飲

外傷（四肢外傷）

想定される疾患

① 若木骨折 ➡ p.206
② よちよち歩き骨折 ➡ p.206
③ 上腕骨顆上骨折 ➡ p.207
④ 上腕骨外顆骨折 ➡ p.208
⑤ 上腕骨内顆骨折 ➡ p.208

症状・症候

① 若木骨折
- ☐ 骨の一部に亀裂が入って完全に折れていない骨折
- ☐ 弾力性がある小児の骨にだけ見られる

② よちよち歩き骨折 (toddler's fracture)
- ☐ 脛骨遠位部の転位を伴わないらせん骨折
- ☐ 骨折線は不明瞭であることが多く，骨膜反応しか見られないことが多い
- ☐ 歩行開始の月齢に起こりやすい

③ 上腕骨顆上骨折
- ☐ 上腕骨遠位で起こる
- ☐ 肘を伸展した状態で転倒や転落したときに起きる。外傷により関節内の血腫や滲出液がその内圧を上昇させると，関節包内にあるfat pad（脂肪）が押し出される

④ 上腕骨外顆骨折
- ☐ 上腕骨遠位で起こる
- ☐ 肘関節が伸展した状態で転倒や転落したときに，肘に外反力が加わって上腕骨小頭の骨端部と滑車が骨折する

⑤ 上腕骨内顆骨折
- ☐ 上腕骨遠位で起こる
- ☐ 肘関節が伸展した状態で転倒や転落した際に外反する力が加わることによって起こる
- ☐ 肘関節の脱臼を伴う場合がある

memo
小児特有の骨折
- 小児の骨は，水分量が多くミネラルが少ないため，成人の骨より折れにくい。また，圧迫よりも弾力に強い
  → 不完全骨折が多い
- 不完全骨折は，骨の破断が骨全体に及ばず，一部に連続性を保っている
- 小児の不完全骨折の例として若木骨折，膨隆骨折，鉛管骨折，塑性変形などがある

「外傷部左右単純X線撮影（2方向）」

撮影のコツ

ポジショニング時のコツ

- **手関節撮影**
  - 乳幼児や幼児を座位で撮影する場合，術者の膝の上に患児を座らせて体を保持する。肩と手関節が水平になるように寝台の高さを調節する
  - 手関節正面では，患児の肘関節を90°屈曲し，前腕部を保持する。もう片手はスタイロフォームや発泡スチロール等の固定具で手部を固定する
  - 手関節側面では，肘関節を伸展させ，前腕は回内外中間位で保持する。もう片手は手関節に重ならないように指先を保持する
- **下腿骨撮影**
  - 下腿骨を撮影する際は骨折部の回旋変形や軸転位を伴っていることがあるため，肢位を決める際は下肢全体で内旋させる
- **肘関節撮影**
  - 肘関節骨折で多く見られる上腕骨顆上骨折や上腕骨外顆上骨折，上腕骨内顆上骨折は上腕部優位で撮影する
  - 痛みがあり肘を寝台に乗せられない場合や患児との意思疎通ができる場合は，立位や座位で撮影することも考える
  - 乳幼児や幼児を座位で撮影する場合，術者の膝の上に患児を座らせて体を保持する。肩と肘関節が水平になるように寝台の高さを調節する
  - 肘関節正面は，上肢を伸展し，前腕は回外の肢位で撮影する
  - 肘関節側面は，肘関節を90°屈曲，90°回外，手掌を垂直にさせる

撮影時のコツ

- **手関節・下腿骨・肘関節撮影（共通）**
  - 幼児期までは体動が多いので撮影時間を短く設定する（管電流を上げ，撮影時間を短くする）
  - できる限り左右対称の肢位にする
  - 衣類の写りこみを避ける
  - 撮影範囲は必要最小限にする

救急撮影 example

若木骨折

画像のポイント
- 手関節単純X線画像
  - 不完全な骨の断裂(図1a)
  - 骨圧迫側への屈曲(図1b)
  - 骨皮質の断裂

追加を検討すべき検査
- 骨折部単純X線撮影(2方向)

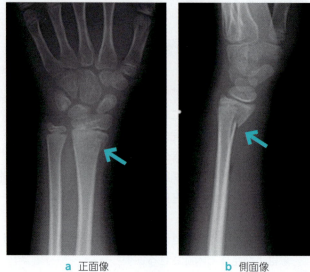

図1　手関節単純X線画像

a　正面像　　b　側面像

骨折(→)

よちよち歩き骨折(toddler's fracture)

画像のポイント
- 下腿骨単純X線画像
  - 脛骨内側に走行する,転位のないらせん骨折(図2a,b)

図2　下腿骨単純X線画像

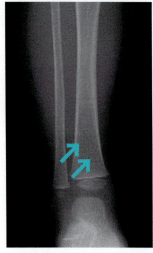 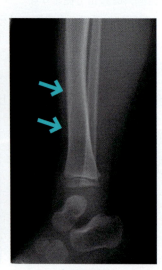

a　正面像　　b　側面像

骨折(→)

追加を検討すべき検査
- 下腿骨単純X線撮影（斜位）
- 1週間後などに単純X線撮影を行い，骨膜反応の出現を確認する

上腕骨顆上骨折

画像のポイント
- 肘関節単純X線画像
  - fat pad signの有無（図3）
  - 上腕骨遠位の骨折の有無（図4a，b）
  - 上腕骨前縁の延長線の確認（図4b）
  - 軟部組織の腫脹（図4a）

追加を検討すべき検査
- 肘関節単純X線撮影（斜位）

図3　肘関節単純X線画像

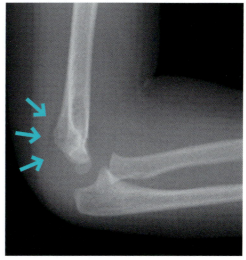

fat pad sign（→）

図4　肘関節単純X線画像

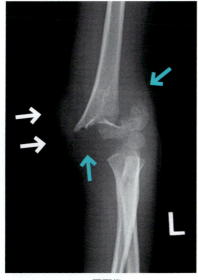

a 正面像

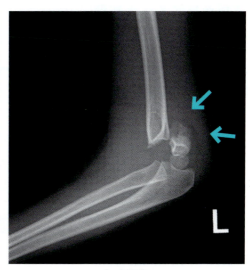

b 側面像

骨折（→）　膨張（⇒）

上腕骨外顆骨折

画像のポイント
- 肘関節単純X線画像
    - 上腕骨小頭の骨端部と滑車での骨折の有無（図5a）
    - 軟部組織の腫脹（図5b）

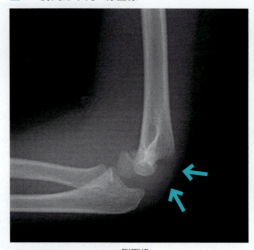

図5　肘関節単純X線画像

a　側面像　　　b　正面像

骨折（→）　膨張（⇒）

追加を検討すべき検査
- 肘関節単純X線撮影（斜位）

上腕骨内顆骨折

画像のポイント
- 肘関節単純X線画像
    - 上腕骨内顆骨折（図6）
    - 肘関節脱臼の有無
    - 軟部組織の腫脹（図6）

追加を検討すべき検査
- 肘関節単純X線撮影（斜位）

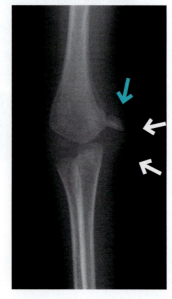

図6　肘関節単純X線画像

骨折（→）
膨張（⇒）

再撮影 を防ぐpoint

- 外傷の場合，両側撮影を行って左右を比較する。骨折の場合は，患側の可動範囲を主治医に確認しながら検査を進める。
- 撮影部位の静止や固定が困難な場合は，一人では撮影しない。スタッフの応援を要請する。
- 複数人で撮影する場合は役割分担を明確にする。患者を保持する者，撮影照射野を合わせる者，X線撮影スイッチを押す者などの役割を決めて安全かつ速やかに撮影を行う。

今の自分ならこうしている

　新人だった頃，骨折疑いで1歳未満の小児の膝関節と手部を撮影した。膝関節（正面）では骨端線を骨折と間違い，手部（正面）では，骨の数が少なく驚いた。小児を撮影するうえで，事前に小児の解剖や特徴を知っておくことは必要である。

　過去画像があれば検査前に参照すると良い。小児の撮影では協力してもらえないことが多く，乳幼児は意思表示ができない。患者や保護者がX線撮影について不安な場合は，撮影前に撮影部位や撮影方法を説明すると協力を得やすい。また，健側から撮影して説明するのも良い方法である。

　患者の負担を軽減するため，教科書通りではなく，患側を動かさないようにクロス撮影や座位，臥位撮影撮影など臨機応変に撮影する。

図7　膝関節単純X線画像（正面像）

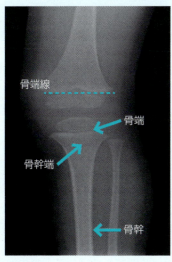

長管骨の両端には骨端線とよばれる骨端軟骨が存在する

③ 小児／小児

虐待

想定される疾患

① **骨幹端骨折(corner fracture)** ➡ p.211　② **らせん骨折** ➡ p.211

症状・症候

① **骨幹端骨折／②らせん骨折（共通）**
- ☐ 骨折箇所の変形
  - → 腫れや変形により強い痛みが出現する。また，関節以外の部位で骨が動く異常可動性が起こる
- ☐ 骨折箇所の腫れ
  - → 出血や炎症により骨折周囲に腫れを生じる。骨周辺の軟部組織が傷つき出血を起こす。数日後には皮膚にあざが生じる
- ☐ 手足のしびれ
  - → 骨折や骨のひびによる圧痛。骨折箇所によっては近傍に存在する神経を刺激し，痺れをきたすことがある

　「**外傷部左右単純 X 線撮影（2 方向）**」

撮影のコツ

ポジショニング時のコツ

他の四肢の撮影 ➡ p.204 の外傷（四肢外傷）の項目を参照

● **大腿骨撮影**
- ● 患児を背臥位で寝台に寝かせる
- ● オムツをしている場合は，障害陰影となるためはずす
- ● 複数の術者で撮影する際は，一人は体幹部の固定と生殖腺防護を行う。もう一人の術者は健側と非健側の下腿部の保持を行う
- ● 乳児期まで，下肢は普段 M 字開脚をしているので，可能な限り膝関節を伸展する。筋肉が発達しておらず靱帯も弱い時期なので慎重に伸展させる
- ● 大腿骨正面では，股関節と膝関節を伸展し，大腿部を内旋させる
- ● 大腿骨側面では，大腿部を外転と外旋させカセッテに付ける。大腿部側面がカセッテに付かない場合は，体全体で側臥位にする

● **上腕骨撮影**
- ● 立位困難な月齢の場合は，臥位で撮影
- ● 上腕骨正面・側面を撮影する際は，頭部を保持し，顔面が障害陰影にならないようにする

210

- 上腕骨正面・側面を撮影する際は，スタイロフォームや発泡スチロール等の固定具で肘関節を固定する
- 上腕骨正面撮影では，上肢を伸展し，肘関節が正面を向くように固定する
- 上腕骨側面撮影では，上腕を回外し，肘関節がP-A方向に向くように固定する

撮影時のコツ
- 幼児期までは体動が多いので撮影時間を短く設定する(管電流を上げ，撮影時間を短くする)
- できる限り左右対称の肢位にする

救急撮影 example

骨幹端骨折

画像のポイント
- 膝関節単純X線画像
  - 骨幹端部の骨折(図1a，b)
  - 部分的に剥離骨折が確認できた場合
    → corner fracture
  - 全体的な剥離が確認できた場合
    → バケツの柄骨折

図1　膝関節単純X線画像

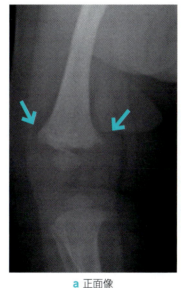
a　正面像

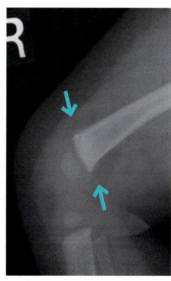
b　側面像

骨折(→)

追加を検討すべき検査
- 左右2方向の単純X線撮影

らせん骨折

画像のポイント
- 足関節単純X線画像
  - 長管骨に捻転する骨折線(図2a，b)

図2 足関節単純X線画像

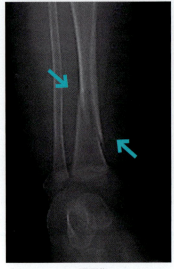
a 正面像

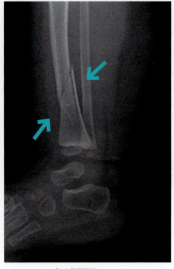
b 側面像

骨折（→）

追加を検討すべき検査
- 左右2方向の単純X線撮影

虐待の有無を診断するための撮影と知識
- 虐待が疑われた場合は，全身骨撮影を行う．虐待の診断で必要な全身骨の撮影部位・方向を表1に挙げる．

表1 虐待の診断に必要な撮影部位・方向

部位	方向	部位	方向
頭部	正面・側面	頸椎	側面
胸椎	正面・側面	腰椎	正面・側面
肋骨	両斜位	両上腕骨	正面
両前腕骨	正面	両手部	正面
両大腿骨	正面	両下腿骨	正面
両足部	正面		

虐待が疑われる骨折の特徴
- 骨端・骨幹端骨折は虐待に特異的
  - バケツの柄骨折 (bucket handle fracture)
  - 角骨折 (corner fracture)
    → 強く引っ張ったり，激しく揺さぶることで起きる
- 骨折の形態→虐待で頻度の高い骨幹に見られる
  - らせん骨折
    → 強くひねる形で受傷（脛骨が多い）
  - 横骨折
    → 骨折部が背部に角張る（前腕骨）

- 膨隆骨折
  - →末梢部の骨皮質が微妙に歪んだ骨折（前腕骨）
- 鉛管骨折
  - →パイプを曲げるような外力で片側の骨皮質が折れ，対側が保たれている場合
- 骨折の場所⇒自然外傷では起こりにくい骨折部位
  - 肋骨（虐待による骨折の約20％を占める）
  - 鎖骨外側部
  - 肩甲骨体部
  - 肩峰突起部
  - 椎骨（腰椎）
  - 手の骨

表2　虐待と骨折の関係

特異性が強いもの	特異性が中程度のもの	頻度が高いが特異性は低いもの
・典型的な骨幹端病変（骨幹端骨折） ・肋骨骨折（特に肋骨後部の骨折） ・肩甲骨骨折 ・棘突起の骨折 ・胸骨骨折	・多発性骨折（特に両側性） ・受傷時期の異なる骨折 ・骨端離開 ・椎体骨折・脱臼 ・手指の骨折 ・複雑な頭蓋骨骨折	・骨膜下骨新生 ・鎖骨骨折 ・長幹骨骨幹部骨折 ・頭蓋骨線状骨折

 order 「全身骨撮影」

撮影のコツ

ポジショニング時のコツ
- 四肢はできる限り左右対称の姿位にする
- 鎖骨は上肢を下垂し撮影する

撮影時のコツ
- 幼児期までは，体動が多いことと，息止めが困難なため，撮影時間を短くする
- 撮影枚数が多いため，術者の役割分担を明確にし，検査時間をなるべく短時間で終わらせる
- 検査に必要な固定具やカセッテなど前もって準備しておく

救急撮影 example

多発肋骨骨折

画像のポイント

- 肋骨単純X線画像
  - 胸郭に対して前後方向に外力が加わり，左右対称に多発する肋骨骨折
  - 肋骨後部に多い
  - 骨折箇所の微細な隆起
  - 骨皮質の不連続性
  - 肋骨と椎体の接合部分の骨折

図3　肋骨単純X線画像

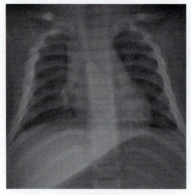
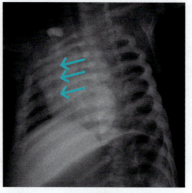

a　肋骨正面
正面では骨折箇所の同定が困難

b　肋骨斜位
多発肋骨骨折。仮骨が生じている（→）

追加を検討すべき検査
- 胸部単純CT
  肺野の濃度ではなく骨の条件にする

再撮影を防ぐpoint

- 体動が生じやすいので短時間撮影で撮影する。
- 鎖骨を正面で撮影するために上肢を下垂する。
- 肋骨斜位の撮影では，斜位の角度を一定にする。
- 術者の保持する手が照射野に入らないように，また診断の妨げにならないように確認し撮影する。
- 上肢は肘関節を中間位，手関節を回外位にて撮影する。
- 下肢は両側の膝蓋骨が真上になるように揃えて撮影する。
- 撮影枚数が多いので，患者を保持する者，照射野を合わせる者，X線撮影スイッチを押す者など，役割を決める。
- 骨幹端損傷のような軽微な骨折を見逃さないためにも全身を1枚で収めず，必ず各部位を分けて撮影する。

今の自分ならこうしている

● **虐待の有無を判断するための全身骨撮影について**

　　ある患児が救急外来で受診し，受傷した部位を撮影した。後日，その患児は虐待の疑いで，全身骨を撮影するように依頼が来た。自分は，数日前に受傷部位を撮影していることに気付き，主治医にその旨を報告した。主治医より，今回は省略してよいと指示があったが，読影医からは受傷箇所も撮影してほしいと言われた。それは，骨の仮骨の状態から受傷時期を判断するため，陳旧性骨折や受傷箇所以外に隠れた骨折の精査のためだった。そのため，全身骨の依頼があったときは，全部撮影するようにしている。また，骨折の有無だけでなく，仮骨の状態や撮影した範囲をくまなく見るように心掛けるようになった。

3 小児／小児

疾病（呼吸器）

想定される疾患

① **下気道感染症（気管支炎，肺炎，化膿性胸膜炎，肺化膿症）** ➡ p.216
② **気管支喘息** ➡ p.217
③ **クループ症候群** ➡ p.217
④ **その他**
　百日咳，気胸，急性細気管支炎，急性呼吸窮迫症候群，頸部感染症

症状・症候

memo
　発熱，鼻汁，咳嗽，喘鳴と軽度な症状からの呼吸困難，チアノーゼ

① **下気道感染症**
- ☐ 発熱
- ☐ 鼻汁
- ☐ 咳嗽
- ☐ 喘鳴

② **気管支喘息**
- ☐ 喘鳴
- ☐ 咳嗽
- ☐ 呼吸困難

③ **クループ症候群**
- ☐ 発熱，咽頭痛などの感冒症状
- ☐ 比較的短期間の経過で嗄声，犬吠様咳嗽が出現する
- ☐ 吸気性喘鳴および吸気性呼吸困難
- ☐ 陥没呼吸
- ☐ チアノーゼ
- ☐ 不穏状態
- ☐ クループ症候群とは，急性の喉頭狭窄により，①吸気性喘鳴，②犬吠様咳嗽，③嗄声

 「胸部単純X線撮影」

肺野の評価のため吸気撮影

撮影のコツ

ポジショニング時のコツ
- 正しい正面像を撮影するために，両肩をカセッテに付け，顔は横向きにならないように注意する
- 衣類の刺繍や皺は障害陰影になるので上半身はすべて脱衣させるか，検査着に着替えて撮影する

- 肩以上に伸びた髪の毛も肺尖部の陰影になるので，頭部で束ねる
- 撮影時，顎を引きすぎ，もしくは上げすぎると肺尖部と重なり，肺尖部の評価ができなくなるので，顎は少し上げて撮影する
- 正面でない画像は肺野や心胸郭比の評価に支障をきたすため注意する
- 心電図などの障害陰影になるものははずす
- 新生児・小児のポータブル撮影時は顎が肺尖に重なる可能性があるため，肩枕を入れて肺尖との重なりをなくす
- クループ症候群，急性喉頭蓋炎の診断目的の場合は，気管・気道が確認できるように頸部まで含めて撮影する

撮影時のコツ

- 体動や呼吸のブレをなくすために撮影時間を短くする(管電流を上げ，撮影時間を短くする)
- 点滴や胃管などのデバイスは，撮影範囲に入らないように注意する

救急撮影 example

下気道感染症

画像のポイント
- 胸部単純X線画像
  - 肺門周囲影や気管支周囲影の増強

追加を検討すべき検査
- 胸部単純X線撮影(側面像)
- 胸部単純CT

図1 胸部単純X線画像

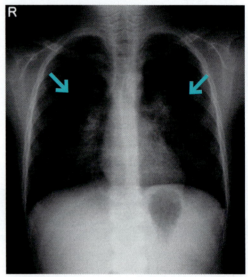

両肺門部周囲影ならびに気管支周囲影の増強を認める(→)

気管支喘息

画像のポイント
- 胸部単純X線画像
  - 肺の過膨張
  - 気管支肥厚
  - 肺血管陰影の肺門での増強

追加を検討すべき検査
- 胸部単純X線撮影（側面像）
- 胸部単純CT

図2　胸部単純X線画像

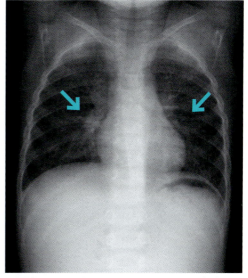

両側肺門部気管支血管束に沿った濃度上昇（→）。肺野末梢は過膨張傾向

クループ症候群

画像のポイント
- 胸部単純X線画像
  - pencil sign（図3）
  - wine bottle appearance

追加を検討すべき検査
- 胸部単純X線撮影（側面像）
- 頸部・胸部単純CT

図3　胸部単純X線画像

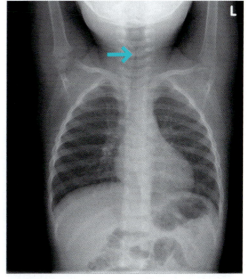

subglottic shoulderの消失があり，pencil signを認める

再撮影を防ぐpoint

- 撮影範囲を過度に狭めない（検査目的や主訴によっては頸部や横隔膜下まで所見がある場合がある）。
- 患児の呼吸をよく観察する。小児は一定の呼吸をしていない。吸気を計るために啼泣のタイミングで、腹式呼吸を確認する。また、一度仕切り直しも考える。
- 静止や固定が困難な場合は、一人では撮影しない。スタッフに応援をお願いする前に撮影条件を確認する。
- 撮影時間を短く設定した場合、吸気と同時に撮影すると浅い吸気画像、もしくは、最大呼気画像になりやすい。吸気のタイミングをワンテンポ遅らせて、撮影すると深吸気の画像が得やすい。
- 啼泣し開口が全開しているときや、顔面が前屈姿勢のタイミングで撮影を行うと、下顎が肺尖と重なる。

もう少しこうしておけばよかった

乳幼児の胸部撮影で、撮影した画像を見ると、右上中葉に陰影があった。その乳幼児を確認したところ、髪は頭部で束ね、衣類は当院の検査着であったので、陰影となる可能性のあるものはなく、何かの疾患だと思っていた。先輩技師に聞いたところ、それは胸腺であると指摘され、自分の知識不足を痛感した。胸腺は多彩な形態を示し、異常と間違えやすい代表的な正常変異である。

memo
胸腺について
- 免疫細胞であるT細胞を作り出す器官。
- 正常組織であり、胸部単純X線画像上、縦隔腫瘍と間違える可能性がある。
- 乳児では一般的に認められ、幼時に発達し思春期以降で縮小する。
- 正常の胸腺は位置が不変であり、気道や血管を圧迫しない。
- 胸腺陰影は、sail sign（図4）、wave signなど大きさや形態がさまざまである。

図4 sail sign

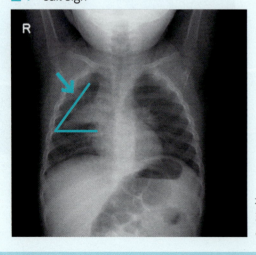

右上中肺野に突出する三角形の陰影はヨットの帆に似ているため、sail signとよばれ、正常胸腺である

③ 小児／小児

誤嚥・異物誤飲

想定される疾患

① 気道異物（気道・気管支異物） ➡ p.220　　② 異物誤飲 ➡ p.221

症状・症候

memo
- 気道異物は突然の咳込みとその後の喘鳴がある。
- 消化管異物の多くは来院時は無症状のことが多いが，飲み込んでからの経過時間と飲み込んだものによっては消化管穿孔となる可能性がある。

① 気道異物
- ☐ 激しい咳嗽
- ☐ 喘鳴

- ☐ 呼吸困難
- ☐ 発熱
- ☐ 喀痰まれに血痰
- ☐ チアノーゼ

② 異物誤飲
- ☐ 無症状であることが多い
- ☐ 嘔吐
- ☐ 腹部膨満
- ☐ 腹痛

 order 「胸部単純X線撮影」（吸気・呼気撮影）
「異物誤飲のため胸腹部臥位単純X線撮影」

撮影のコツ

● 気道異物を疑う胸部単純X線撮影

ポジショニング時のコツ
- 正しい正面像を撮影するために，両肩をカセッテに付け，顔は横向きにならないように注意する

撮影時のコツ
- 息止めが困難なために撮影時間を短く設定する（管電流を上げ，撮影時間を短くする）
- 胸部や腹部をよく観察して最大吸気・最大呼気で撮影する

- 異物誤飲のため胸腹部臥位単純X線撮影

> **ポジショニング時のコツ**
- 咽頭・頸部から肛門まで含め，飲んだと思われるものが撮影範囲に含められるように正面臥位撮影・クロステーブル撮影を撮影する

> **撮影時のコツ**
- 息止めが困難なために撮影時間を短く設定する（管電流を上げ，撮影時間を短くする）
- 静止や固定が困難な場合は，患児が検査台から落ちないように2人以上で撮影する
- オムツは水分を含むと障害陰影になるので必ずはずす
- 誤飲したと思われるサンプルを読影の妨げにならないところ（肩部や鼠径部）に置いて撮影する

救急撮影 example

気管支異物

画像のポイント
- 胸部単純X線画像
  - 患側は気管支異物のため，air trappingが起こり，吸気・呼気でも肺容量，横隔膜の動きが乏しくなる
  - 吸気撮影では，縦隔は中央部にある（図1 a）
  - 呼気撮影では，縦隔は健側に偏位し，健側肺の透過性が下がっている（図1 b）
  - 左肺の過膨張を認める（図1 b）

図1 胸部単純X線画像

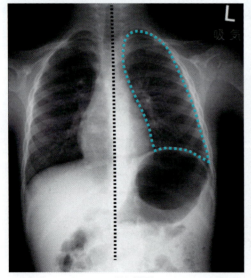
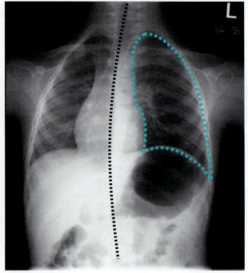

a 吸気撮影　　　　b 呼気撮影

吸気時（a）では縦隔は正中であるが，呼気時（b）では患側（左）肺の過膨張により縦隔が健側（右）に偏位
縦隔（……）　左肺（……）

追加を検討すべき検査
- 吸気・呼気撮影が困難な場合は両側側臥位撮影を検討する
- 閉塞性肺気腫を疑う場合は胸部CTを検討する

異物誤飲

画像のポイント
- 胸腹部単純X線画像影
    - 図2aは，左肩に誤飲した思われる釘を置き，胃内に同様の釘を確認できる
    - 図2bは，ボタン電池を胃内に確認できる

図2 胸腹部臥位単純X線画像

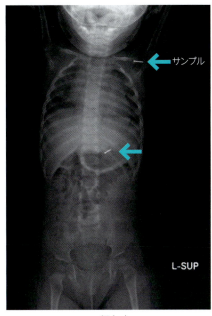
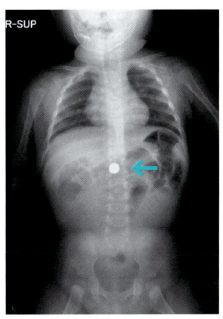

a 釘（→）　　　　　　　　　　b ボタン電池（→）

追加を検討すべき検査
- 胸腹部クロステーブル撮影
    - →異物を確認した確認したとき，異物の位置を同定するために行う
- 食道造影
    - →食道異物を疑うときは，食道造影を検討する
- 胸腹部CT
    - →異物の透過性が高く，単純撮影で確認できないときは，胸腹部CTを検討する

再撮影 を防ぐpoint

● 気道異物（気道・気管支異物）
▶ 撮影前に撮影条件を確認する。
▶ 静止や固定が困難な場合は，一人では撮影しない。スタッフに応援をお願いする。
▶ 照射野を適正な範囲にして，患児のポジショニングとX線撮影スイッチを押す役割分担をする。
▶ 胸部が正面を向いていない状態ではX線撮影スイッチを押さない。

今の自分ならこうしている

異物誤飲疑いで胸腹部臥位撮影したところ，胃内に異物を確認した。胸腹部側面撮影を追加しようと，患児の身体を起こして待っていた。側面像を撮影したところ，異物が胃内から腸管へ移動してしまった。

現在，側面像は胸腹部クロステーブルで撮影している。身体の下にかさ上げをするスタイロフォームを入れるときは，2人で水平に患児を持ち上げて，かさ上げをして撮影している。

【参考文献】
1) 古川理恵子：虐待を疑わせる所見 小児科診療，79(8):1097-1101，診断と治療社，2016.
2) 荒木　力，ほか：すぐわかる小児の画像診断 改訂第2版，学研メディカル秀潤社，2017.
3) 福田国彦，関谷　透 監訳：救急放射線診断のABC，メディカル・サイエンス・インターナショナル，2009.
4) 榎本有希，六車　崇：小児外傷 レジデント，6(5):85-92，医学出版，2013.
5) 市川光太郎：内科医・小児科研修医のための小児救急治療ガイドライン 改訂第2版，診断と治療社，2011.
6) 小熊栄二：小児科臨床ピクシス30 小児画像診断（五十嵐隆 総編集），中山書店，2012.
7) 市川光太郎 編：小児科外来診療のコツと落とし穴5 小児救急，中山書店，2004.
8) 五十嵐　隆：目でみる小児救急，文光堂，2009.
9) 五十嵐隆：小児科診療ガイドライン―最新の診療指針―，総合医学社，2007.
10) 白木和夫，高田　哲 編：ナースとコメディカルのための小児科学，日本小児医事出版社，2016.
11) 市川光太郎：内科医・小児科研修医のための小児救急治療ガイドライン 改訂第3版，診断と治療社，2017.
12) 清野佳紀，ほか：NEW小児科学（改訂第2版），南江堂，2003.
13) 小熊栄二：小児科臨床ピクシス30 小児画像診断（五十嵐隆 総編集），中山書店，2012.
14) ＫＭ100％編集委員会：国試マニュアル100％シリーズ 小児科（第6版），2013.
15) 百島祐貴：医学生のための画像診断マニュアル 国試問題攻略ガイド，メジカルビュー社，2010.

# 4 その他

造影剤
危機管理・安全管理

造影剤

造影剤について

● 造影剤の役割

　画像診断で使用される造影剤は対象検査により，X線用造影剤，MRI用造影剤，超音波用造影剤などに分類されるが，どれも特殊な医薬品で，患者に投与する医薬品であるのにもかかわらず疾患等に対する薬理作用はない。その代わりに画像診断の質を向上させるという大きな役割をもっている。

● 造影剤の重要性

　造影剤は診療放射線技師が最も取り扱う頻度が高い医薬品の一つであるが，逆に言えば放射線検査にかかわらない他の医療従事者は使用頻度が低く，先に述べたような特殊性から，どのように作用し，どのような手法で使用するのか詳しく知らない薬剤の一つでもある。

　つまり，取り扱う頻度の高い診療放射線技師がこの薬剤の適切な使用方法，薬剤の特徴，医薬品であれば避けることのできない副作用に関する情報を知っていなくては，救急医療の現場に留まらず安全かつ的確に造影検査を行うことができないことを認識することが重要である。

造影剤の特性

● ヨード造影剤

　救急領域で特に使用する造影剤は，X線用造影剤であるヨード造影剤で，救急時に欠かすことのできないCT検査での造影や血管造影検査で使用されている。

　現在一般的に使用されているヨード造影剤は「水溶性非イオン性モノマー型」であり，主成分はヨウ素で構成されている。浸透圧が低く，粘稠度が高いのが特徴である。作用原理としては，ヨウ素が診断用に使用するエネルギー域のX線を効率よく吸収する特性を利用しており，血液中に薬剤として投与されたヨウ素が血管や病変に分布し，画像上でコントラストを向上させることで描出能が向上する。

● ヨード造影剤の浸透圧

　浸透圧は，同一ヨード量であってもイオン性と非イオン性で違いがあり，浸透圧が高いイオン性は副作用の発現率が高いと一般的にいわれている。しかしながら，実際にはほかにもナトリウムイオンなどの電解質含有の有無のほか，一般に化学毒性とよばれるような生体との相互作用の程度も異なるため，浸透圧だけではなく薬剤の成分からみてもイオン性と非イオン性の安全性は大きく異なるといえる（表1）。

表1　造影剤の分類

陰性	空気・二酸化炭素			消化管造影
陽性	バリウム			消化管造影
	ヨード	油性		リンパ管造影・子宮卵管造影
		水溶性	イオン性モノマー型	内視鏡的逆行性胆管膵管造影・消化管造影
			イオン性ダイマー型	尿路造影・血管造影・経静脈性胆嚢胆道造影
			非イオン性モノマー型	尿路造影・血管造影
			非イオン性ダイマー型	脊髄造影・関節造影・子宮卵管造影・内視鏡的逆行性胆管膵管造影

● ヨード造影剤の粘稠度

　ヨード造影剤は成分の関係上どの製品も粘稠度が高い．そのため造影剤を急速に血管内へ投与しようとすると注入時の応筒圧（造影剤容器に加わる力）や注入圧（投与経路に加わる力）が高くなってしまうため，注入の際には専用の注入装置や，耐圧のチューブ等を使用する必要がある．

　添付文書にも記載はあるが，注入前に体温まで加温しておくことにより粘稠度は低下し，より安全に造影剤を投与することができるため，検査前に加温器にて加温して使用することが推奨される．このほかにも，患者の安全にかかわる多くの項目があるが，それらに関してはこの後の項で順次説明をする．

事前準備

● 事前準備の重要性

　救急領域では，患者との意思疎通が取れない状況であっても，患者の命のために造影検査が必須となる状況があるため，そのような状況下でのインフォームドコンセント，問診表，同意書等の取得手順を専門家も交えて施設内で決め，準備をしておく必要がある．

　救急領域では特殊な事例が多いものの，それらに対する知識をもち，事前準備を行うことが造影検査を迅速かつ安全に行うために必要で，迅速な検査が患者の救命につながることを考えると，その重要性の高さを認識し行動に移す必要があると考える．

● インフォームドコンセント

　上記のようなリスクがあると医療従事者が知っていても，患者にそのリスクが伝わっていなくては後に訴訟等のトラブルになる可能性があるため，造影検査を受ける患者が納得した状態で検査を施行するために，インフォームドコンセントはとても重要な項目であり，患者の状態把握や，検査に対する意思を確認するためにも問診表と同意書の取得は必須である．この問診表と同意書の内容についても日本医学放射線学会のホームページ[1]で記載内容が推奨されているので参考にしてほしい．

● 副作用対応策の把握

　造影剤による副作用は種類が多く，症状も軽度から重篤なものまであり多種多様である．軽微な副作用は問題になることが少ないが，重篤な副作用は対応を誤ると患者の命にかかわるため，迅速な対応と細心の注意が必要である．重篤な副作用もいくつかの項目があるが，急性・遅発性も含めて対応方法に注意が必要な項目であるため，検査を行う診療放射線技師が対応策をしっかりと把握しておく必要がある．

造影剤の投与手法

● 造影手法

　1990年代までは，ヨード造影剤の投与方法に決められた手法はなく，薬瓶一つを点滴で急いで滴下し注入が終了したところで，X線撮影やCT検査を行うのが一般的な手法であった．

　救急領域で最も造影剤を使用する頻度の高いCT検査については，CT装置の撮影高速化に伴い時間軸を考えた撮影が可能となり，従来の造影剤投与手法について問題が生じてきていた．そのため，全国でその分野を専門として研究する放射線科の医師を中心に，診療放射線技師や薬剤・機器メーカーがともに検査の最適化を盛んに研究し，診断に必要な描出能を得る造影剤投与法が検討さ

れてきた。
　その研究のなかで，患者の体格に合わせて造影剤量を調整し，注入時間を固定する手法が実質臓器の状態を把握するのに良いと提唱され，患者の体格ごとに投与方法を最適化する手法が一般的となり，現在の造影手法が確立された。

● 体重換算法

　確立された手法において，造影剤の投与量の基準とされたのが患者の「体重」で，この体重によって規定する手法「体重換算法」が多くの施設で現在も使用されている。体幹部の造影CT検査において「体重換算法」で造影剤量を規定する場合，**規定量としては体重当たり520 mg～600 mgのヨード量を投与すると良いとされる報告がされている**[2, 3]。

　このように投与量に幅があるのは，CT装置から出力されるX線の実効エネルギーの違いによって造影剤による画像のコントラストが変わるためであり，自施設の装置から出力されるX線の実効エネルギーを考慮したうえで造影剤の投与量を規定する必要がある。

　この「体重換算法」の優れているところは，体重という比較的簡便に得られる情報で造影剤量が規定でき，最も多く患者が分布する45～65 kgの領域では安定した造影能を得られるという点であった。しかしながらこの手法にも欠点があり，極端な低体重や高体重の患者に「体重換算法」にて造影剤を投与した場合，造影剤の投与量が不足したり過投与になったりする場合があった。それらを改善するために考案されたのが「除脂肪体重換算法」や「体表面積換算法」であった。

● 除脂肪体重換算法・体表面積換算法・フラクショナルドーズ

　体重換算法の欠点を改善するために考案されたのが「除脂肪体重換算法」や「体表面積換算法」である。除脂肪体重換算法や体表面積換算法は体重以外にも多くの患者情報を必要とするため簡便さは失われているが，より正確な造影剤の投与を行うためにはこれらの手法を用いたほうが精度の高い造影CT検査が可能であると多くの報告がされている[4, 5]。

　これらの造影手法は体幹部の実質臓器や，それに付随する脈管系の評価に対するもので，頭頸部血管や心血管系のような比較的肺循環に近い血管の検査については，「フラクショナルドーズ」という考え方もある。フラクショナルドーズは，体重換算に時間の概念を追加したもので，撮影時間が短い検査領域では有用であり，心臓の検査や血管系のみの検査時に用いられることが多い。フラクショナルドーズを用いた心血管系の検査では，撮像時間を基準に造影剤量を求めることで安定した造影効果が得られる。

● 他検査の造影手法

　MRI検査や超音波検査もヨード造影剤と同様，適切な造影手法の検討・報告がされており，検査を行う診療放射線技師にとっては多岐にわたる複雑な情報を利用しなくてはならず，幅広い知識を有する必要がある。

　CT検査やMRI検査では，造影剤を注入する注入装置が正確な注入をサポートできるよう，再現性の高いプロトコール設定や個々の患者の体重による造影剤量の設定，アレルギー・腎機能の警告など，各施設に合わせたカスタマイズも可能となってきている。造影剤の投与手法の決定に必要な患者の生体情報も，放射線情報端末経由で入力されるため，操作者が確認・計算をしなくても正確かつ確実に注入が行えるための補助的役割は大きい（図1）。

図1 インジェクターによる造影剤注入のサポート

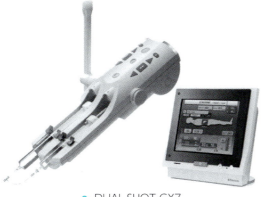

a DUAL SHOT GX7

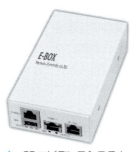

b CEエビデンスシステム

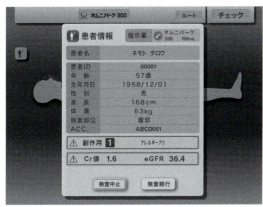

c 電子カルテとの接続による患者情報の取得

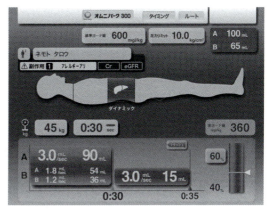

d 多彩なプロトコル設定

最新のインジェクター(a)は、接続機器(b)を使用して放射線情報システムとリンクし、患者の生体情報を取得することで造影剤投与の安全管理をサポートし(c)、造影剤の注入方法も細かく設定することが可能(d)である。

(画像提供：株式会社根本杏林堂)

● 救急領域における造影手法

即時対応が求められる救急領域では、患者の生体情報が不足している場合も少なくない。患者が生命の危機にさらされていて一刻を争う状況で、検査を行う者が迷って時間を浪費してしまうのは、最も行ってはいけない行為である。

このような場合に備え一般的な体重換算での造影剤注入のみではなく、大まかに分けた区分での造影剤量決定のプロトコールや、患者の状態に合わせ、安全を確保した造影剤使用のルールを定めておく必要がある。

アドバイス
- 通常時の造影法と異なる緊急時の造影法を記載したシートを作成しておく

造影検査に関する撮影手法

● 撮影手法(タイミングの決定)

造影剤を使用して行うほとんどの検査において、体内への造影剤注入から撮影を開始するタイミングの決定は、現在の検査技術水準のなかでは切っても切れない関係にある。

例えばCT検査の場合であれば、ヨード造影剤を上肢の静脈から注入し、体内循環に乗せ、撮影

したい部分に造影剤が到達もしくは高濃度になったタイミングで撮影を行えば，画像上その部分のコントラストを確保できる．外傷の患者であれば，このタイミングを正確にとらえることで，臓器や脈管の損傷具合，虚血状態などがはっきりと把握することが可能となる．

● タイミング把握の困難性

　しかしながら，問題になってくるのがその撮影タイミングの把握である．正常な患者であっても血液の体内循環は個人差が大きく，その循環速度は心機能や脈管の太さ・長さに大きく左右される．そのうえ，状態が安定していない患者や，外傷の患者では，循環状態の把握は困難である．脈管や臓器の状態は造影する前の単純CTにてある程度把握は可能であるが，緊急時に単純CT検査を省略すれば，その把握もできない．心機能に関しては事前把握が難しい．もし把握ができたとしても目的部位への造影剤到達時間を計算することは困難を極める．

　タイミングに関しては，ヘリカルCT装置が臨床応用され始めたころからの論文報告や，経験値で各臓器や脈管に対する大まかな撮影タイミング（固定法）があったが，現在のMDCT[*1]による高速撮影では撮影時間が短いために，タイミングを外してしまう可能性が高くなってきている．

*1 MDCT：multidetector-row CT（多列検出器CT）

● タイミングの把握を改善する手法

　それらを改善するために適切にタイミングを計る方法として，ボーラストラッキング法やテストインジェクション法が考案され，近年のCT装置であれば使用可能であるため，臨床で活用することができる．固定法，ボーラストラッキング法，テストインジェクション法の3手法には，長所，短所があるが，時間との戦いでもある救急領域のCT検査は，固定法かボーラストラッキング法の選択となる（表2）．

　特殊な手法としてボーラストラッキング法とテストインジェクション法を混合したテストボーラストラッキング法という手法もある[6]．この手法を用いることにより，テストインジェクション法の欠点でもあった煩雑性が解消され，一連の流れとして検査を施行できるため，正確かつ簡便に検査を行うことが可能であるが，内容を理解せずに救急の領域で使用するのは危険度が高い手法である．フラクショナルドーズと同様，肺循環に近い血管のCT検査では有用性が高いため，内容をしっかり理解し積極的に使用していただきたい．

● 救急領域における撮影手法

　日本救急撮影技師認定機構のワーキンググループが報告した多施設アンケート調査[7]では，高リスク受傷機転の外傷患者の造影CT検査を行う際に用いている撮影タイミング取得手技は，固定法が約70％，ボーラストラッキング法が約30％であった．現在はボーラストラッキング法の有用性の周知が広まり，CT装置が更新されている状況でもあるため，ボーラストラッキング法の使用割合がもう少し高いと思われるが，高エネルギー外傷患者の造影CT検査は切迫した状況での検査であるため，簡便性を保つために固定法を選択している施設もまだ多いのが現状である．

　ボーラストラッキング法は手技的に煩雑な部分もあるが，撮影タイミングの正確性が増し，診断能も向上するため，是非とも活用したい技術である．この技術を活用するには，切迫した状況で正確な手技を行うために，プロトコールシート等を作成しておき，緊急時には落ち着いて検査を行うことができる状況を作ることも重要な要素となる（図2）．

表2 タイミングを計る手法の特徴

	注入確認	精度	患者負荷
固定法	○ 撮像開始まで監視可能	× 循環状態によりタイミングがずれる	○ モニタリング用の余分な被ばくはない
ボーラストラッキング法	△ 皮下漏出の監視が不十分	○ ほぼ問題なし	○ 時間延長ほぼなし
テストインジェクション法	○ テスト注入で安全確認可能	△ テストの造影剤が臓器を濃染	× 造影剤量の増加 検査時間の延長

図2 救急撮影用プロトコルシート

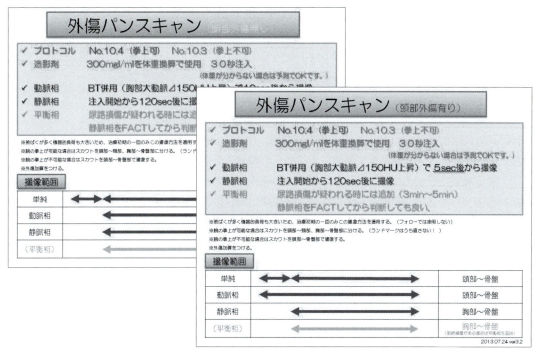

アドバイス

- 切迫した状況でも高い技術で検査を行えるように，重要な時間軸を記載したシートを作成しておく

造影剤の投与経路

● 一般的な投与経路

　造影剤の注入手法と撮影タイミングについては説明したが，これらの造影剤投与経路は右肘静脈からの注入を想定している。この穿刺部位が安全かつ心臓までの静脈経路を短くすることができるため，この経路上に問題がない限り，造影剤投与経路は右肘静脈からの穿刺を推奨する。

● 救急領域における投与経路

　しかしながら救急領域の撮影の場合，外傷による損傷等で静脈経路上に問題がある場合には他経路から輸液を行っている状況も考えられる。造影剤も例外ではなくこの経路での注入をしなくては

いけないが，これにより造影剤の到達が遅れたり，静脈内に停滞する造影剤量が増えてしまったりすることを考えて検査を行わなくてはいけない。

また救命のために多種多様なデバイスが使用されていて，そのデバイスを造影剤の投与経路として望まれる場合や，そのデバイスにより患者の血液循環動態が特殊になっている場合もある。

これらのデバイスに対するガイドライン等で，造影手法に決められた記載はないが，実際に患者が検査室に入室してから考えていたのでは対応が遅くなるだけでなく，場合によっては検査自体ができない可能性もあるので，事前に救急科専門医と相談をして，造影検査の可否や造影手法を決めておくことを推奨する。

● 救急領域で使用される各種デバイス
● CVC (central venous catheter：中心静脈カテーテル)
　CVCは，鎖骨下静脈や鼠径静脈から専用のカテーテルを挿入し，先端を上大静脈付近に留置，そこから心臓直近の血液中に直接薬剤の注入を行うデバイスである。皮下埋め込み型ポートを接続し皮下に埋没させることにより，外来通院での長期間の薬剤投与も可能となる。

● PICC (peripherally inserted central catheter：末梢穿刺中心静脈カテーテル)
　PICCは，上腕の静脈（尺側皮静脈，橈側皮静脈，肘正中皮静脈など）を穿刺して長いカテーテルを挿入し，先端を上大静脈付近に留置，そこから心臓直近の血液中に直接薬剤の注入を行うデバイスで，中心静脈カテーテルと比較して，挿入後の感染などのリスクも少ないのが特徴である。

　これらのデバイスでの造影剤注入は，注入圧が高い場合にカテーテルやポートの破損が考えられるため推奨はしないが，もし注入を行うのであれば注入速度を調整し注入圧に注意をしながらの注入が必要である。近年，造影剤の注入に対応した耐圧のCVCやCV-port，ヒューバー針（ポート用の穿刺針），PICCが販売されており，これらの耐圧デバイスから造影剤の注入を行うのであれば，より安全かつ精度高く造影検査が可能となる（図3）。

● PCPS (percutaneous cardiopulmonary support：経皮的心肺補助)
　この手技は，なんらかの理由で心肺機能が著しく低下した状態の患者に対し，体外の循環を用いて血液循環・換気をさせるためのデバイスを挿入する手技のことで，後で説明するV-A ECMOとほぼ同義であり，「PCPS」という言葉は日本と一部の国でしか使用されていないようである。

　このデバイスを使用している患者は小循環系を経由しない特殊な循環動態となっている。循環経路は，上大静脈から脱血し，体外循環ポンプ・人工肺を経由した後，鼠径動脈から血液を流入させる，つまり鼠径より心臓側の大動脈は逆行性に血流を確保することになる，逆行性にかかった圧力は心臓の動脈弁にてせき止められ，冠状動脈をはじめとする各種細部の血管に血流が確保されることになる。そのため心腔内と肺動静脈にはほとんど血液が循環しないので，肺損傷や肺梗塞などの小循環系の造影検査はできない状態であることを把握しておく必要がある。

　また，これらの体外循環状態での経静脈系造影手法の報告はほとんどなく，体外循環系の容積やフィルター等で失う造影剤量も未知数であるため，この状態での経静脈系造影検査は得られる情報量が低下する可能性が大きい，もし造影検査を行うのであれば，医師と相談のうえ，検査時のみ体外循環を停止させ，弱い通常循環を考慮した造影検査を行うことで情報量の低下を免れることができる（図4）。

図3 CVC, CV-port, PICC

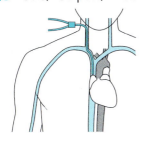
a CVC(central venous catheter：中心静脈カテーテル)

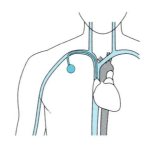
b CV-port(totally implantable central venous access port：完全埋め込み式中心静脈ポート)

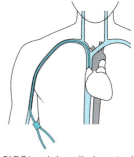
c PICC(peripherally inserted central catheter：末梢穿刺中心静脈カテーテル)

図4 PCPS

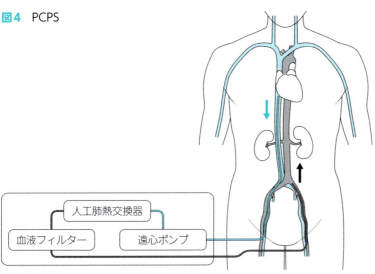

● ECMO (extracorporeal membrane oxygenation：体外式膜型人工肺)

　心機能は正常で，肺換気機能に異常がある場合に用いられるデバイスで，その導入目的により大別され，呼吸不全に対する呼吸ECMO (respiratory ECMO)，循環不全に対する循環ECMO (cardiac ECMO)，心肺蘇生時に導入するECPR (extracorporeal cardiopulmonary resuscitation)に分類される。

　また，脱血・送血の方法により，V-V ECMO (静脈脱血-静脈送血ECMO)とV-A ECMO (静脈脱血-動脈送血ECMO) に分類される。日本では「ECMO」というと，呼吸ECMOかつV-V ECMOを指すことが多く，これらはPCPSとは違い，通常血流に対して換気機能の補助のみを行うため，心腔内と肺動静脈に血液が循環しないということはないが，体外経路に造影剤が取り込まれると，タイミングや造影能が変化してしまう可能性があるため，この点については注意が必要である (図5)。

● IABO (intra-aortic balloon occlusion：大動脈バルーン閉塞術)

　IABOは，大動脈弓より遠位の動脈損傷により，出血のコントロールが効かない場合に用いられる手技で，鼠径動脈からバルーンカテーテルを挿入し想定出血箇所より心臓側近位にてバルーンを拡張し血流を遮断する。これにより，バルーンより心臓側近位の臓器と頭部への血流を確保し生命の維持を行う。

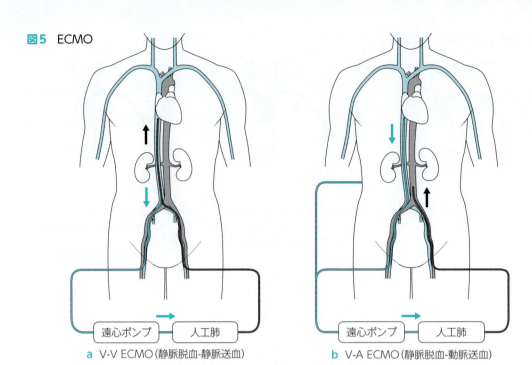

図5　ECMO
a　V-V ECMO（静脈脱血-静脈送血）
b　V-A ECMO（静脈脱血-動脈送血）

　IABOを挿入している場合はバルーン遠位の血流がないため，造影検査をしてもバルーン遠位は造影されない．そのため，出血部位を確認するためには一時的にバルーン拡張を解除する必要がある（図6）．

● IOI（intraosseous infusion：骨髄内輸液）
　この手法は乳児および幼児で用いられることがより多く，脛骨近位に穿刺されることが多い．またショックまたは心停止のときに，末梢静脈および中心静脈の確保がきわめて困難な成人の場合も用いられる．経路としては，専用の骨髄針で骨（脛骨近位が多い）に穿刺を行い，骨髄経由で静脈内に薬剤が移行する．薬剤は，静注の場合と同程度の速さで中心循環に達するといわれている．
　残念ながらIOIでの造影手法の報告もほとんどなく，添付文書にも適応の記載はないため，造影剤が患者にどのような影響を及ぼすのか，どのようなタイミングで造影能が確保できるのかは不明である．

造影検査の安全性

● 造影剤に関するリスク
　当然ながら，検査は「医師の指示の下」行われる医療行為であり，造影検査であれば医師がその検査に対するリスクとベネフィットをよく考慮したうえで造影剤を投与して検査を行う必要がある．しかしながら造影剤に対するリスクの考え方が医師により大きく異なり，造影剤で起こる副作用に対する危険認識が低い場合も少なくない．
　造影剤は近年安全性が大きく向上し，すでにその臨床的有用性は確立しているが，それでも発現頻度は低いものの一定頻度で重篤な副作用発現が報告されており，アナフィラキシー様反応などの重篤な副作用の発生頻度は，医薬品のなかでも毎年上位に位置する．そのような状況や，その対策を診療放射線技師が十分把握し，医師のサポートとして患者の安全のために知識や経験を役立てる必要がある．

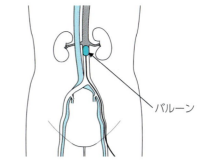

図6　IABO

　a　総腸骨動脈遠位での出血
　b　腎動脈分枝直下の腹部大動脈でバルーンを拡張

● 造影剤の添付文書の記載事項

　造影剤は医薬品であるため添付文書が必ず付属しており，多くの情報が記載されている（図7）。

　添付文書の一番はじめには「警告」として，「ショック等の重篤な副作用があらわれることがある」と示されている。重篤な副作用への知識と対処手段を有し，備えておかなくては，検査を受ける患者の命を助けるための検査ではなく，命に危険を及ぼす検査になる可能性もあるため，この部分に関しては特に十分な配慮を行う必要がある。

　完璧には無理ではあるが，造影検査を行う者が副作用を未然に防ぐために知っておかなければならない項目として，添付文書には「警告」に続き，「禁忌」（使用してはいけない）と「原則禁忌」（使用しないことを原則とするが，特別に必要とする場合には慎重な使い方をすること）の記載があり，使用上の注意として「慎重投与」（使用する際には慎重に投与すること）と「相互作用」（併用に注意すること）が記載されている。

　そして，次の項目に「副作用」の代表的な症状の種類が記載されている。これらの項目は，MRI用造影剤，超音波用造影剤にも内容は違うが重要な項目として記載されているので，十分確認したうえで検査を行う必要がある。

　また，造影剤には製剤・剤型ごとに「適応」があり，同じ薬剤であっても濃度や量の違いで，投与できる検査部位や検査内容，投与経路が異なり，検査できない部位もあるため，最新の製剤ごとの「適応」を知っておくことも重要である。添付文書にも「用法・用量」として記載はしてあるが，日本医学放射線学会が最新の情報をホームページ等で一覧表として公表しているので参考にしていただきたい[7]。

　この（添付文書）の項目は，医療現場に対する注意喚起の機能を十分に果たしていないという指摘もあり，2019年4月1日から内容が改定されている[8]。この添付文書記載要領の改定は20年ぶりに行われるもので，「原則禁忌」と「慎重投与」の廃止，高齢者，妊婦，小児など「特定の背景を有する患者に関する注意」の新設などが軸となっている。施行時点で承認済み，承認申請中の製品については2024年3月31日までの5年間の経過措置があるため，今後順次改訂されていくこととなる。記載方法が変わるだけで内容に関しては大きく変化することはないはずであるが，患者の安全のためにも改定の際には添付文書の再度の確認をお願いしたい。

造影剤との併用注意薬

　造影剤自身に薬理作用がなく，副作用が問題になることは先にも述べたが，他の薬剤との併用により患者の体に大きな影響を及ぼす可能性もあるため，注意が必要な併用注意薬を覚えておく必要がある。

図7 造影剤の添付文書（2019年4月現在）

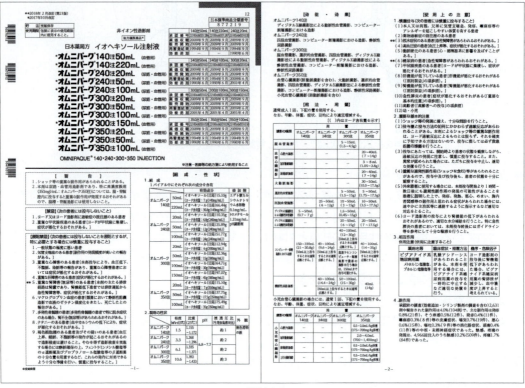

a 添付文書

【警告】
1．ショック等の重篤な副作用があらわれることがある。
2．本剤は尿路・血管用造影剤であり、特に高濃度製剤（350mgI/mL：オムニパーク350注）については、脳・脊髄腔内に投与すると重篤な副作用が発現するおそれがあるので、脳槽・脊髄造影には使用しないこと。

b 警告

【禁忌】（次の患者には投与しないこと）
1．ヨード又はヨード造影剤に過敏症の既往歴のある患者
2．重篤な甲状腺疾患のある患者［ヨードが甲状腺に集積し、症状が悪化するおそれがある。］

c 禁忌

【原則禁忌】（次の患者には投与しないことを原則とするが、特に必要とする場合には慎重に投与すること）
1．一般状態の極度に悪い患者
2．気管支喘息のある患者［副作用の発現頻度が高いとの報告がある。］
3．重篤な心障害のある患者［本剤投与により、血圧低下、不整脈、徐脈等の報告があり、重篤な心障害患者においては症状が悪化するおそれがある。］
4．重篤な肝障害のある患者［症状が悪化するおそれがある。］
＊＊5．重篤な腎障害（無尿等）のある患者［本剤の主たる排泄経路は腎臓であり、腎機能低下患者では排泄遅延から急性腎障害等、症状が悪化するおそれがある。］
6．マクログロブリン血症の患者［類薬において静脈性胆嚢造影で血液のゼラチン様変化をきたし、死亡したとの報告がある。］
7．多発性骨髄腫の患者［多発性骨髄腫の患者で特に脱水症状のある場合、腎不全（無尿等）があらわれるおそれがある。］
8．テタニーのある患者［血中カルシウムの低下により、症状が悪化するおそれがある。］
9．褐色細胞腫のある患者及びその疑いのある患者［血圧上昇、頻脈、不整脈等の発作が起こるおそれがあるので造影検査は避けること。やむを得ず造影検査を実施する場合には静脈確保の上、フェントラミンメシル酸塩等のα遮断薬及びプロプラノロール塩酸塩等のβ遮断薬の十分な量を用意するなど、これらの発作に対処できるよう十分な準備を行い、慎重に投与すること。］

d 原則禁忌

【使用上の注意】
1．慎重投与（次の患者には慎重に投与すること）
（1）本人又は両親、兄弟に気管支喘息、発疹、蕁麻疹等のアレルギーを起こしやすい体質を有する患者
（2）薬物過敏症の既往歴のある患者
＊＊（3）脱水症状のある患者［急性腎障害があらわれるおそれがある。］
（4）高血圧症の患者［血圧上昇等、症状が悪化するおそれがある。］
（5）動脈硬化のある患者［心・循環器系に影響を及ぼすことがある。］
＊＊（6）糖尿病の患者［急性腎障害があらわれるおそれがある。］
（7）甲状腺疾患のある患者［ヨードが甲状腺に集積し、症状が悪化するおそれがある。］
（8）肝機能が低下している患者［肝機能が悪化するおそれがある（「原則禁忌」の項参照）。］
（9）腎機能が低下している患者［腎機能が悪化するおそれがある（「原則禁忌」の項参照）。］
（10）急性膵炎の患者［症状が悪化するおそれがある（「重要な基本的注意」の項参照）。］
（11）高齢者（「高齢者への投与」の項参照）
（12）幼・小児

e 使用上の注意

（提供：第一三共株式会社）

● ビグアノイド系糖尿病治療薬

ビグアノイド系糖尿病治療薬は，世界で最も多く処方されている2型糖尿病の治療薬で，メトホルミン製剤とよばれる血糖降下薬の一種である。この治療薬は，筋肉細胞のインスリン抵抗性を改善しブドウ糖の利用を促進，腸からの吸収を抑える，肝臓の糖新生を阻害することで血糖を下げる効果がある。役割を果たした後，代謝されずに未変化体のまま尿中に排泄される。

しかしながら，内服中に造影検査を行うと造影剤により一時的に腎機能が低下し，ビグアノイド系糖尿病治療薬の排泄が低下するため，血中濃度が高くなる。それに伴い血中の乳酸量が多くなるため，ごくまれではあるが血液のpHが酸性側に傾き，**乳酸アシドーシス**を引き起こす可能性がある。

乳酸アシドーシスは致死率が約50％にもなるきわめて危険な状態であるため，この発症を抑えるためにビグアノイド系糖尿病治療薬の休薬か，造影検査の中止等の対応が必要である。

これらの対応については，日本医学放射線学会のホームページ[9]に「ビグアナイド系糖尿病薬服用患者のヨード造影剤使用に関するガイドラインの比較」が掲載されているのでこちらを参考に，各施設で対応を決める必要がある。

アドバイス
- 後発品や合剤を含めると，メトホルミン製剤は多種存在するので最新の情報を絶えずチェックする必要があるので注意が必要

● インターロイキン2

インターロイキン2（IL-2）は，免疫系がん細胞を攻撃する際に中心となるT細胞の増殖を促進するとともに，がん細胞を破壊するナチュラルキラー細胞の働きを高め，腎臓がん，血管肉腫などのがんを攻撃する薬剤であるが，造影剤によりIL-2の副作用が誘発される可能性がある。

IL-2の副作用は発熱や悪寒，頭痛，発疹，吐き気・嘔吐，食欲不振，下痢など，造影剤の副作用と重複する症状であるため鑑別は難しいが，体重増加，睡眠障害，顔や手足のむくみ，体液貯留，骨髄抑制，肝臓や腎機能障害，うっ血性心不全などの長期的な症状もあるため注意が必要である。IL-2治療の中止2年後でも副作用が認められた報告もあるため，患者の投薬履歴が重要になってくるが，救急撮影の現場でその確認は難しいと考える。

● アミドグリコシド系抗菌薬・非ステロイド系抗炎症薬

造影剤は，99％尿中排泄され腎臓への負担が大きい薬剤であるため，これらの腎障害を誘因する薬剤との併用により，造影剤腎症を発生させるリスクが高くなると考えられる。

造影剤副作用発生時の対応

● 患者の体調や状態の把握

副作用の初期症状を見逃さないためにも，検査前からの患者とのコミュニケーションをとり，事前の体調や状態（声や肌の色など）を把握することは副作用への迅速な対応の第一歩となる。

副作用の初期症状は多数あり，種類を見ても呼吸器，循環器，消化器，神経系等，と多様にある，これらは添付文書にも記載されているので確認しておく必要がある。造影検査後に患者の観察を怠らないことはもちろん，特に注意が必要なのは呼吸器，循環器系の症状で，咳・くしゃみ，喉の違和感，嗄声，冷や汗，末梢のしびれがこれにあたる。これらの症状が検査前と違い顕著に表れた場合は，急激な変化で重度の副作用に発展するおそれがあるため，症状の悪化が起こらないか目を離さず注意深く観察する必要がある。

日本アレルギー学会が出しているアナフィラキシーガイドライン[10]によると，2001年～2013年のアナフィラキシーショックによる死亡数は医薬品による原因が一番多く323人になる，また医薬品による症状の変化は劇的に悪化するケースが多いのが特徴である。

これらのことを考慮しても患者の経時的観察は重要な項目で，初期症状と思われる変化が現れた場合には，一人で対応せず，対応スタッフの招集を行うことが重要である。

● 対応スタッフの招集

副作用症状の悪化を把握した場合は近くのスタッフに応援を頼み，専門の急変対応チームを招集する必要がある。そのためにも副作用発現時の対応を事前に整え，スタッフに周知しておく必要がある。

一例を挙げると，岐阜大学病院では，患者の急変時に「緊急通報ボタン」を設置しており，このボタンを押すことで，高次救命センターの外来初療室，病棟ナースステーション，放射線科医師読影室，技師室にて警報が鳴り，どの部屋で通報がされたかわかるようなシステムを導入している(図8)。

これに加えて病院内のルールに従った急変対応スタッフ呼び出し手順を行うことで，数分以内に多くのスタッフが集まる仕組みを確立している。急変対応は初期段階の対応が患者の回復に大きく影響するため，急変対応スタッフが集まる前の対応も重要である。検査室スタッフでもできることは多くあり，血圧の測定→低ければタオルなどで足を高くする措置，SPO_2の測定→低ければ酸素の投与などの準備を行いながら経過の記録を行い，急変対応スタッフがすぐに処置が開始できるよう，救急カートなどの用意も行う必要がある。

● 救急対応物品の把握

救急医薬品や機材は，使用頻度が極端に低いため見慣れない物が多く，検査室のスタッフがどこに何がどのくらいあるのか把握するのは難しい。しかしながら，急変対応のスタッフも対応に呼ばれてその場に駆け付けた状況になるので，やはりその検査室に一番滞在している診療放射線技師や看護師が室内のどこに何があるのかは把握しておき，指示されたものがすぐに提供できる状況，また指示されたものがないのであれば，ないことがわかっていることが素早い処置対応につながる。

図8 緊急通報システム

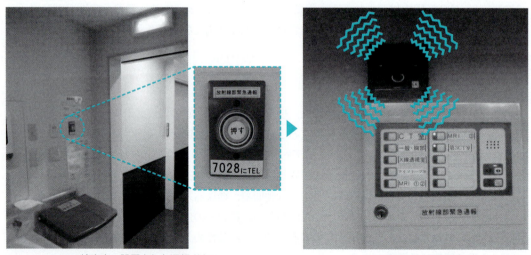

a 検査室に設置された通報ボタン　　b 通報場所の表示装置

そのためにも，**救急カートの内容把握は最低条件**であり，状況によって使用する救急医薬品や機材を知っておくことで，急変対応のスタッフの補助になり，急変対応のスタッフが患者の状態回復により力を注げる状況になることは間違いない。当院においても急変対応スタッフが対応に困らないよう，病院全体で救急カート内の物品配置は統一しているが，放射線部の検査室はアレルギー症状対応の薬品が他部署より多種配置されているため，その点の周知は重要な項目となっている。

● 血管外漏出

造影剤の副作用の一つに血管外漏出がある。特に造影CT検査においては，使用する造影剤量が多いため，全量の血管外漏出が起こった場合，コンパートメント症候群を引き起こす可能性がある。

近年の検査方法では造影剤を急速に注入する手法が多いため，注入中の注入部位観察を怠ったり，漏出がわからなかったりした場合に，短い時間で多量の漏出が発生してしまう。過去の文献[11]では注入速度の違いにより血管外漏出の頻度は変わらないとの報告が多数されていることから考えても，注入速度を低く設定しても血管外漏出の発生は変わらないが，注入速度が速いと急速に漏出量が増大する。

血管外漏出が発生してしまった場合には，初期対策として漏出した場所を心臓より高く挙げ，冷庵法を用いる。これにより炎症を抑え，患者の苦痛も軽減されるとの報告もある。状態がひどい場合には，コンパートメント症候群になり緊急の減張切開（筋膜切開）等を行う可能性もあるため，すぐに主治医に連絡し判断を仰ぎ，必要であれば減張切開のために担当診療科に受診をしてもらう必要がある。

これらの対応をいつでも迅速に行えるようにするため，off the job training (OJT) を定期的に繰り返し行い，スタッフの知識と練度を向上させることは急変対応上重要な項目となる。

副作用対策の前処置

過去に軽度の副作用があったなど副作用の発生リスクが高い患者には，「急性副作用発生の危険性軽減のためにステロイド前投薬を行うことが望ましい」という提言が，日本医学放射線学会医療安全管理委員会から公表されている[12]。

この提言のなかでは，ステロイド前投与を行う場合には，緊急時を除き造影剤投与直前ではなく，十分な時間をかけて行うのが良いとされている。しかしながら，ステロイド前投薬を行っても副作用が再び発現する「breakthrough reaction」が起こることもあり，造影剤による副作用を完全に防ぐことまではできず，また前投薬として使用するステロイドによる副作用のリスクや，前投薬使用による経済的負担も考慮する必要があるため，ステロイド前投薬を行って造影検査を実施する場合には，事前に十分なインフォームドコンセントを得たうえで前処置と検査を実施することが重要である。

ヨード造影剤による臓器への影響

● ヨード造影剤による造影剤腎症

カテーテル検査やCT検査などに使用されている非イオン性ヨード造影剤は比較的安定な薬剤であり，人体に対し影響は低いといわれているが，体外排泄経路の中心である腎臓へは投与された造影剤の99％が集約されるため大きな負担を与え，条件によっては**造影剤腎症 (contrast induced nephropathy：CIN)** を引き起こす可能性がある。

CINは，ヨード造影剤による急性腎障害 (acute kidney injury：AKI) の一つで，造影剤投与後

に腎機能低下がみられ，造影剤以外の原因（コレステロール塞栓など）が除外される場合に診断される。ほとんどの腎機能低下は，3～5日後にピークに達した後，7～14日後に元の値に戻る一時的な症状である。ごくまれに腎機能低下が進行してしまい，血液透析が必要となる場合があるため，CINの把握には注意が必要である。

● CINの定義

現在まで一般的に使用されてきたCINの定義は，「ヨード造影剤投与後，72時間以内に血清クレアチニン（SCr）値が前値より0.5 mg/dL以上または25％以上増加した場合」とした欧州泌尿生殖器放射線学会（european society of urogenital radiology：ESUR）が1999年に発表したものが広く用いられてきた。

しかしながらCINはAKIの一つであるため，世界中でAKIの診断基準（clinical practice guideline for acute kidney injury：KDIGO）を用いた評価がされ始め，2018年に発表されたESURガイドラインではCINの定義として，KDIGOのAKIガイドラインに準拠して，造影剤投与後48～72時間以内にSCr値が基準値より0.3 mg/dL以上の増加，もしくは1.5倍以上の増加，または尿量が6時間にわたって＜0.5 mL/kg/hに減少した場合と定義されている。

国内での最新ガイドラインである「腎障害患者におけるヨード造影剤使用に関するガイドライン2018」[13]ではこれらの2つのガイドラインの内容が併記されており，国内におけるCINの診断はこのガイドラインを参考にするのが賢明であると考えるが，あくまで指針であるため，臨床では医師が個別の症例で病態を把握し，患者への利益を考えたうえで判断することが望まれる。

● ヨード造影剤使用時の腎機能について

前項で示したように，造影剤は腎機能に大きな影響を及ぼすため，検査前に腎機能の確認を行うことが必須となる。これは検査前後の腎機能変化の把握のためだけでなく，腎機能が低い患者に対する造影剤の投与の再考を行うことで，CIN発症の低減にもつながる。「腎障害患者におけるヨード造影剤使用に関するガイドライン2018」においても「慢性腎臓病（chronic kidney disease：CKD）はCIN発症のリスクファクターである」とされている。

CKDは推算糸球体濾過値（estimated glomerular filtration rate：eGFR）が60 mL/min/1.73 m^{2}以下とされているが，このガイドラインでは，CIN発症のリスクファクターはカテーテル検査などの経動脈造影剤投与と，造影CT検査などの経静脈造影剤投与について区別して記載がなされている。

● 造影剤を使用する場合のCIN発症のリスク値
 ・経動脈造影剤投与（カテーテル検査）ではeGFRが60 mL/min/1.73 m^{2}以下の場合
 ・経静脈造影剤投与（造影CT検査）ではeGFRが30 mL/min/1.73 m^{2}以下の場合

● CIN発症のリスク低減について

CIN発症のリスクを低減させるための手法としては，「検査前後の補液」「造影剤の減量」について有用性があると報告されている。「検査前後の補液」の手法等は詳しい報告がないが，「造影剤の減量」については機器の発達とともに，多くの手法が確立している。CT検査であれば「低管電圧撮影」や「デュアルエナジーCTによる仮想単色X線画像」を利用して造影剤使用量の減量が可能な報告が世

界中で多数あり，ガイドライン内でも推奨されている。

しかしながら，安易な造影剤減量手法を行うと診断能の低下を招く危険性も伴うため，造影剤減量手法に関する最新の情報を収集するとともに，医師とよく相談し減量の検討を行う必要がある。

● 救急領域におけるCIN発症のリスクについて

CINのリスクを避けるため，造影前に腎機能を評価することが重要ではあるが，救急領域は時間との闘いであり，SCr値およびeGFR等の腎機能の結果を待つことができない状況も考えられる。特に救急外来の傷病者や，病状急変の患者の検査時には，SCr値は結果が出るまでに30分〜1時間を要するため，この確認行為が造影検査に移行するまでの足枷となりかねない。

近年，少量の血液を採取して30秒ほどでSCr値がわかる「携帯型の迅速SCr値測定装置」（図9）も開発され臨床で普及しつつあるので，このような装置導入を検査室等に導入することで，状況を改善することができるので是非とも活用していただきたい。

また救急領域では，状態が安定しておらず重症状態で短期間での反復検査を行う場面も多々あるが，重症状態の患者は造影剤投与の有無にかかわらずAKIを発症するリスクが高く，造影剤を投与する場合には，適切な予防策を講ずることが重要とされており，短期間（24〜48時間）の反復検査はCIN発症のリスクが増加する可能性があるため推奨されていない。

これらの内容は「腎障害患者におけるヨード造影剤使用に関するガイドライン2018」に記載されているが，今後も日本腎臓学会，日本医学放射線学会，日本循環器学会合同による腎障害患者におけるヨード造影剤使用に関するガイドライン改訂委員会が，エビデンスレベルを精査し，新たな推奨値や推奨手法が提示されることが予測される。最新の情報を収集し，ヨード造影剤を用いた検査運用の参考にしていただきたい。

ガドリニウム造影剤による臓器への影響

● 腎性全身性線維症

ヨード造影剤に対する臓器への影響ではCINについて記述したが，ガドリニウム造影剤による人体への影響についても注意が必要な「**腎性全身性線維症：nephrogenic systemic fibrosis**

図9 携帯型クレアチニン分析装置

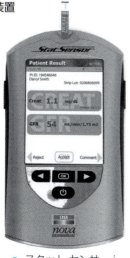
a　スタット センサー i

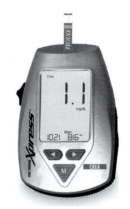
b　スタットセンサー エクスプレス i
　　クレアチニン

（画像提供：ノバ・バイオメディカル株式会社）

(NSF)」がある。

　NSFは，MRI用造影剤であるガドリニウム（Gd）造影剤の長期体内残存により起こる，皮膚疾患を主体とする全身疾患で，現在までに有効な治療法が知られていないため，予防がきわめて重要な副作用である。

　Gd造影剤は発売当初は腎毒性がほとんどなく，腎不全の患者にも比較的安全に使用可能とされ，造影CT検査にてCINのリスクが高い患者の代替造影検査として注目された。しかし，腎不全患者にGd造影剤を投与した場合，このNSFが発症した報告が2006年にされ[14]，注意喚起がなされた。発症は極めてまれだが，症状としてはGd造影剤投与後，数日から数年後に疼痛掻痒感を伴う四肢の皮膚の腫脹発赤を伴って発症し，やがて硬化に至る。

　ESURガイドラインでは，NSFについては環状型キレートをもつGd造影剤を過剰投与せず，eGFRが30 mL/min/1.73 m^{2}以上であればほぼ発症しないとされている[15]，つまり，Gd造影剤を使用するときにも血液検査にてeGFRの評価をしておくことが重要となる。

【参考文献】

1) 日本医学放射線学会ホームページ：造影剤 製剤別適応一覧表. 安全に関する情報 (http://www.radiology.jp/member_info/guideline), 2019年4月改訂
2) Heiken JP, et al：Dynamic incremental CT：effect of volume and concentration of contrast material and patient weight on hepatic enhancement. Radiology, 195(2)：353-357, 1995.
3) Yamashita Y, et al：Abdominal helical CT：evaluation of optimal doses of intravenous contrast material--a prospective randomized study. Radiology, 216(3)：718-723, 2000.
4) Kondo H, et al：Body size indices to determine iodine mass with contrast-enhanced multi-detector computed tomography of the upper abdomen：does body surface area outperform total body weight or lean body weight? European Radiology, 23(7)：1855-1861, 2013.
5) Kidoh M, et al：Contrast enhancement during hepatic computed tomography：effect of total body weight, height, body mass index, blood volume, lean body weight, and body surface area. J Comput Assist Tomogr, 37(2)：159-164, 2013.
6) 山口隆義, 高橋大地：新しい造影方法であるtest bolus tracking法の開発と，冠状動脈CT造影検査における有用性について, 日本放射線技術学会雑誌, 65(8)：1032-1040, 2009.
7) 日本救急撮影技師認定機構 救急撮影技師データベースの構築ワーキンググループ：日本救急撮影技師認定機構による外傷患者の体幹部CT撮影条件アンケート調査. 第15回日本臨床救急医学会総会学術集会, 発表資料, 2012.
8) 厚生労働省ホームページ：1.医療用医薬品の添付文書記載要領 の改定について. 医薬品・医療機器等安全性情報344号 (https://www.mhlw.go.jp/file/06-Seisakujouhou-11120000-Iyakushokuhinkyoku/0000169201.pdf)
9) 日本医学放射線学会ホームページ：ビヨード造影剤（尿路・血管用）とビグアナイド系糖尿病薬との併用注意について. 安全に関する情報 (http://www.radiology.jp/member_info/safty/20120502.html)
10) 日本アレルギー学会ホームページ：アナフィラキシーガイドライン (https://anaphylaxis-guideline.jp/pdf/anaphylaxis_guideline.PDF)
11) Federle MP, et al：Frequency and effects of extravasation of ionic and nonionic CT contrast media during rapid bolus injection. Radiology, 206(3)：637-460, 1998.
12) 日本医学放射線学会ホームページ：ヨード造影剤ならびにガドリニウム造影剤の急性副作用発症の危険性低減を目的としたステロイド前投薬に関する提言.安全に関する情報 (http://www.radiology.jp/member_info/safty/20170629.html)
13) 日本腎臓学会・日本医学放射線学会・日本循環器学会 共同編集：腎障害患者におけるヨード造影剤使用に関するガイドライン2018，東京医学社, 2018.
14) Grobner T：Gadolinium - a specific trigger for the development of nephrogenic fibrosing dermopathy and nephrogenic systemic fibrosis? Nephrol Dial Transplant, 21(4)：1104-1108, 2006.
15) European Society of Urogenital Radiology：9.0 Contrast Media Guidelines (http://www.esur.org/esur-guidelines/)

[4] その他／危機管理・安全管理

危機管理

患者急変時の対応（心肺蘇生法）

　救急撮影の現場にて，放射線撮影中などに遭遇する患者の急変時に対する対応について記述する。
　救急撮影の現場における患者の急変時には，街頭における急変より早期の発見により迅速な対応が可能と考えられる。よって，早期に適正な処置を行うことにより，予後は飛躍的に改善されるが，患者の基礎疾患の存在や医原性の急変もあるため，対応には的確な判断が必要とされる。以下に，救急撮影において必要と考えられる患者急変時の対処方法を挙げる。

● 一次救命処置

【一次救命処置の手順】

　患者の急変に対する気付き
　↓
　反応の確認（肩をたたき声をかける）「大丈夫ですか？」
　↓
　反応なし，もしくは容態の急変で「救急コールをして！」，「AEDを持ってきて！」
　↓
　呼吸の有無を確認，なければ胸骨圧迫を開始
　　胸の中央，5cm以上圧迫，100～120回/分，リコイル（圧迫の解除）
　↓
　胸骨圧迫の交代，AED到着により除細動の準備
　　電源の投入，パッドの装着，心電図解析，充電，安全の確認，電気ショック

● 二次救命処置

【二次救命処置の手順】　例：アナフィラキシー症状

　医師およびスタッフの到着
　↓
　アナフィラキシー症状の場合
　　Grade3（不整脈，低血圧，心停止，意識消失，嗄声，呼吸困難，喘鳴，チアノーゼ，繰り返す嘔吐など）にてアドレナリン筋注（大腿部前面）エピペン0.3mg[1]
　↓
　気道確保　経鼻エアウェイ，気管内挿管チューブの挿入
　↓
　末梢ルートの確保　ブドウ糖輸液，心停止の場合　アドレナリン静注　エピネフリン1.0mg
　↓
　集中治療へ

- 放射線診療下での患者急変
  - CT撮影室：ヨード造影剤投与の頻度が高く投与量も多い，最も急変の可能性が高い撮影室となる。患者急変に備え，救急カート，AEDなどの設備と人材の配置が必要となる。
  - MRI撮影室：強磁場下という特殊な環境での急変であるため，撮影室内での対応は不可能であり，早期発見のためにモニター設備の充実と患者の迅速な退室が要求される。患者急変時を想定して，日常の教育訓練が必要となる。
  - 血管造影室：動静脈へのルートは確保された状態での急変となるため，薬剤等の対応は容易である。アナフィラキシーによる急変に限らず，血管内治療に伴う医原性の損傷による場合もあり，外科手術への早期の移行が要求される場合がある。

- 放射線診療機器と患者急変時の対応
  - 初療室における心停止時に，FPD[*1]を背面に置いた状態での電気ショックは避けるべきである。
  - 初療室などでPCPS[*2]用カテーテル挿入時に，カテーテルの正常な位置への挿入の確認をFPDは可能である。
  - 血管造影室など，クレードルに乗った患者の胸骨圧迫時には，天板のたわみを防止する装置が必要である。
  - 外科用イメージ装置は，放射線管理区域もしくは手術室内のみにて使用が可能である。
  - 院内の呼吸器は，集中治療室とCT撮影室，血管造影室も含め，同一機種で統一することにより，患者の移動に伴う撮影時の呼吸器トラブルを避けることができる。

  *1　FPD：flat panel detector
  *2　PCPS：percutaneous cardiopulmonary support

- 患者急変の前兆について
  - 患者の急変時に，迅速な対応をとることは必要なことであるが，その前兆に気付くことが重要であるといわれている。患者急変の前兆について，Scheinらの研究では8時間以内に何らかの異常があった割合は84％であったとされる[2]。
  - 患者急変時の前兆には，呼吸，循環，意識の異常・悪化などがある。

【MET(medical emergency team)に連絡すべき事柄の例】

| 1. 患者に関して何か心配なとき |
| 2. 急性の変化　心拍数：〜45 bpm, 125 bpm〜 |
| 3. 急性の変化　最高血圧：〜70 mmHg, 130 mmHg〜 |
| 4. 急性の変化　呼吸数：〜10/min, 30/min〜 |
| 5. 急性の変化　意識状態 |
| 6. 急性の変化　胸痛 |

【心停止の原因(5H and 5T)】

5H	5T
Hypovolemia：循環血液量不足	Tablets：薬物過量
Hypoxia：低酸素血症	Tamponade cardiac：心タンポナーデ
Hydrogen ion：アシドーシス	Tension pneumothorax：緊張性気胸
Hyper/Hypokalemia：高/低カリウム血症	Thrombosis coronary：心筋梗塞
Hypothermia：低体温	Thrombosis pulmonary：肺梗塞

> 感染対策

● 標準的予防策

　医療機関においては，感染症の有無にかかわらず，すべての患者のケアに際して標準的予防策を普遍的に適応する必要がある。標準的予防策は，患者の血液，体液，汗を除く分泌物，排泄物，傷のある皮膚，粘膜を感染の可能性のある物質とみなして対応し，病院内感染を予防する手段である。

①手指衛生

　院内において，標準的予防策のために行う衛生学的手洗いとは，一過性微生物の除去や常在菌の除去，殺菌を目的として行われる。方法は，抗菌性の石けんもしくは界面活性剤，アルコール含有の擦式手指消毒薬のいずれかを用いて10～15秒以上手指をこすり洗う。目に見える汚れがない限り，アルコールベースの擦式手指消毒薬による手指消毒を優先させる。

【手指消毒を行うべき時期[3]】

時期	具体例
1）患者に接触する前	入室前，撮影前
2）無菌操作をする前	観血的手技による撮影の前
3）体液を暴露するリスクの後	観血的手技による撮影の後
4）患者に接触した後	ポータブル撮影の後
5）患者の環境に触れた後	検査説明など患者の環境に触れた後

【手指衛生において留意すべき点】

- アルコールベースの擦式手指消毒薬で手指消毒を行う。
- 目に見える汚れがある場合には，石けんと流水で手洗いを行う。
- 爪は短く切る。
- 腕時計は使用しない。
- ユニフォームはできる限り半袖を使用する。
- 手袋の着用前後にアルコールベースの擦式手指消毒薬を行う。
- 撮影後の画像処理およびRIS端末の処理は，アルコールベースの擦式手指消毒薬で手指消毒の後行う。

②個人防護具の使用

　エプロンは，折りたたんである内側が表になるように着用する。脱衣時は，手袋が優先される。ガウン等が必要な場合は，嘔吐時，吐血・喀血時，気管吸引時，微生物感染患者の撮影時，熱傷および開放創がある患者の撮影時，排泄物処理時，器材等の洗浄時である。

　マスクおよびゴーグルは，粘膜が血液や体液の飛散による汚染を防ぐために用いられ，ノースピースは確実に鼻の形に添って着用し，マスク下部は顎まで覆うようにする。

　手袋の着用は，救急患者に対するＸ線撮影時に必須であり，標準予防策の基礎である。一般に用いられる未滅菌の手袋は，ピンホールの可能性があることから，着用後もアルコールベースの擦式手指消毒薬による手洗いが必要である。1人の患者に対して複数の撮影がある場合や，撮影後に撮影コンソールを操作する場合には，その都度，手袋の除去とアルコールベースの手指消毒薬による手洗いが必要となる。

【個人防護具の着用順序】

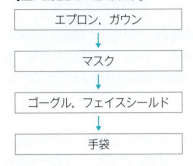

③環境対策

　診療用器材および放射線機器の環境対策として，日常頻回に接触する器材の清掃は毎日行う。一般の院内環境表面は，血液や吐物などの汚染があった場合にのみ清掃する。
　環境対策としての清掃には，0.1％次亜塩素酸ナトリウムで清拭消毒する。本剤は，金属機器の表面に錆を発生する可能性があるため，清拭後には水を絞った雑巾などでの拭き取りを勧める。

● 感染経路別予防策

　感染予防対策を適切に行うためには，微生物の感染経路に対する相応な遮断を行う必要がある。感染経路予防策には，①空気予防策，②飛沫予防策，③接触予防策がある。

①空気予防策

　病原体を含む飛沫の水分が蒸発した5μm以下の飛沫核により感染が成立する感染経路の遮断を目的とする。対象となる疾患は，結核，麻疹，水痘，播種性帯状疱疹などである。救急外来におけるHEPAフィルター (high efficiency particulate air filter) 等の使用は必要となるが，当該感染症患者の診療については，各医療施設の感染対策マニュアルに沿ってなされるべきである。

【感染対策マニュアル例】
- 空気感染予防のためのマスクは，N95マスクを用いる。本マスクは，退室時確実に廃棄する。
- 水痘，麻疹患者への撮影は，抗体陽性者およびワクチン接種者が優先して実施する。
- 排菌性結核患者の撮影および診療は，すべての医療従事者がN95マスクを着用する。
- N95マスク着用者は，その適正な使用を確保するため事前に本マスクのフィットテストを行うこととする。

【空気感染症患者に対する注意点】
- 患者の移動は，極力避けるべきである。
- 室外に出て撮影するとき(CT等)には，患者にサージカルマスクを着用する。
- 水痘患者の撮影時のみ，接触感染予防策に準じる。

②飛沫予防策

　飛沫感染は，病原体を含む飛沫が直接近くの結膜，鼻粘膜，気道粘膜などを通じて生じる感染である。飛沫は5μm以上と大きいため，咳やくしゃみを除き拡散範囲は1m以内である。空調に関しては，特殊な配慮は不要であり，患者との密接な接触の際の防御に重点が置かれる。

対象となる疾患は，インフルエンザ菌感染症，マイコプラズマ肺炎，溶連菌性咽頭炎，流行性耳下腺炎，百日咳，風疹などである。

【飛沫感染を予防すべき患者の扱い例】
- 個室が望ましい。
- 部屋のドアは開放で良い。
- 同様の感染症患者であれば，同室は可能である。
- 患者間は，パーティションやカーテンの配置が望ましい。
- 入退室する際，スタッフはサージカルマスクを着用し，アルコールベースの擦式手指消毒薬による手洗いを行う。
- 患者の不要な退室は避ける。
- 患者が退室する際には，サージカルマスクを着用する。

③接触予防策

接触感染とは，直接接触もしくは病原体に汚染された媒介物の間接接触による感染である。対象となる疾患は，MRSA (methicillin-resistant *Staphylococcus aureus*：メチシリン耐性黄色ブドウ球菌)，VRE (vancomycin resistant *Enterococci*：バンコマイシン耐性腸球菌)，多剤耐性緑膿菌，大腸菌，感染性胃腸炎，赤痢，帯状疱疹などである。

【接触感染を予防すべき患者の扱い例】
- 個室が望ましい。
- 部屋のドアは開放で良い。
- 同様の感染症患者であれば，同室は可能である。
- 同様の感染症患者による部屋割りが不可能な場合には，病原体の毒性や排菌量，他の患者の免疫力などを考慮する。
- 入室し撮影する場合には，ガウン，マスク，手洗い，手袋，器材の清拭を患者ごとに行う。
- 退室時には，ガウン，手袋，マスクなどを所定の感染性廃棄物容器に廃棄し手洗いを行う。
- 患者の不要な退室は避ける。
- 患者が退室し撮影を行う場合には，十分な手洗いと排菌部分の被覆を行い，新しい病衣に着替えるか，ガウンを着用する。
- 撮影室および撮影機材の清拭が必要な場合には，界面活性剤または逆性石けんにより清拭する。ノロウィルス胃腸炎の場合には，0.1％次亜塩素酸ナトリウムによる清拭を行う。

【参考文献】
1) 日本アレルギー学会ホームページ：アナフィラキシーガイドライン,2014 (https://www.jsaweb.jp/common/fckeditor/editor/filemanager/connectors/php/transfer.php?file=/uid032318_616E673131313372833292E706466)
2) Schein RM, et al：Clinical antecedents to in-hospital cardiopulmonary arrest. Chest, 98(6)：1388-1392, 1990.
3) World Health Organization：WHO Guidelines for Hand Hygiene in Health Care. World Health Organization, Geneva ,2009.

安全管理

放射線診療の安全管理

● 中毒患者の診療・撮影

　救急外来に未知の中毒患者が搬入された場合，その中毒物質によっては危険を伴う場合がある。そのため，中毒物質が判明するまで，十分な接触対策が必要となる。

①硫化水素中毒

　硫化水素中毒は，さまざまな状況にて発症するが，自傷行為による場合もある。硫化水素は腐卵臭をもち，呼吸の他に粘膜を経由し摂取される。
　低濃度の硫化水素曝露では，頭痛，めまい，嗅覚麻痺，嘔吐，結膜炎・角膜炎等の眼障害，気道・肺障害が発生し，高濃度曝露では，肺水腫による呼吸困難や窒息死，呼吸中枢麻痺による窒息死など，致命的な症状となる。診察室では，強制的に換気を行い，スタッフの安全管理に努める。

②経皮毒による中毒

　経皮的に吸収される毒には，シアン，フェノール，パラコート，クレゾール，VXガス，サリンなどがある。これらに曝露した患者の診療・撮影では，十分な接触対策を講じて行うべきである。

● 感染症患者の診療

　1類感染症など重症感染症患者の診療では，一般的な標準的予防策とは異なった診療手順が必要となる。撮影はFPDを用いて行うが，汚染対策はビニール袋を複数枚使用し，パスボックスを通じて患者スペースから外部に転送する。X線装置は出し入れせず，感染症患者専用機として使用する。撮影時はタイベックススーツなど，皮膚の曝露を防ぎ，使用後の廃棄処理も感染性廃棄物として，密閉した状態で処分する必要がある。

【1類感染症】
①エボラ出血熱
②クリミア・コンゴ出血熱
③痘そう
④南米出血熱
⑤ペスト
⑥マールブルグ病
⑦ラッサ熱

● 胃管挿入時の安全管理

　意識障害患者や喉頭反射の低下した患者に対して胃管を挿入した際に，気管等への誤挿入により生命に影響を及ぼす事故を生じる場合がある[1]。

【胃管の誤挿入リスク】

患者側の要因	・嚥下機能低下 ・意思疎通困難（意識障害・認知症・鎮静薬の使用など） ・身体変形（気管切開・円背・頸部後屈など） ・咳嗽反射がない，もしくは弱い ・誤嚥性肺炎の既往がある
その他	・挿入困難歴（複数回の手技を要した，挿入途中でつかえた・抵抗があったなど） ・スタイレット付き胃管を使用

【胃管の誤挿入リスクへの対策例】

- 誤挿入のリスクが高い患者や挿入に難渋する患者では，可能な限りX線透視や喉頭鏡，喉頭内視鏡で観察しながら実施する。
- 気泡音の聴取は胃内に挿入されていることを確認する確実な方法ではない。胃管挿入時の位置確認は，X線やpH測定を含めた複数の方法で行う。特にスタイレット付きの胃管を使用するなど穿孔リスクの高い手技を行った場合は，X線造影で胃管の先端位置を確認することが望ましい。
- 胃管挿入後は重篤な合併症を回避するため，初回は日中に水（50〜100 mL程度）を投与する。
- 投与開始以降は誤挿入を早期発見するため，頻呼吸・咳嗽など呼吸状態の変化，分泌物の増加，呼吸音の変化，SpO_2低下などを観察する。特に誤挿入のリスクが高い患者は SpO_2 のモニタリングを行うことが望ましい。
- 胃管挿入は重篤な合併症を起こしうる手技であるということを周知し，栄養状態や胃管の適応に関する定期的評価，胃管挿入に関する具体的な方法について，院内の取り決めを策定する。

● 救急診療における画像診断の安全管理

救急診療において行われる画像診断が適切になされない場合，死亡事例を発生することがある。それらを分析した報告が，2019年に出されている[2]。

【死亡事例など画像診断に関わる事故の発生を抑えるための対策】

- 救急医療における画像検査は確定診断を追究することより，緊急性の高い死につながる疾患（killer disease）を念頭において読影することが重要である。特に，頭部外傷による少量の出血，大動脈瘤切迫破裂や大動脈解離の画像所見，腸管穿孔による遊離ガス像に注目する。
- 画像検査を依頼する医師は，臨床症状および疑われる疾患，特に否定したい疾患について明確に依頼書に記載し，診療放射線技師・放射線科医師と情報を共有する。
- 担当医師一人ではなく，上級医師や放射線科医師など複数の医師がそれぞれの視点で画像を確認し，所見について情報を共有する。救急外来における診療放射線技師は，緊急度の高い所見を発見した場合，読影する医師にすみやかに情報を提供する。また，情報通信技術（information and communication technology：ICT）を用いた院外からの読影も有用である。
- 当初の画像検査だけで killer disease を否定できない場合は，単純CT さらには造影 CT などの追加を行う。確実に否定できるまでは診療を継続し，その間に観察した症状は医療従事者

間で情報共有することが重要である。
- 救急診療後に作成される画像診断報告書の確認が確実にできるよう，責任者を決めて対応する。また，当初の検査目的以外で偶発的に認められた異常所見（incidental findings）について，担当医師による対応が必要な所見は確実に伝達されることが重要である。
- 救急医療においてkiller diseaseを鑑別するための教育体制，救急医療にあたる担当医師への支援体制，重要所見を含む画像診断報告書の確認と対応を把握できる体制を整備する。これらを通して，すべての医療従事者が画像検査に係る医療安全に主体的に関わる文化を醸成することが望まれる。

　以上の事柄を通じて，診療放射線技師は撮影した画像を確認し，重要な所見を読影する医師に報告する必要がある。救急診療の画像診断には，救急医と放射線科医，診療放射線技師が関与するが，時間的猶予のない症例が多いため，時間帯に応じた対応が望まれることになる。担当する診療放射線技師の責任において，十分な情報を提供できるよう研鑽が必要である。

【参考文献】
1) 日本医療安全調査機構ホームページ：栄養剤投与目的に行われた胃管挿入に係る死亡事例の分析, 2018 (https://www.medsafe.or.jp/uploads/uploads/files/teigen-06.pdf)
2) 日本医療安全調査機構ホームページ：救急医療における画像診断に係る死亡事例の分析, 2019 (https://www.medsafe.or.jp/uploads/uploads/files/teigen-08.pdf)

索引

あ

アミドグリコシド系抗菌薬……………………235
安全管理……………………………………246

い

胃管挿入時の安全管理……………………246
胃管の誤挿入リスク………………………247
　──への対策例……………………………247
意識障害……………………………………191
一次救命処置………………………………241
異物誤飲……………………………219, 221
陰茎折症……………………………………62
インジェクター……………………………227
インターロイキン2………………………235
インフォームドコンセント………………225

う

烏口突起骨折…………………………………41

え

液面形成………………………………………26
鉛管骨折……………………………………213

お

横骨折………………………………………212

か

外傷後尿路損傷………………………………51
外傷性くも膜下出血………………66, 71, 77
外傷性軸椎すべり症…………………………92
外傷性軸椎分離症……………………………92
外傷性内頸動脈海綿静脈洞瘻………………75
外傷性脳血管損傷……………………………75
外傷性脳内血腫………………………………70
外傷性肺気瘤…………………………………26
外傷全身CT…………………………………121
開放骨折の分類………………………………99
開放性気胸………………………………2, 6
下顎骨骨折(体部・角部・顎関節突起)……80, 87
下気道感染症…………………………215, 216
下行大動脈損傷………………………………16
下垂肺…………………………………………28

下腿骨折……………………………………105
下腿コンパートメント症候群……………112
下大静脈フィルタ留置術……………154, 155, 156
角骨折………………………………………212
ガドリニウム造影剤による臓器への影響……239
下腹部痛……………………………………175
眼窩壁骨折…………………………………80, 85
管腔臓器損傷………………………………54, 62
肝細胞癌……………………………………165, 168
　──の腫瘍濃染……………………………168
　──破裂…………………………………168, 169
肝実質不均一濃染…………………………126
患者急変時の対応…………………………241
完全埋め込み式中心静脈ポート…………231
感染症患者の診療…………………………246
感染対策……………………………………243
肝臓周囲の液体貯留………………………48
肝損傷………………………………………44, 48
環椎後頭関節脱臼…………………………90
環椎骨折……………………………………90
　──の分類…………………………………90
肝動脈門脈瘻………………………………127
肝被膜下血腫………………………………48
陥没骨折　円蓋部…………………………80, 83
顔面骨骨折…………………………………80

き

気管・気管支損傷……………………23, 27, 28
気管支異物…………………………………220
気管支喘息…………………………215, 217
気管支透亮像…………………………………25
危機管理……………………………………241
気胸のシルエットサイン…………………6, 7
奇静脈損傷…………………………………13, 21
基節骨近位端骨折…………………………117
気道・気管支異物…………………………219
気道異物……………………………………219
気道閉塞………………………………………2
虐待…………………………………………210
　──と骨折の関係…………………………213
　──の診断に必要な撮影部位・方向………212
救急撮影用プロトコルシート……………229

救急領域における
　　──撮影手法·····················228
　　──手法··························227
　　──CIN発症のリスク·········239
急性冠症候群··························131
　　──の診断アルゴリズム·····138
急性硬膜外血腫·············66, 68, 198
急性硬膜下血腫·············66, 68, 199
急性心筋梗塞··············131, 138, 141
急性腎障害····························237
急性膵炎························165, 172
急性大動脈解離···········131, 133, 144
急性大動脈症候群····················131
急性胆囊炎·····················165, 167
急性肺血栓塞栓症········131, 133, 154, 156
胸骨骨折······················35, 38, 39
頬骨骨折(体部・頬骨弓)········80, 85
胸鎖関節脱臼·······················35, 42
胸椎骨折····················35, 39, 40
胸椎破裂骨折··························39
胸痛···································132
　　──診断の流れ···················130
　　──を伴う致死的疾患のトリプルルールアウト
　　·····································135
胸部ステントグラフト内挿術····144, 146, 152
胸部大動脈損傷·····················13, 15
胸膜外血腫···························11
緊張性気胸······················2, 9, 10

く

くも膜下出血························195
クループ症候群················215, 217

け

経カテーテル血栓溶解療法····154, 155, 156
経カテーテル肺動脈血栓破砕術····154, 155, 156
脛骨・腓骨近位端骨折············105
脛骨遠位端骨折······················106
脛骨開放骨折·························112
脛骨骨折························112, 113
脛骨プラトー(高原)骨折···········107
頸椎(椎体)外傷·······················89
経動脈的冠動脈造影検査···········139

経皮的冠動脈インターベンション····138
経皮的心肺補助·······················230
経皮的心肺補助装置·················161
経皮的心肺補助装置導入下のX線CT撮影····161
血管損傷············13, 75, 89, 96, 98, 100, 115
血性腹水·······························169
肩甲骨骨折·························35, 40
肩甲骨体部骨折·······················41
肩鎖関節脱臼·······················35, 42

こ

高位後腹膜出血·····················59, 64
　　──の診断方法····················64
後腹膜出血··························54, 58
誤嚥····································219
骨幹端骨折····················210, 211
骨髄内輸液····························232
骨折······················35, 80, 98, 102
　　──の分類··························99
　　──部位と予想される出血量···99
骨端線·································209
骨盤骨折·······························54
固定法··························228, 229
コレス骨折····························102
コンパートメント症候群····98, 100, 112

さ

再灌流療法····························139
鎖骨下動脈損傷··········13, 16, 17, 18
鎖骨骨折································35
三脚骨折································86

し

軸椎関節突起間骨折··················92
軸椎歯突起骨折···················91, 92
四肢外傷·······················98, 204
　　──に合併する血管損傷·······100
実質臓器損傷···························44
歯突起骨折の分類················91, 92
死亡事例······························247
尺骨遠位端骨折·······················117
縦隔拡大································15
縦隔気腫································27

舟状骨骨折 117
手関節骨折 102
手関節脱臼 102, 103
手部・手関節デグロービング損傷 117
手部骨折 104
上位頸椎損傷 89, 90, 91, 92
消化管穿孔 183, 189
上顎骨骨折 80, 86
小骨盤内臓器損傷 54
上肢血管損傷 115
上腸間膜動脈血栓症 183, 186
上腸間膜動脈症候群 165, 169
上腸間膜動脈塞栓症 183
上腸間膜動脈閉塞症 183, 186
小腸内糞便 178
小児特有の骨折 204
上腹部痛 165
上部消化管穿孔 165
漿膜下浮腫 167
上腕骨・前腕骨骨折 109
上腕骨外顆骨折 208
上腕骨顆上骨折 204, 207
上腕骨近位端骨折 103
上腕骨骨折 109, 115, 116
上腕骨骨折・脱臼 103
上腕骨内顆骨折 204, 208
食道損傷 23, 32, 33
除脂肪体重換算法 226
シルエットサイン 6
腎盂腎炎 165, 170
心疾患 131
腎周囲筋膜の肥厚 170, 171
腎障害患者におけるヨード造影剤使用に関する
　　ガイドライン 238
腎性全身性線維症 239
腎損傷 44, 50, 51
心タンポナーデ 2, 11, 12
心停止の原因 242
心肺蘇生法 241
深部静脈血栓症 154

す
膵損傷 44, 51
スクープストレッチャー 57

せ
性器損傷 54, 62
線状骨折　円蓋部 80, 83
前頭骨（および前頭蓋底）骨折 80, 84
前腕コンパートメント症候群 114

そ
造影CT grade 172
造影検査の安全性 232
造影剤 224
　──腎症 237
　──との併用注意薬 233
　──に関するリスク 232
　──の重要性 224
　──の添付文書 233, 234
　──の投与経路 229
　──の投与手法 225
　──の特性 224
　──の分類 224
　──の役割 224
　──副作用発生時の対応 235
　──を使用する場合のCIN発症のリスク値 238
臓器損傷 23
　──分類 48
足関節骨折 106
側頭骨骨折 80, 86

た
体外式膜型人工肺 231
体外補助循環導入下X線CT撮影 163
体幹部損傷 121, 125
体重換算法 226
大腿骨骨幹部骨折 110
大腿骨骨折 108, 110
大腿骨内顆骨折 110, 111
大腸憩室出血 175, 180
大動脈解離
　　　　　 134, 144, 147, 148, 149, 150, 151

大動脈切迫破裂 147
大動脈バルーン閉塞術 231
大動脈瘤切迫破裂 151
体表面積換算法 226
大量血胸 2, 10
脱臼 98, 102
　──の分類 100
多発肋骨骨折 213
単純性腸閉塞 175, 178
胆嚢底部の微小結石 167
胆嚢壁肥厚 167

ち

致死的胸部外傷 2
遅発性外傷脳内血腫 70
中下位頸椎損傷 89, 93
中手骨近位端骨折 117
中手骨近位部の骨折 104, 105
中心静脈カテーテル 230, 231
虫垂炎 175, 176
虫垂結石 177
中大脳動脈損傷（出血） 75, 77
中毒患者の診療・撮影 246
腸管壊死の所見 179
腸管脱出 63
腸間膜仮性動脈瘤 47
腸重積症 183, 188
腸閉塞 175, 178
直撃損傷 69

つ・て

椎骨動脈損傷 96
低酸素脳症 142
デグロービング損傷 98, 100, 109, 117
テストインジェクション法 228, 229
テストボーラストラッキング法 228
転移性脳腫瘍 201

と

頭蓋骨骨折 80
頭蓋底骨折 80, 84
頭蓋内損傷 66
頭頸部損傷 121

橈骨・尺骨骨折 115, 116
橈骨遠位端骨折 102, 103
頭部外傷 191, 197
動脈瘤 195
トリプルルールアウトを目的としたX線CT撮影 136
鈍的心損傷 23, 29
鈍的脳血管損傷 121, 125

な

内胸動脈損傷 13, 19, 20
内頸動脈海綿静脈洞瘻 75, 78
内頸動脈損傷（閉塞） 75, 76

に

二次救命処置 241
日本外傷学会臓器損傷分類 48
尿管結石 175, 177, 178
尿管損傷 54, 60, 61
尿道損傷 54, 61
尿路結石の検査の限界 177

の

脳梗塞 193, 194
脳挫傷 197
脳挫傷・外傷性脳内血腫 66, 70
脳実質血腫 195
脳実質内出血 196
脳腫瘍 191, 201
脳卒中 191, 193
脳ヘルニア 200

は

肺挫傷 23, 25
肺疾患 131
肺動静脈損傷 13, 20
肺動脈血栓破砕術 157
肺裂傷 23, 26
バケツの柄骨折 211, 212
反衝損傷 69
皮下気腫を伴う気胸 8

ひ

ビグアノイド系糖尿病治療薬	235
腓骨近位端骨折	112, 113
腓骨骨折	106
膝関節骨折	107
脾実質損傷	50
非ステロイド系抗炎症薬	235
脾損傷	44, 49
びまん性軸索損傷	66, 72
びまん性脳腫脹	66, 73

ふ

不安定狭心症	131
不安定型骨盤骨折	63
吹き抜け骨折	80, 85
腹腔内遊離ガス像	189
複雑性腸閉塞	175, 179
副作用	225
――対策の前処置	237
腹部大動脈瘤破裂	183, 184
防ぎえた外傷死	2
フラクショナルドーズ	226
フレイルチェスト	2, 5
糞石	177

ほ

膀胱損傷	54, 61
放射線診療の安全管理	246
膨隆骨折	213
ボーラストラッキング法	46, 228, 229

ま

末梢穿刺中心静脈カテーテル	230, 231
慢性腎臓病	238

も

門脈損傷	49

よ

ヨード造影剤	224
――による臓器への影響	237
よちよち歩き骨折	204, 206

ら

らせん骨折	206, 210, 211, 212

ろ

肋軟骨骨折	38
肋間動脈損傷	13, 18
肋骨(肋軟骨)骨折	35, 37

わ

若木骨折	204, 206

A

ABCDEアプローチ	2
acute kidney injury (AKI)	237
air bronchogram	25
air trapping	220
air-fluid level	26
Anderson & D'Alonzo分類	91, 92
aortic knob	15
AP shunt	126, 127
apical cap	15
apical pericardial fat tags	6

B

band sign	30
basilar hyperlucency	6, 7
Beckの三徴	4
blow-out fracture	80, 85
blunt cerebrovascular injury (BCVI)	121, 125
――の形態学的分類	125
breakthrough reaction	237
bucket handle fracture	212

C

carotid-cavernous fistula (CCF)	75, 78
central venous catheter (CVC)	230, 231
Chance骨折	93, 94
Chilaiditi症候群	30, 31
chip fracture	93, 94
chronic kidney disease (CKD)	238
CIN発症のリスク低減	238

clay-shoveler's 骨折·· 93, 94
clinical practice guideline for acute kidney
　　injury (KDIGO) ··· 238
closed loop ·· 179
collar sign ·· 30, 31, 32
Colles fracture ·· 102
colon cut off sign ··· 172, 173
comet-tail sign ··· 9
continuous diaphragm sign ····················· 27, 28
contrast induced nephropathy (CIN) ···· 237, 238
contre-coup injury ······························ 69, 198, 199
corner fracture ······························· 210, 211, 212
coup injury ·· 69, 198
crisp cardiac silhouette ··· 6
cross-table lateral view ··· 8
CT 所見に基づく肝損傷分類 ································· 49
CT 所見に基づく脾損傷分類 ································· 50
cupola sign ·· 28

D

D-shaped outline ··· 10, 11
dangling diaphragm sign ······································ 30
De Bakey 分類 ·· 144, 145
de-branching TEVAR ·· 144
deep sulcus sign ·· 6, 7
deep vein thrombosis (DVT) ···························· 154
delayed traumatic intracranial hematoma
　　(DTICH) ··· 70
Denver grading scale ··· 125
dependent viscera sign ······································ 30
depressed diaphragm ··· 6
diaphragm discontinuity ······························ 30, 31
diffuse axonal injury (DAI) ································ 72
dislocated extrapleural fat sign ······················ 11
distinct cardiac apex ··· 6
double diaphragm sign ······························ 6, 7, 8
double wall sign ··· 27
double-barrel sign ··· 126
DWI-perfusion mismatch ································· 194

E

early CT sign ·· 193
echo-free space ·· 3

extended focused assessment with
　　sonography for trauma (EFAST) ············· 9
extracorporeal membrane oxygenation
　　(ECMO) ··· 231, 232

F

facet locking ··· 93
fallen lung sign ··· 28
FAST ··· 3
fat pad sign ··· 207
filling defect sign ·· 195
free air ··· 189

G

Gerota 筋膜 ··· 170
Glasgow coma scale (GCS) ······················· 66, 200
Gustilo の分類 ··· 99

H

hangman 骨折 ··· 92, 93
high-attenuating crescent sign ············· 184, 185
Horner's syndrome ·· 121
hump sign ··· 30
hyperdense MCA sign ·· 193

I

inferior edge of collapsed lung ····························· 6
inta-aortic balloon occlusion (IABO) ···· 231, 233
intramural gas ·· 179
intraosseous infusion (IOI) ···························· 232
intrathoracic visceral herniation ··················· 30

J・K

Jefferson 骨折 ··· 90, 91
killer disease ·· 247
knuckle 徴候 ··· 133
Kussmaul sign ··· 4

L

Le Fort 骨折分類 ·· 87
Levine の分類 ·· 93
lung-sliding sign ··· 9

M

- medial stripe sign ································ 6, 7, 27
- midline shift ··· 200
- muffled heart sound ··································· 4

N

- Naclerio's V-sign ·· 28
- nephrogenic systemic fibrosis (NSF) ······· 240
- nidus ·· 195

O

- occult pneumothorax ···································· 6

P

- partial volume effect ·································· 15
- pearl & string sign ····························· 193, 195
- pencil sign ·· 217
- percutaneous cardiopulmonary support (PCPS)
  ·· 161, 230
- percutaneous coronary intervention (PCI)
  ··· 139
- peripherally inserted central catheter (PICC)
  ·· 230, 231
- pleural cap ··· 15
- preventable trauma death ··························· 2
- pseudo-subarachnoid hemorrhage
  (pseudo-SAH) ·· 73
- pulmonary thromboembolism (PTE) ······· 154

R

- rail track sign ··· 126
- rules of "two" ··· 102

S

- sail sign ··· 218
- salt and pepper sign ··························· 70, 197
- sentinel clot sign ······································· 46
- sentinel loop sign ···································· 173
- SMA-aorta angle ······························· 169, 170
- SMA-aorta distance ··························· 169, 170
- small bowel feces ···································· 178
- smaller SMV sign ······························· 186, 187
- sonographic Murphy's sign ····················· 167
- Stanford 分類 ··· 144
- ST 上昇型急性心筋梗塞の診断アルゴリズム ······ 138
- subarachnoid hemorrhage (SAH) ············· 195
- subglottic shoulder ·································· 217
- sucking chest wound ··································· 3
- swirl sign ·· 68

T

- tear drop 骨折 ····································· 93, 94
- thickening of the diaphragm ···················· 30
- thoracic endovascular aortic repair (TEVAR)
  ··· 144
- toddler's fracture ···································· 206
- totally implantable central venous access port
  (CV-port) ··· 231
- tracheobronchial stripe ····························· 27
- transient hepatic attenuation difference
  (THAD) ·· 126, 127
- traumatic pneumatocele ··························· 26
- two abnormalities ··································· 102
- two examinations ···································· 102
- two joints ·· 102
- two opinions ·· 102
- two sides ··· 102
- two views ·· 102
- two visits ··· 102

U・V

- ulcer like projection (ULP) ······················· 147
- V-A ECMO ··· 232
- V-V ECMO ··· 232

W

- wave sign ·· 218
- Westermark 徴候 ····································· 133
- wine bottle appearance ··························· 217

数字

- 1 類感染症 ··· 246
- 2 の法則 ·· 102
- 5 H ··· 242
- 5 T ·· 242

症状・症候からアプローチする
救急撮影 コツとポイント

2019年9月10日　第1版第1刷発行

- 監　修　中尾彰太　なかお　しょうた
- 編　集　坂下惠治　さかした　けいじ
  西池成章　にしいけ　しげあき
  藤村一郎　ふじむら　いちろう
- 発行者　三澤　岳
- 発行所　株式会社メジカルビュー社
  〒162-0845　東京都新宿区市谷本村町2-30
  電話　03(5228)2050(代表)
  ホームページ　http://www.medicalview.co.jp/

  営業部　FAX　03(5228)2059
  　　　　E-mail　eigyo@medicalview.co.jp

  編集部　FAX　03(5228)2062
  　　　　E-mail　ed@medicalview.co.jp

- 印刷所　三美印刷株式会社

ISBN 978-4-7583-1940-9　C3047

©MEDICAL VIEW, 2019. Printed in Japan

・本書に掲載された著作物の複写・複製・転載・翻訳・データベースへの取り込みおよび送信（送信可能化権を含む）・上映・譲渡に関する許諾権は，（株）メジカルビュー社が保有しています．
・JCOPY〈出版者著作権管理機構 委託出版物〉
　本書の無断複製は著作権法上での例外を除き禁じられています．複製される場合は，そのつど事前に，出版者著作権管理機構（電話 03-5244-5088, FAX 03-5244-5089, e-mail：info@jcopy.or.jp）の許諾を得てください．
・本書をコピー，スキャン，デジタルデータ化するなどの複製を無許諾で行う行為は，著作権法上での限られた例外（「私的使用のための複製」など）を除き禁じられています．大学，病院，企業などにおいて，研究活動，診察を含み業務上使用する目的で上記の行為を行うことは私的使用には該当せず違法です．また私的使用のためであっても，代行業者等の第三者に依頼して上記の行為を行うことは違法となります．

すべての「なぜ？」は読影力につながっている

ユキティの「なぜ？」からはじめる救急MRI

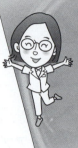
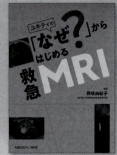

編著　**熊坂 由紀子**　岩手県立中部病院放射線診断科長

理由を知っているから読める。

研修医が「これがあればなんとかなる」というまで書き直した。（著者談）

すべてのMRI画像には「こういう信号強度になる」理由がある。本書では，読影のエキスパートである著者が，頻度の高い救急疾患を中心に「なぜこういう画像になるのか」という疑問にひとつずつ丁寧に解説。臨床の現場に必要なMRIの原理についても，著者渾身の「絶対に理解できるまで噛み砕いた文章」とシェーマで記載。確かな読影力の獲得に結びつける，若手放射線科医・研修医必携の1冊！

定価（本体3,800円+税）
A5判・282頁・2色刷（一部カラー）
写真320点，イラスト50点
ISBN978-4-7583-1608-8

目次

- 1章 MRIの原理
- 2章 脳
  - 脳卒中
  - 脳梗塞
  - 脳出血
  - くも膜下出血
  - 髄膜炎と脳炎
  - 脳腫瘍
  - そのほかの救急脳疾患
  - 頭部外傷
- 3章 脊椎
  - 骨と椎間板
  - 脊柱管と脊髄
- 4章 骨軟部
- 5章 腹部・骨盤部
  - 腹部
  - 婦人科救急疾患

ERで必要な読影力がバッチリ身につきます　*姉妹本*

ユキティのER画像 Teaching File

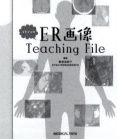

編著　**熊坂 由紀子**　岩手県立中部病院放射線診断科長

著者が開いているセミナーをもとに，放射線科以外のドクターでも救急外来で"これだけは読影できるようになるべき疾患"に絞って，CT・MRI画像を中心に，読影のコツ，ポイントを解説。緊急手術の判断をどこで見極めるか，注目すべき所見がどこか，「ユキティ先生」がマンツーマンで教えてくれているかのようにするすると画像がみえるようになる！ 各科医師からのアドバイスや解剖学，放射線数値なども交えて幅広く症例を収載。ER画像を1人で読める力が身につく1冊。

定価（本体3,800円+税）
A5判・234頁・2色刷（一部カラー）
写真412点，イラスト70点
ISBN978-4-7583-0899-1

目次

- 第Ⅰ章 避けて通れない簡単な原理
- 第Ⅱ章 症状から（見逃せない疾患をみつけるコツ）
- 第Ⅲ章 外傷とショック（スピードが大切）

メジカルビュー社

※ご注文，お問い合わせは最寄りの医書取扱店または直接弊社営業部まで。

〒162-0845 東京都新宿区市谷本村町2番30号
TEL.03(5228)2050　FAX.03(5228)2059
http://www.medicalview.co.jp　E-mail（営業部）eigyo@medicalview.co.jp

スマートフォンで書籍の内容紹介や目次がご覧いただけます。

診療放射線技師自らが作成したフルカラーCGで
X線撮影のポジショニングとコツを直感的に理解できる！

監修　神島　保　北海道大学 大学院保健科学研究院 医用生体理工学分野 教授
著者　杉森博行　北海道大学 大学院保健科学研究院 医用生体理工学分野 講師

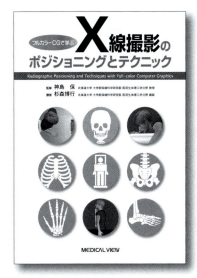

B5判・248頁・オールカラー
定価(本体5,500円＋税)

◆ **本書の特徴** ◆

- 学生・初心者のための，単純X線撮影時のポジショニングとコツを集約。
- ポジショニングの取り方がカラーCGの多数のカットにより視覚的に理解できる！
- 体の部位別に，代表的な102種類の撮影法について，典型的な画像や撮影のコツと関連づけて記載！
- 診断に適した画像を得るために必要な，
  ① 正しいポジショニング
  ② 意図どおりの画像になっているか判断するための正常像と解剖の理解
  ③ 異常像の読影力
  の3つを連動して習得できる！

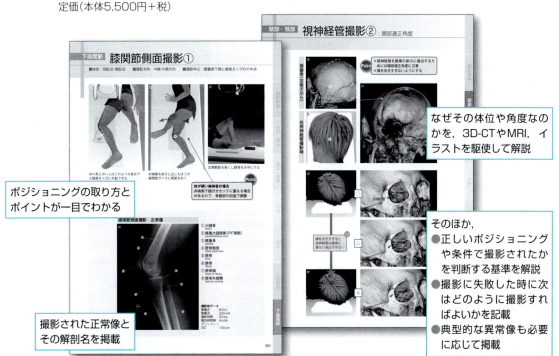

ポジショニングの取り方とポイントが一目でわかる

撮影された正常像とその解剖名を掲載

なぜその体位や角度なのかを，3D-CTやMRI，イラストを駆使して解説

そのほか，
- 正しいポジショニングや条件で撮影されたかを判断する基準を解説
- 撮影に失敗した時に次はどのように撮影すればよいかを記載
- 典型的な異常像も必要に応じて掲載

メジカルビュー社

〒162-0845　東京都新宿区市谷本村町 2-30
TEL 03-5228-2050(代)
URL：www.medicalview.co.jp/

すべてのモダリティの正常像を完全理解！

『第3版　若葉マークの画像解剖学』

監修　**松村　明**　筑波大学 医学医療系 教授
編集　**磯辺智範**　筑波大学 医学医療系 教授
　　　阿武　泉　協和中央病院 放射線診断科 部長

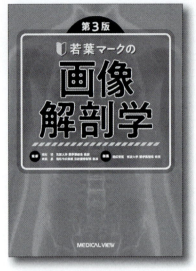

B5変形判・784頁・オールカラー
定価（本体7,400円＋税）

● 本書の特徴 ●

- **体の部位ごとに**，単純X線，CT，MRI，超音波，造影検査，核医学，マンモグラフィ，眼底写真など各種画像検査の**正常画像をオールカラーで掲載**！
- 第2版から掲載画像や記述を**大幅リニューアル**！
- 基礎となる**解剖生理学**の知識，**検査の概要やポジショニング**の知識，**異常像**も必要に応じて記載！
- **診療放射線技師養成校の学生，若手診療放射線技師**のみならず，医療現場で行われている画像検査と正常画像のみかたを一通り効率よく学びたい**医学生や医療スタッフ**にもオススメの「画像解剖」入門書です。

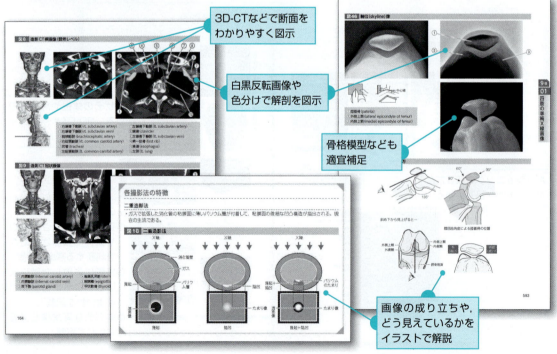

- 3D-CTなどで断面をわかりやすく図示
- 白黒反転画像や色分けで解剖を図示
- 骨格模型なども適宜補足
- 画像の成り立ちや，どう見えているかをイラストで解説

メジカルビュー社

〒162-0845　東京都新宿区市谷本村町2-30
TEL 03-5228-2050(代)
URL：www.medicalview.co.jp/